# SATURNO NOS TRÓPICOS

Igor Beyer
MAI/2004

MOACYR SCLIAR

# Saturno nos trópicos

*A melancolia européia chega ao Brasil*

*3ª reimpressão*



COMPANHIA DAS LETRAS

*Capa*
Victor Burton

*Foto da capa*
Pierre Verger
Fundação Pierre Verger <www.pierreverger.org.br>

*Pesquisa iconográfica*
Leandro Antonio de Almeida

*Índice remissivo*
Daniel A. de André

*Preparação*
Wladimir Araújo

*Revisão*
Carmen T. S. Costa
Beatriz de Freitas Moreira

Dados Internacionais de Catalogação na Publicação (CIP)
(Câmara Brasileira do Livro, SP, Brasil)

Scliar, Moacyr
Saturno nos trópicos : a melancolia européia chega ao Brasil / Moacyr Scliar. — São Paulo : Companhia das Letras, 2003.

ISBN 85-359-0365-8

1. Medicina – Brasil – História 2. Melancolia – Brasil 3. Melancolia na literatura I. Título. II. Título: A melancolia européia chega ao Brasil.

03-2134 CDD-869.909353

Índice para catálogo sistemático:
1. Melancolia : Literatura brasileira : História e crítica 869.909353

[2003]

EDITORA SCHWARCZ LTDA.
Rua Bandeira Paulista 702 cj. 32
04532-002 — São Paulo — SP
Telefone (11) 3707-3500
Fax (11) 3707-3501
www.companhiadasletras.com.br

# Sumário

# I. O RENASCIMENTO DA MELANCOLIA

## A PESTE — E UM LIVRO

Em outubro de 1347 uma frota genovesa vinda do Oriente entrou no porto de Messina, na Sicília. Não foi uma chegada festiva, antes um tétrico espetáculo: quase todos os marinheiros haviam morrido ou estavam agonizantes. De peste.

Medidas foram tomadas pelas autoridades do porto visando isolar a tripulação dos navios — mas pelas cordas que mantinham os barcos atracados já chegavam à terra os ratos portadores das pulgas transmissoras da doença. Em poucos dias o temível mal já se espalhara pela cidade e seus arredores; em seis meses, metade da população morrera ou fugira. Estava começando a grande epidemia da Peste Negra que, a partir de 1347 (ou de 1348: os autores divergem), devastou a Europa, matando um terço da população e aterrorizando os sobreviventes. Narra um cronista da época, sobre a peste em Siena: "A mortandade começou em maio de 1348. É impossível descrever o horror: filhos ficaram sem pais, maridos sem esposas. Ninguém, nem mesmo por amizade ou dinheiro, queria enterrar os mortos, que eram atirados em enormes valas comuns... Ninguém chorava pelos mortos, porque todos esperavam morrer".[1]

Em 1621 foi publicado na Inglaterra um livro intitulado *A anatomia da melancolia* (*The Anatomy of Melancholy*). Seu autor era Robert Burton. A obra teve grande sucesso; nada menos do que cinco edições foram publicadas enquanto o autor viveu, e uma sexta, ainda revista e ampliada por ele, saiu após a sua morte. Isso representava uma grande vendagem — o editor gabou-se de ter comprado uma propriedade com os lucros obtidos. Disse um contemporâneo, Thomas Fuller: "Raramente teve um livro, em nossa terra, tanta repercussão e num período tão curto". A história dessas edições envolve até tentativas de pirataria.

No contexto editorial de hoje, tal êxito é surpreendente. Em primeiro lugar, não se tratava exatamente de novidade: já os antigos gregos falavam de melancolia. Depois, não é um texto exatamente curto. Há uma edição de bolso (do *New York Review of Books*) que não cabe em qualquer bolso: são 1417 páginas. E trata-se de pesquisa exaustiva: Burton cita abundantemente e algumas partes são, na verdade, uma sucessão de citações, não raro em latim culto — à época um idioma já expulso por rudes línguas vernáculas, mas ainda usado como prova de conhecimento e erudição. É enorme a lista de autores a que recorre — inclusive e principalmente os da Antiguidade clássica: Plutarco, Juvenal, Ovídio, Catulo, Apuleio, Sêneca, Plínio, Heródoto... Mais do que isso, Burton aborda enorme quantidade de assuntos, como demonstra o índice remissivo: *Alquimia* e *Amazonas*, *Apoplexia* e *Antimônio*, *Apetite* e *Aritmética*, *Anjos* e *Açores*, para ficar só na letra A. É como se estivéssemos surfando nos sites de uma memória enciclopédica e prodigiosa.[2] É verdade que a erudição não prejudicava a comunicação. Como Montaigne, Burton escrevia bem, de forma agradável, informal mesmo. Tratava-se de um pessimista — ele acreditava que o mundo só havia piorado desde a Criação —,[3] mas era um pessimista bem-humorado.[4] Consolando os maridos traídos, sustentava que essa é uma condição comum em muitas partes do mundo; que certos esposos, como acontece com a Lua, periodicamente exibem cornos.[5] Com erudição ou com humor, o certo é que Burton fez renascer nos círculos intelectuais um termo que já existia, mas que agora ganhava novo significado. Burton estava falando de uma *renascida melancolia.*

A peste retorna à Europa, um livro sobre a melancolia é editado com grande sucesso. Pergunta: que há de comum entre esses fatos? A resposta mais óbvia é: nos dois casos trata-se de doença. Mas não é bem assim. A peste é, inquestionavelmente, uma doença. A melancolia, como veremos, às vezes é doença e às vezes não é. Além disso, a peste avança rapidamente para a cura ou para a morte. A melancolia se prolonga no tempo e sua evolução tem caráter indefinido.

Agora: há sim uma conexão entre as duas situações. A peste, doença transmissível, dissemina-se pela população. A melancolia também pode disseminar-se — uma espécie de contágio psíquico —, dominando o clima de opinião e a conjuntura emocional em um grupo, uma época, um lugar. E isso enseja a questão que é o nosso ponto de partida: seria o livro de Burton a ponta de um iceberg emocional, o reflexo de uma conjuntura psicológica e filosófica? Que conjuntura foi essa? Tratou-se de um fenômeno isolado, ou veio a repetir-se? Qual a relação, por exemplo, entre a melancolia e a chegada dos colonizadores ao Brasil, ocorrida quase exatamente no meio do período histórico considerado? Teria essa conjuntura um caráter cíclico, repetindo-se em outro lugar, em outra época?

Essas são as perguntas para as quais tentaremos achar respostas nas páginas que seguem. Para isso precisamos primeiro examinar o cenário em que surge a melancolia renascida.

## O CENÁRIO HISTÓRICO DA NOVA MELANCOLIA

Os quase trezentos anos que separam a epidemia de Peste Negra da publicação da obra de Burton foram decisivos para a Europa e para a humanidade: uma época, em primeiro lugar, de grandes mudanças econômicas e políticas. Já não estamos diante de sociedades predominantemente agrárias; surge uma forte economia mercantil. O regime feudal vai dando lugar a governos centralizados sob a forma de monarquias nacionais e, sobretudo na Itália, de cidades-Estado lideradas por ricas famílias oligárquicas, que adotam os preceitos de Maquiavel em *O príncipe*. A Reforma protestante cinde a Europa do ponto de vista religioso e político, ao rejeitar a autoridade do papa como líder espiritual. Preconizando a relação direta com Deus através da leitura da Bíblia, reforça atitudes individualistas.

É uma época de grandes progressos científicos. Época da imprensa, da introdução da pólvora. E também de intensificação do comércio marítimo: graças ao desenvolvimento da construção naval e, com a introdução da bússola, de mapas e de cálculos para a determinação da latitude, os navegadores vão mais longe. É também uma época revolucionária para o pensamento. A abertura do mundo graças à navegação e ao comércio parece ter propiciado uma descoberta do conhecimento, como observa Francis Bacon, arauto da ciência moderna, que sonhava ser o Colombo de um novo mundo intelectual. Época em que o próprio Bacon lança o método científico, baseado na experimentação e na indução. Uma iniciativa revolucionária, na medida em que Bacon rejeita a atitude meramente contemplativa da filosofia e a "mescla danosa" de ciência com certo tipo de teologia, responsável por uma visão teleológica dos fenômenos naturais (visão essa que acaba por se revelar estéril: uma virgem, diz, pode ser consagrada a Deus, mas isso não significa que ela será fértil). Os sistemas filosóficos são, para Bacon, como teias de aranha: bem urdidos, mas fabricados com matéria-prima que sai de dentro da própria aranha. Daí sua admiração pelo filósofo grego Demócrito (nome que aparecerá muitas vezes neste texto), para quem deuses e natureza eram coisas separadas. Bacon também diz que a leitura de livros não substitui a observação direta do mundo. Uma biblioteca é fonte importante de conhecimento — desde que funcione ao lado de uma coleção de animais e plantas, de um museu e de um local que hoje chamaríamos de laboratório. O sábio rejeita a astrologia e a numerologia — a chamada "sabedoria oculta". É preciso, sim, fazer com que a Natureza revele seus segredos, e de forma ativa, agressiva mesmo, "torcendo o rabo do leão"; assim intimidada, a Natureza, *Natura vexata*, será uma fonte constante de aprendizado.[6]

Essa é a época em que Copérnico descreve o sistema heliocêntrico, em que Vesálio dá foro científico à anatomia, em que Harvey estuda o sistema circulatório, em que Newton lança as bases da física moderna; uma época prometéica, em que se busca o fogo sagrado do conhecimento sem hesitação, sem temor. É a época em que as universidades, surgidas no fim da Idade Média, se multiplicam, chegando até à recém-descoberta América, onde são criadas fundações universitárias em Santo Domingo (1538), Lima (1551) e México (1551). Verdade que com claros objetivos coloniais e missionários.[7]

Essa é a época do Renascimento. O termo, cunhado por Giorgio Vasari (1511-74), designa o grande surto artístico ocorrido na Itália nos séculos XIV e XV e que consagrou o termo "humanismo", um movimento cultural que conferia grande ênfase à dignidade individual (*Sobre a dignidade do homem* é o título de uma obra do renascentista Pico della Mirandola) e às possibilidades de realização pessoal no mundo — realização baseada sobretudo no conhecimento, remontando até às suas raízes clássicas greco-latinas. A expressão "Homem renascentista" (e quase sempre tratava-se, mesmo, de homens: o alargamento de horizontes não fora suficiente para acolher as mulheres) refere-se a uma pessoa que, além de participar ativamente da vida social, possui ampla cultura e domina várias habilidades. Leonardo da Vinci é o exemplo clássico.

Cinco anos antes do início da peste, em 1342, Petrarca — poeta laureado — escrevera *Italia mia*, inaugurando um novo ciclo na literatura européia. Assim, na literatura — e nas artes plásticas, e na arquitetura — foram anos férteis. O período que vai de 1300 a 1600 foi extraordinariamente inovador em várias áreas do conhecimento humano. Nas artes plásticas, é a época de Duccio, Giotto, Brunelleschi, Donatello, Fra Angelico, Masaccio, Alberti, Piero della Francesca, Bellini, Mantegna, Botticelli, Bramante, Leonardo da Vinci, Dürer, Michelangelo, Memling, Tiziano, Giorgione, Rafael, Correggio, Vasari, Palladio, Tintoretto, Veronese. Uma época de grandes pensadores: Pico della Mirandola e Erasmo, Bacon e Montaigne. A época de Shakespeare e Cervantes.

## UMA NOVA CONCEPÇÃO DE TEMPO E DE ESPAÇO

Surge uma nova concepção de tempo e de espaço. Na Antiguidade e na Idade Média não havia a preocupação com um registro temporal preciso. Existiam os relógios de sol e os de água, as ampulhetas e outras formas de cronometria, que não estavam, contudo, ao alcance do comum das pessoas. No cotidiano medieval, os sinos — das igrejas, dos mosteiros — desempenhavam papel importante, não apenas porque davam as horas como também porque convocavam as pessoas a se reunir e anunciavam perigo: incêndio, invasão de inimigos; havia até mesmo a crença de que o som dos sinos podia afastar epidemias. Mas, à medida que as cidades iam crescendo e que a atividade econômica se expandia, surgia a necessidade de novas maneiras de marcar o tempo: mais exatas, mais individualizadas. No curso do século XIV os relógios mecânicos foram se tornando progressivamente mais comuns na Europa. No começo eram grandes relógios públicos, nas torres das igrejas. Substituíam os sinos, mas, para que continuassem cumprindo um papel religioso, traziam uma inscrição: *Mors certa, hora incerta*, a hora pode ser incerta, mas a morte é certa. Esses relógios foram rapidamente incorporados à vida comunitária: anunciavam até a hora de fazer sangria, procedimento médico comum à época. Surgiram, mais adiante, os relógios domésticos e individuais.[8]

O relógio mexeu com a cultura. Trouxe um novo modo de vida. As atividades de várias pessoas distantes umas das outras podiam agora ser coordenadas em função de um horário preciso. Introduziu-se, assim, uma forma de controle e de autocontrole que abrangia até a vida emocional. Não por acaso, no alegórico poema *Li Orloge amoureus* [O relógio amoroso, *c.*1380], Jean Froissart compara o amor a um relógio: assim como este tem mecanismos de autocontrole, o amor precisa ser refreado. Filósofos e cientistas como Descartes, Kepler e Boyle adotaram uma visão mecanicista do universo e mesmo do corpo humano.

O calendário foi também alterado: em 1528 o calendário juliano deu lugar ao calendário gregoriano, instituído pelo papa Gregório XIII. De novo: atrás dessa medida estava o conflito religioso. Gregório XIII era um decidido promotor da Contra-Reforma e o seu calendário enfrentou a resistência dos protestantes.[9]

Ao mesmo tempo, surge uma nova consciência de espaço. Do espaço artístico: em 1425 Brunelleschi introduz na pintura a noção de perspectiva, teorizada por Alberti e desenvolvida por Uccelo, Leonardo e Dürer, entre outros. Detalhe importante na perspectiva é o ponto de fuga, que atrai o olhar do observador e, privilegiando-o, legitima, de alguma forma, a subjetividade. Brian Rotman compara-o ao zero, introduzido na matemática ocidental no século anterior e que, significando nada, permitiu operações impossíveis ou difíceis de executar com os algarismos romanos, da mesma forma que o papel-moeda, sendo apenas papel, permitiu operações financeiras.[10] A introdução dos números arábicos, aliás, fez parte do processo de renovação que caracterizou o advento da modernidade. Como em outras situações, essa mudança não se fez sem conflito; em Florença, no ano de 1299, os números arábicos foram proibidos, sob a alegação de que podiam facilitar a falsificação de documentos — seria fácil adicionar o zero a um número qualquer. Mas a verdade é que os cálculos ficaram consideravelmente facilitados bem como as técnicas contábeis — em 1494 aparecia o que pode ser considerado o primeiro tratado de contabilidade, de Luca Pacioli, frade franciscano que fora tutor dos filhos de um mercador de Veneza.[11] A contabilidade era apenas parte de uma revolucionária mudança de mentalidade, em que o número desempenhava um papel importante: Roger Bacon mede o ângulo do arco-íris, Giotto pinta com a geometria em mente, e os músicos ocidentais, que até aquele momento praticavam um tipo de polifonia conhecida como *ars antiqua*, aderem à *ars nova* e passam a compor de forma "precisamente medida".[12]

A perspectiva representa também metáfora: o horizonte distante sugere uma ampliação do mundo, uma nova consciência do espaço geográfico manifesta, entre outras coisas, no desenvolvimento da cartografia. Redescobre-se a concepção do mapa segundo Ptolomeu, baseada na projeção de um território sobre superfície plana. Durante a Idade Média a elaboração de mapas esteve entregue, em grande medida, aos monges, que, nos conventos, elaboravam mapas — muito ornamentados, mas freqüentemente inexatos. Com as Cruzadas, e sobretudo com as navegações, os mapas se tornaram uma necessidade. Surgiram centros de cartografia na Itália, na Espanha e em Portugal — a famosa escola de Sagres, onde o Infante Dom Henrique reuniu astrônomos, geógrafos e cartógrafos de vários países —, e, depois, nos Países Baixos. Os mapas permitiram uma nova visão do mundo e serviram de instrumento à divisão de poder, como mostra a linha de Tordesilhas.

Os mapas refletiam também crenças e temores. A expressão *Terra incognita*, por exemplo, apelava à imaginação; tratava-se de regiões que podiam ser povoadas por seres estranhos, ameaçadores — agentes da Morte, que é, nas palavras de Hamlet, "A terra ainda não descoberta, de cujos limites nenhum viajante retorna". Havia alusões mais diretas. Um mapa medieval contém, em cada um dos quatro cantos, as letras M, O, R, S, que, juntas, formam a palavra latina significando Morte. Num outro curioso mapa datado de 1575 e atribuído a Jean de Gourmont, citado por Burton em seu livro, vemos a figura de um palhaço com seu chapéu de guizos — e cuja face foi substituída pelo mapa propriamente dito. Mapas desse tipo — *Fool's Maps*, mapas dos tolos — eram comuns à época e tinham certa analogia com a imagem da nau dos insensatos.

Para os filósofos medievais, o sentido da visão era o mais enganador; fonte de equívocos mais do que de conhecimento: *Non potest fieri scientia per visum solum*, não se pode fazer ciência unicamente com a visão. Tocar era mais importante do que ver.[13] A modernidade, contudo, não apenas acredita no olhar como vai ampliar o poder da visão com as lentes, que, embora conhecidas desde o século XIII, só então passam a ser usadas em instrumentos — como o telescópio — dos quais se utilizaram Galileu e Kepler; e, mais tarde, o microscópio. O telescópio desempenharia papel fundamental nas guerras e nas viagens de exploração marítima.

## O MUNDO COMO LABIRINTO, O MUNDO COMO PARADOXO, O MUNDO COMO REALIDADE OCULTA, O MUNDO...

Esse progresso não se fez sem um preço. Os Estados modernos surgem em meio a guerras e conflitos. Há riqueza e há miséria; há uma brusca alternância entre otimismo e pessimismo, entre euforia e desânimo, verdadeira bipolaridade emocional que se traduz em incerteza quanto ao futuro. Não por outra razão, generaliza-se na literatura o tema da *Fortuna*, sempre caprichosa; o que antes parecia resultado do desígnio divino, portanto compreensível dentro do esquema virtude—recompensa e pecado—castigo, agora revela-se totalmente imprevisível, labiríntico mesmo, como o manifesta o título da obra de Juan de Mena (século XV), *O labirinto da Fortuna.*[14] A figura do labirinto também remete a essa época: *O mundo como labirinto* é o título da obra de Gustav R. Hocke sobre o maneirismo, estilo artístico do século XVI de que falaremos mais adiante. Leonardo da Vinci era um entusiasta dos labirintos, que aparecem em algumas de suas obras. A antiga idéia de uma construção que fosse na verdade uma armadilha — como o labirinto de Creta, construído por Dédalo, em que o Minotauro aguardava suas vítimas — ressurgirá com enorme vigor, e com propósitos artísticos, nos séculos XVI e XVII. Hans Vredeman de Vries publica (Antuérpia, 1583) uma obra com desenhos dos primeiros jardins labirínticos. Breve, eles se espalhavam por toda a Europa. Mais do que isso, a cultura como um todo incorporou a idéia. Para os ingleses, a prosa barroca é uma prosa "labirintina" — o que não é necessariamente uma crítica: o termo inglês para labirinto, *maze*, significa também admiração, estupefação diante do incompreensível, o *stupore* italiano.

A imagem do labirinto é muito ilustrativa de uma época em que os antigos referenciais socioeconômicos desaparecem, dando lugar a dúvidas, dilemas, inquietações. Dizem Marx e Engels no *Manifesto*: "A burguesia pôs um fim a todas as relações feudais, patriarcais, idílicas. Ela rompeu sem piedade os laços que ligavam o homem a seus 'superiores naturais'; não há outra conexão entre os homens senão o aberto auto-interesse e o cru 'pagamento em dinheiro'. Ela afogou, na gélida água do cálculo egoísta, os mais celestiais êxtases de fervor religioso, de ardor cavalheiresco, de sentimentalismo filisteu [...]. A burguesia retirou o halo de cada ocupação até então reverenciada. Converteu o médico, o advogado, o padre, o poeta, o cientista em trabalhadores pagos. Retirou da família o seu véu sentimental".

É verdade, continua o *Manifesto*, que a burguesia revelou-se verdadeiramente revolucionária; os seus triunfos excedem a construção das pirâmides e das catedrais. Mas, ao fazê-lo, cria permanente incerteza: "Tudo que é sólido se desmancha no ar".[15] O que hoje está presente, amanhã pode desaparecer; a riqueza pode dar lugar à pobreza, ao sabor dos caprichos do mercado. O resultado disso é um paradoxal — porque ocorrendo numa época de afirmação da individualidade — choque narcísico. Assim como, nos versos de Ovídio, as lágrimas de Narciso, caindo na água em que ele se mira, distorcem-lhe a própria imagem, a visão de mundo ficará perturbada e essa perturbação transparecerá na cultura renascentista.[16] Diz Norbert Elias: "Comparados a seus predecessores medievais, os membros das sociedades européias, a partir do

'Renascimento' [Elias, que aparentemente não gosta muito do termo, coloca-o entre aspas] ascenderam a um novo nível de autoconsciência. Tornaram-se cada vez mais capazes de se verem como que à distância, tomando o Sol por centro do universo, em vez de presumirem ingenuamente que a Terra, e portanto, eles próprios, eram esse centro. Essa 'revolução copernicana' foi extremamente característica do novo patamar de autoconsciência que essas pessoas, lentamente, atingiram [...] Em sua condição de observado, o ser humano percebia-se como parte de um processo natural, e, em consonância com o estado alcançado pelo pensamento na época de Descartes, como parte do mundo dos fenômenos físicos. Este era visto como uma espécie de mecanismo de relógio ou máquina". O indivíduo passa a sentir-se "essencialmente só", possuído pela sensação de existir em isolamento — como se fosse uma estátua pensante, dotada de olhos que podem enxergar, de ouvidos que podem escutar, de um cérebro que pode raciocinar — mas incapaz de estabelecer contato com outras estátuas falantes, ou com o mundo como um todo, do qual está separado pelo abismo da incomunicabilidade.[17] A Reforma reafirma a noção do indivíduo — mas também a de responsabilidade e de culpa, esta freqüentemente associada à melancolia.

Época de paradoxos — aliás, o Renascimento cultivava o paradoxo —, a proposição que contém em si própria a sua negação — como forma de expressão literária. Ocorre então uma *Paradoxia epidemica*, na expressão que dá título ao livro de Rosalie L. Colie[18] e que parafraseia a *Pseudodoxia epidemica*, também título de uma obra do período, denunciando uma "epidemia" de falsos conhecimentos.

Época confusa, um daqueles período em que, como diz Gramsci, o novo ainda não nasceu mas o velho ainda não morreu; em que a astronomia convivia com a astrologia, a química com a alquimia e a ciência com a magia e a superstição.[19]

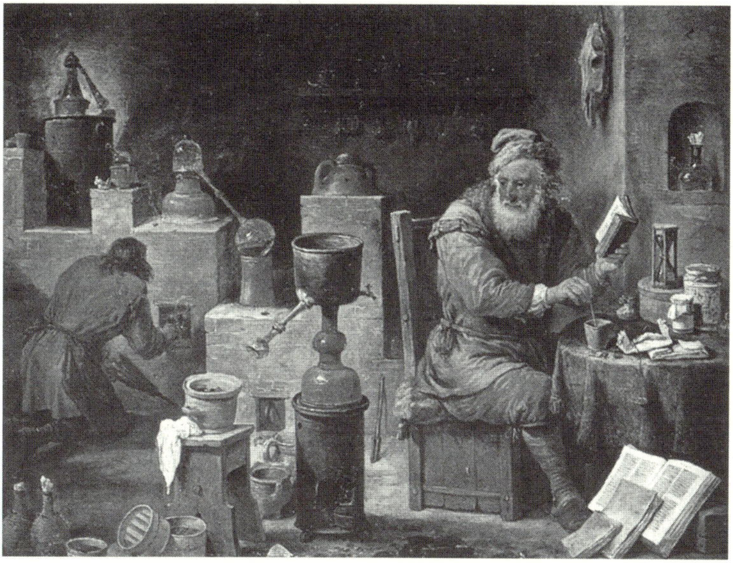

O alquimista (c. *1650*), *Davi Teniers*

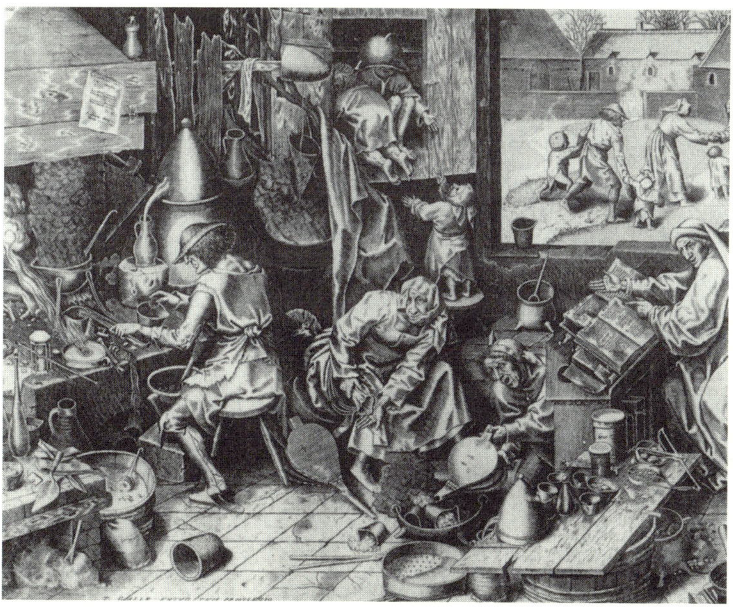

Um alquimista trabalhando (*séc. XVI*), *Pieter Bruegel, o Velho*

O termo "alquimia" vem de um lendário mestre, Chemes, autor de uma obra conhecida como *Chema*, que, precedida do artigo árabe *al*, deu alquimia. No final da Idade Média surgem numerosos alquimistas, entre eles o famoso Nicolas Flamel (1330-1418). Diferentemente dos mineiros que iam em busca do ouro, a alquimia procura baixar às profundezas não da Terra, mas do Espírito. Não se trata apenas de pesquisa, mas de um processo de transformação pessoal descrito em linguagem metafórica — o ouro era tanto o metal precioso como um símbolo espiritual. Os antigos falavam numa Idade do Ouro, na qual a humanidade vivera feliz e sem necessidades, como no paraíso bíblico. Mas esse passado maravilhoso se perdera, e à Idade do Ouro haviam se seguido a Idade do Bronze e a Idade do Ferro — o ferro, esse metal bruto, próprio para confeccionar utensílios ou armas, mas não jóias (ou sonhos). Todos os metais, segundo os alquimistas, contêm enxofre e mercúrio; o que varia neles é a proporção dessas substâncias na composição. No cobre, ambos entram em partes iguais, mas no ouro predomina o mercúrio. Mais do que isso, os metais, como tudo no Universo, teriam vida — que pode ser influenciada pelos astros. O que se buscava, então, era a perfeição do ouro. Processo sem fim, simbolizado pela Ouroboros, a mítica serpente que morde a própria cauda. Essa transmutação poderia ser obtida através da pedra filosofal, que seria também a panacéia universal, capaz de curar todas as doenças. O processo de transmutação de um metal em ouro obedecia ao princípio de *solve et coagula*: primeiro o metal era fundido, depois recombinava-se para transformar-se em ouro — o que também é uma alusão à morte e à ressurreição. Aliás, os textos alquímicos são sempre redigidos em uma linguagem obscura, a sugerir não um, mas vários sentidos.

Obscura é também a Cabala (do hebraico *kabalah*, recepção, no sentido de doutrinas recebidas da tradição), antiga expressão do misticismo judaico que se desenvolveu muito no final da Idade Média, sendo adotada também por cristãos. A Cabala compreende um conjunto de crenças que giram em torno da união do universo finito ao Criador infinito, por meio das emanações que procedem da divindade como raios vindos de uma fonte de luz. A Cabala cultiva também uma numerologia baseada na particularidade de que, em hebraico, os números correspondem a letras; assim, certas palavras significativas são expressas em números, que por sua vez tornam-se também significativos. O exemplo clássico é o da palavra "hai" (esse *h* é aspirado), vida, que corresponde ao número dezoito, considerado, por isso, de bom augúrio. À época do Renascimento, foi criada, por Isaac Luria (1534-72), uma nova escola cabalística. No começo, diz a Cabala luriânica, só existia Deus; graças a um processo de retração, de "encolhimento" (o que é conhecido como *tzimtzum*), o universo pôde surgir. Foi criado então o homem primordial, Adam Kadmon. Dele, saíam raios de luz divina que deveriam reencher vasos ou recipientes que, contudo, se partiram. É necessário, então, um processo de restauração (*tikun*). Da mesma forma, quando o Adão bíblico foi criado, continha em si todas as almas; com o pecado, elas se dispersaram, ficando em cativeiro nos corpos humanos, mas ansiosas por retornar à fonte. É a metáfora do exílio, tão compreensível na tradição judaica, e cujo apelo é fácil de imaginar: a Cabala fascinava humanistas cristãos como Guillaume Postel, Johann Reuchlin e Pico della Mirandola, para quem nenhuma ciência oferecia maior garantia da divindade de Cristo do que a Cabala.[20] As numerologias judaica e pitagórica dão novo e adicional significado aos fundamentos do cristianismo. A Trindade é santa por causa do Pai, do Filho e do Espírito Santo, mas também por causa do número três. Os quatro evangelhos são importantes porque são narrativas sagradas, mas também porque são quatro. Num plano mais terreno, menos espiritual:

numa época em que o número passa a ter uma importância maior — por causa das transações financeiras, por causa do novo espírito científico, por causa das viagens —, numerologias são, decerto, bem acolhidas.

É a época do doutor Fausto, capaz de vender a própria alma ao diabo em troca de conhecimento, inclusive, e principalmente, o esotérico; doutor Fausto, que se torna personagem de numerosas obras, notadamente a peça teatral de Christopher Marlowe encenada pela primeira vez em 1594. É a época de John Dee (1527-1608), eminente astrônomo, o maior matemático de sua época, professor universitário, mas também astrólogo e alquimista. É a época de Cornelius Agrippa von Nettesheim (1486-1535), médico, historiador e escritor, mas adepto do ocultismo. Época de Marsílio Ficino, médico e cultor de textos herméticos. Eugênio Garin menciona a propósito o quadro de Giorgione, *Três filósofos*, um dos quais, sentado, olha a entrada de uma caverna (a caverna de Platão?). Uma radiografia do quadro, porém, mostra que originalmente se tratava de um retrato dos reis magos — que eram magos por causa do seu conhecimento de astrologia. Ou seja: sob a aparência de filosofia, ocultismo.[21] Estamos falando de "homens que estavam muito adiante de seu tempo em ciência e em erudição, mas vivendo o espírito da época no sentido de buscar a verdade por caminhos alternativos — que se mostraram ilusórios".[22] E, quando se constatou a ilusão de tais caminhos, sobreveio aquilo que Weber denomina "o desencantamento do mundo" (*die Entzauberung der Welt*).

Em suma: um mundo de crescente riqueza e de abjeta pobreza, de idealismo e de corrupção, períodos do mais delirante otimismo alternando-se com fases do mais sombrio desespero, a atividade maníaca dando lugar à lassitude melancólica e vice-versa. Um novo mundo está nascendo, mas para isso o velho terá de ser destruído; é a "destruição criadora" de que fala Schumpeter, e que virá a ser a característica maior do regime econômico que se instala naquele momento: o capitalismo. Contudo, a destruição não se faz sem culpa, e a culpa gera depressão — ou melancolia. Uma época de "sol negro", na expressão poética e paradoxal usada por Gérard de Nerval em *El desdichado* (e que depois teria uma contrapartida no *Leite negro*, de Paul Celan, falando do nazismo). Sol negro: brilho e escuridão.

## TRANSIÇÃO PARA A MODERNIDADE: DOENÇAS

A imprevisibilidade da época manifesta-se também na doença. A Peste Negra, antes mencionada, é a peste bubônica, causada pela bactéria *Yersinia pestis*. É uma doença que acomete primariamente roedores, como o rato, e que se transmite ao ser humano por meio das pulgas. Manifesta-se por uma lesão escura e gangrenosa no lugar da picada do inseto, seguida de febre al-

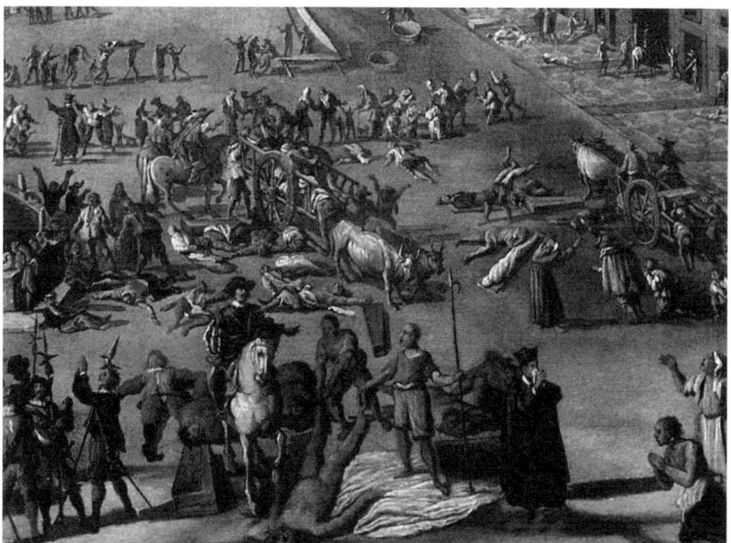

*A peste em Nápoles, 1656. Detalhe de obra de Domenico Gargiulo*

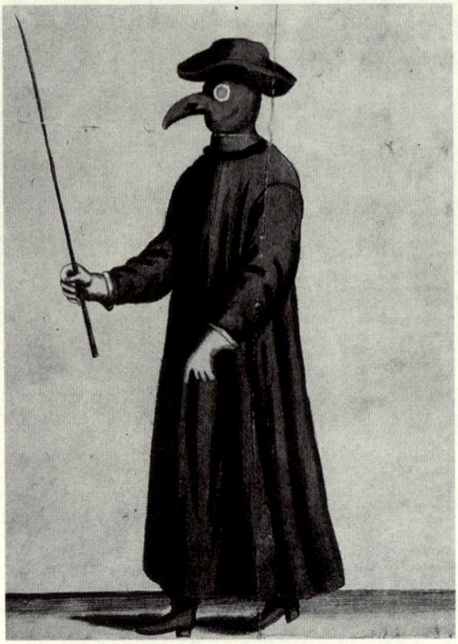

*Médico paramentado para enfrentar a peste. O bico da máscara continha substâncias aromáticas, que supostamente protegiam contra a doença, mas na verdade mitigavam um pouco o mau cheiro dos cadáveres em decomposição. A varinha servia para cutucar os corpos caídos nas ruas e assim identificar os falecidos.*

ta, delírio, sintomas respiratórios e aumento dos gânglios linfáticos — os bubões. Há três formas principais da enfermidade: a bubônica, a pulmonar e a septicêmica, estas duas últimas mais graves do que a primeira. O tratamento por antibióticos reduziu consideravelmente a mortalidade da doença.

Atribuía-se a peste a emanações de regiões insalubres, ou a um castigo divino (idéia que Burton endossava), ou ao envenenamento dos poços pelos judeus — que à época foram mortos às centenas. Uma comissão de doutores, constituída pela Sorbonne a pedido de Filipe VI, apontou como origem da doença uma conjunção de planetas em que Saturno desempenhava um papel importante.

Nessa conjuntura não havia como evitar a peste — isolar pessoas era, como se viu, uma providência praticamente inútil. Não havia como tratá-la: administravam-se ao paciente "remédios" como arsênico, mercúrio ou sapos secos.[23]

Pergunta: por que a Peste Negra se disseminou, com tanta intensidade — a tal ponto que, até a época de Burton, Londres só esteve doze anos livre da doença?

Essa é uma questão que remete ao próprio mecanismo de transmissão das doenças infecciosas. Depende de três fatores: o agente infeccioso (vírus, bactéria ou protozoário), o hospedeiro (a pessoa ou animal que vai adoecer) e o meio ambiente. O agente infeccioso deve ser suficientemente virulento para se disseminar. Em relação aos hospedeiros, é preciso que sejam suscetíveis à doença. Quando o número de suscetíveis é muito grande, a doença se espalha rapidamente. Se for virulenta, muitos morrerão; outros ficarão curados e, não raro, imunes. A imunidade atua como barreira à disseminação, mas quando o número de suscetíveis cresce de novo, pode ocorrer uma epidemia: daí os ciclos. Quanto ao meio ambiente, no caso da peste o fator mais importante é a presença de roedores capazes de albergar a pulga transmissora da bactéria. Na Europa esse roedor era o rato negro (*Rattus rattus*), bicho sedentário cuja movimentação raramente ultrapassa um raio de duzentos metros; vive próximo aos seres humanos, fornecedores involuntários de seu alimento. Que os ratos eram companheiros habituais das pessoas, mostram as numerosas alusões das lendas e do folclore — por exemplo, a história do flautista de Hamelin. Os ratos eram encontrados também nos navios; tão logo estes atracavam, os ratos desciam à terra. Assim, a expansão do comércio marítimo favoreceu seu deslocamento. A proliferação dos roedores tem a ver com as condições de saneamento básico, principalmente em termos de lixo; nas cidades medievais encontravam um hábitat muito propício, e com isso a doença se disseminava. No final da Idade Média houve um incremento da urbanização, resultado das mudanças socioeconômicas. Até então a vida das comunidades girava principalmente em torno do castelo feudal; a produção era sobretudo agrícola. A produtividade foi aumentando, a população cresceu, e isso significava que menos pessoas precisavam viver no campo. Muitos, assim, mudaram-se para as cidades. Surgiam novos ramos da economia: o artesanato, o comércio (internacional, inclusive), a finança. Enfim, a chamada revolução mercantilista. Resultado: as cidades cresceram, sobretudo na bacia do Mediterrâneo, que sempre fora mais povoada do que o Norte da Europa — e foi por ali, justamente, que a peste entrou no continente. Em alguns países do Norte europeu, outro fator veio colaborar para a disseminação da peste: más colheitas, resultado de condições climáticas adversas, diminuíram a oferta de alimento. A chamada Grande Fome (1315-17) estendeu-se dos Pireneus à Rússia.[24] A desnutrição acarreta diminuição das defesas orgânicas e, portanto, maior suscetibilidade a doenças, particularmente as infecciosas.

No Velho Mundo a peste era, desde a Antiguidade, endêmica: sempre houve casos. A novidade era a epidemia. Do século VIII ao XIV, a Europa permaneceu notavelmente livre de surtos de doenças infecciosas. A enfermidade mais temida e mais citada era a lepra, doença muito mutilante (na ausência de tratamento eficaz) mas pouco letal. A lepra inspirava temor por duas razões. Em primeiro lugar, era contagiosa. Depois, era vista como castigo divino — o Levítico dedica-lhe peculiar atenção. Nos tempos bíblicos cabia aos sacerdotes diagnosticar a doença para depois isolar o leproso, considerado impuro.

Como estigma, a lepra era ideal. Manifesta-se na pele — tem, pois, visibilidade — e invoca o contato entre os corpos, que pode ser pecaminoso. O cristianismo endossou o tabu bíblico; diagnosticada a lepra, a pessoa tinha de ser afastada da comunidade, como se tivesse morrido. Aliás, a missa dos mortos era celebrada com a presença do enfermo, vestindo uma mortalha. Depois disso ele era enviado para um dos numerosos lazaretos que surgiram na época, mantidos por ordens religiosas.

No final da Idade Média, porém, a lepra estava em declínio. As razões disso ainda são objeto de discussão. É bem possível que o rótulo de lepra tivesse, em épocas pregressas, incluído outras doenças de pele; a diminuição do número de casos seria conseqüência, portanto, de melhor "diagnóstico". Ou talvez a própria peste tivesse se encarregado de liquidar os hansenianos, cuja resistência era, naturalmente, bem menor.

De qualquer modo, no final da Idade Média o espectro passou a ser a Peste Negra. Temível espectro. Diz Petrarca: "Feliz a posteridade, que não experimentará nosso abismal sofrimento e que olhará nosso testemunho como produto da imaginação". Assim como fará a melancolia três séculos mais tarde, a peste também inspira um livro, o *Decameron* (1353), de Giovanni Boccaccio. A obra de Burton será uma meditação basicamente filosófica. O *Decameron* é uma coleção de histórias narradas por pessoas que, fugindo da epidemia, refugiam-se numa das típicas e luxuosas *villas* de então — pessoas que não querem refletir sobre a peste nem apresentar dela um relato supostamente factual, como faria depois Daniel Defoe em *O diário do ano da peste*, nem transformá-la em metáfora política, como Camus. Não: são histórias vívidas, cheias de imaginação, e às quais não falta humor e ironia. Ou seja, trata-se de uma compreensível negação da ameaça representada pela doença.

A população reagia à peste com perplexidade e terror. De um lado havia aqueles poucos que, como os personagens de Boccaccio, isolavam-se em suas mansões e castelos entregando-se a uma vida de prazer que, tinham certeza, pouco duraria. De outra parte surgiam seitas religiosas como a dos Flagelantes, que, em bandos, percorriam as cidades, flagelando-se mutuamente em público. Também houve uma caçada a bodes expiatórios: além dos judeus, centenas de supostas bruxas foram queimadas em fogueiras.

A segunda epidemia européia de peste, a *Pestis secunda*, ocorreu em 1361. Até o final do século XV a doença continuaria voltando a intervalos, sempre com grande mortalidade. As conseqüências socioeconômicas disso logo se fizeram sentir. Autores como William McNeill, autor do clássico *Plagues and Peoples*, afirmam que essa e outras doenças mudaram o curso da História — assim como a malária acabara com o Império Romano e a varíola ajudara Cortés a derrotar os astecas. A afirmação pode parecer exagerada, mas certamente a peste teve um efeito importante sobre o destino do continente europeu, quando mais não seja pela enorme redução da população. A economia feudal era fundamentalmente agrária e dependia da mão-de-obra camponesa. Com a peste, esta mão-de-obra se tornou escassa. Agora os camponeses podiam deixar as propriedades em que trabalhavam e ir em busca de outras — ou podiam mudar-se para a cidade, incrementando o processo de urbanização antes mencionado. Já não eram mais pagos com uma percentagem do fruto do próprio trabalho; tinham como negociar remuneração. Na Inglaterra os proprietários recorreram ao Parlamento, obtendo leis que impediam o aumento de salários. Essa foi a causa da revolta camponesa de 1381 — o maior levante de trabalhadores antes do século XVIII,[25] na qual surgiu o conhecido refrão: "*When Adam delved and Eve spanned/ who then was the gentleman?*" [Quando Adão lavrava e Eva fiava/ quem era o senhor?]. A essa revolta seguiu-se a Jacquerie (1358), na França, e a rebelião (1378) dos Ciompi, trabalhadores da indústria têxtil florentina. Esses movimentos não resultaram em melhores condições para os trabalhadores; pelo contrário, aumentaram a polarização de classes que seria característica do capitalismo em ascensão. Ao mesmo tempo, decrescia o poder dos senhores feudais (muitos dos quais, tornando-se rendeiros, mudavam-se também para as cidades) e aumentava o poder central do rei. A perda da rígida hierarquia feudal foi, por si só, uma causa de anomia, de instabilidade social.[26]

Dizimadas pela peste, as cidades-Estado italianas perderam muito de sua influência. Outras potências emergiram em seu lugar: Inglaterra, Holanda, Espanha e Portugal, no comércio marítimo. Os turcos otomanos, antes contidos pelos italianos, agora se expandiam no Oriente Médio.

O próprio estilo de vida mudou. Na Idade Média o fausto — quando existia, em meio à pobreza e ao ascetismo — era coletivo: as festas, em geral religiosas, eram para todos. A decadência do feudalismo e a erosão do poder da Igreja, associadas à emergência do individualismo, resultaram numa ânsia de gozar a vida, que se revelava tão precária numa época de epidemias. As pessoas agora queriam comer bem, vestir-se bem, desfrutar de todos os prazeres possíveis — inclusive dos prazeres sexuais.[27] A riqueza, concentrada pela diminuição da população, traduzia-se numa busca de bens luxuosos.[28] Renasce a noção de prazer, herdada dos epicuristas e rejeitada pelos primeiros cristãos; prazer esse que terá sua expressão maior na corte dos Medici e que, inevitavelmente, incluirá sexo.

Luxo e luxúria, portanto. E isso gerou um novo e inesperado problema de saúde: a sífilis, que surge na Europa no começo do século XVI.

O nome da doença vem do poema publicado em 1530 pelo médico e poeta Girolamo Fracastoro: *Syphilis sive morbus gallicus* [Sífilis, ou a doença francesa], Syphilus sendo o nome do pastor que contrai a doença como castigo dos deuses. Castigo ou não, o certo é que a doença se disseminou rapidamente a partir dos soldados franceses que à época ocupavam Nápoles. Daí a denominação "doença francesa", que persistiu por muito tempo; "galiqueira", que remete à Gália, é um termo da gíria portuguesa e brasileira para a sífilis e outras doenças sexualmente transmissíveis. O escritor José Cardoso Pires, por exemplo, fala de "prostíbulos da navalha e galiqueira". Entre parênteses, os franceses se referiam à sífilis como "doença italiana", mas para os portugueses ela era a doença castelhana, para os poloneses a doença alemã, para os russos a doença polonesa. Também era conhecida como Peste dos Marranos, ou seja, dos judeus convertidos. A associação da sífilis com os judeus vem desde o aparecimento da doença; eles seriam mais propensos a ela como antes haviam sido à lepra, ambas resultando do contato — impuro — entre corpos. Curiosamente, os próprios judeus pareciam desconhecer a doença; no início do século XVI o talmudista espanhol Isaac Abravanel observava que a "doença francesa" não existia nas comunidades judaicas.[29] As várias denominações da sífilis mostram o grau de disseminação da doença e o estigma que representava.

Como surgiu a sífilis na Europa? Fracastoro levantava a hipótese de que a doença tivesse sido levada do Novo Mundo pelos marinheiros espanhóis. Rosebury discorda da "conexão Colombo". Para ele, a sífilis já existia na Europa erroneamente diagnosticada como lepra, o que explicaria, aliás, a grande quantidade de leprosários existente no fim da Idade Média — e que desapareceram no começo da Idade Moderna.[30] Mas isso, por sua vez, poderia ser atribuído à interrupção do contato ocidental com os focos da doença no Oriente, após a tomada de Constantinopla pelos turcos. Seja como for, a sífilis entrou na ordem do dia — e aí permanece até hoje, mesmo depois que a eficácia da penicilina foi comprovada e mesmo depois do surgimento da aids.

Surgiram dois tratamentos para a doença. O primeiro, à base de mercúrio. Era um uso empírico — constatara-se cura da sífilis em trabalhadores nas minas desse metal —, mas envolvia várias e curiosas coincidências.

Mercúrio era o deus romano do comércio, sendo os comerciantes conhecidos como *mercatores*, ou *mercuriales*. Ora, a sífilis emerge numa época de desenvolvimento do capitalismo comercial, mercantil; e é uma doença que muitas vezes resulta da prostituição — do comércio sexual. Mercúrio é a versão romana de Hermes, deus grego da fertilidade (e portanto ligado a sexo). Seus emblemas eram o falo, imagens fálicas e o caduceu — duas cobras enroladas num bastão. Agora: o caduceu com uma cobra só era também o símbolo de Asclépio, deus da medicina. A cobra, por sua vez, é um símbolo de fertilidade, mas também de tentação, como mostra a Bíblia — o sibilo da serpente é imitado ("*psiu*") por homens que querem chamar a atenção de mulheres (na rua, por exemplo).

Hermes cumpria outras funções: divindade ligada às estradas, ao comércio, ao lucro; era também o mensageiro de outros deuses. Com Afrodite, Hermes terá um filho, Hermafroditus, cuja disposição corporal, o masculino conjugado ao feminino, simboliza a um tempo o triunfo e o castigo da paixão.

O mercúrio era um elemento alquímico importante. Segundo os alquimistas, tornava fixo o que era volátil, unia a fêmea instável ao macho constante. Já pela sublimação os componentes fixo e volátil, masculino e feminino do mercúrio eram separados. Sublimação, aliás, é um termo que Freud usa para descrever a forma pela qual o impulso sexual se transforma em manifestações não ligadas a sexo: o trabalho ou a criação artística são formas de sublimação.

As ligações da alquimia com a medicina eram muito fortes. Paracelso, figura exponencial do raciocínio médico-alquímico, afirmava que em medicina, como em alquimia, é preciso "casar as entidades", e para isso o mercúrio era mais do que adequado.

Em vez de tentar inutilmente produzir ouro, dizia Paracelso, a alquimia deveria voltar-se para a preparação de remédios (no que foi profético: a indústria farmacêutica é das mais bem-sucedidas — e das mais rendosas). Paracelso é considerado o fundador da quimiatria, ou seja, da terapia que usa substâncias químicas — e que teve imediato desenvolvimento; na época são publicados numerosos tratados sobre o tema, entre eles os de Conrad Gesner e Andrea Libavius. É também a época em que surgem as farmacopéias, tratados de substâncias medicamentosas em geral, e que estavam ligadas a cidades: em 1546 é publicada a *Farmacopéia* de Nuremberg, em 1565 a de Colônia, em 1564 a de Augsburg.

Fracastoro preferia tratar a sífilis com guaiaco, a madeira de uma árvore de Hispaniola. Preparado sob a forma de decocto, o guaiaco apresentava algumas propriedades medicinais (laxativas, diaforéticas). Ao mesmo tempo, tinha conotações significativas. Para começar, vinha da mesma região em que teria se originado a sífilis, coincidência que parecia significativa. Como se dizia à época, a Providência sempre coloca o remédio ao lado da doença.[31] Talvez por isso, e também porque os jesuítas participavam da extração e da exportação da madeira, o guaiaco era conhecido como "madeira santa". O tratamento com guaiaco, obviamente desprezado por Paracelso, era mais "gentil": o mercúrio, ingerido ou aplicado sob a forma de ungüento ou de fumigações, era uma substância de violento efeito tóxico — a tal ponto que a cura às vezes parecia pior do que a doença. O que, paradoxalmente, favorecia o prestígio do tratamento mercurial: para uma doença pecaminosa como a sífilis, a terapêutica tinha de envolver um elemento de castigo. A alegria maníaca do sexo desbragado seria punida com a tristeza de uma terapia penosa. Mercúrio neutraliza os problemas gerados por Vênus, a deusa do amor, mas a um preço alto. Como se dizia na Inglaterra à época: *A night with Venus, a life with Mercury*, uma noite com Vênus, uma vida com Mercúrio. De Vênus veio a denominação "doenças venéreas", hoje englobadas sob a sigla DST, doenças sexualmente transmissíveis. O termo "lues", dado à sífilis avançada, também aludia a uma obscura deusa romana, por sua vez associada a Saturno.

Por trás da polêmica mercúrio-guaiaco havia uma guerra comercial. O grande divulgador do guaiaco foi Gonzalo Fernández de Oviedo (1478-1577), um aristocrata espanhol enviado para as Américas como supervisor da prospecção do ouro e da prata. Oviedo associou-se aos Fugger, poderosos banqueiros alemães que obtiveram do imperador Carlos V o monopólio de importação do vegetal e passaram a ganhar uma fortuna com esse comércio. Obviamente, não tinham o menor interesse na difusão do mercúrio.[32] Detalhe irônico: em sua juventude, Paracelso trabalhara nas minas de Sigismund Fugger, membro da famosa família e ele mesmo conhecido alquimista. Na briga do tratamento da sífilis o mercúrio ganhou a parada, e embora sempre restassem dúvidas sobre o seu real poder curativo (a sífilis é uma doença de remissões espontâneas), continuou sendo usado até praticamente o século XX.

A conexão entre o tratamento da sífilis e a alquimia não é ocasional numa época que, ao lado da ciência, cultivava o ocultismo. Mercúrio era uma substância medicamentosa e era o nome de um deus. O Hermes dos gregos que viviam no Egito, Hermes Trismegistus ("três vezes grande"), estava associado a práticas secretas, chamadas herméticas, cultivadas pelos alquimistas. A Hermes Trismegistus atribuía-se a autoria do *Corpus hermeticum*, coletânea de textos em grego aparecida em Alexandria no começo da era cristã, uma cópia da qual foi levada para Florença em 1460, por um monge. Lá, Marsílio Ficino fez traduzir o *Poimandres*, o primeiros desses tratados. O saturnino Ficino era admirador de Mercúrio, deus que, penetrando diretamente na mente "através do nevoeiro da razão", era capaz de instruir os homens sobre as "questões divinas".[33]

Saturno e Mercúrio são os astros que condicionam o clima emocional do Renascimento. O inquieto Mercúrio convida à descoberta do novo (inclusive de novos mercados para o comércio, como vimos); Saturno induz à ruminação do passado. Nessa "constelação planetária", Vênus também desempenha um papel, antecipando a erotização — uma das características da atual cultura ocidental.

É interessante comparar a peste com a sífilis. Parafraseando William Blake, há entre as duas uma "temível simetria". Ambas são enfermidades infecciosas. Ambas ocorrem em momentos de transição: fim da Idade Média e Renascimento. Ambas tiveram sua disseminação facilitada pelo contexto histórico: urbanização, viagens marítimas e, no caso da sífilis, guerras e maior liberdade sexual. Eram enfermidades de grande incidência, ainda que o potencial epidêmico da peste fosse muito maior. Mas também há diferenças. A peste era muito mais letal e não respeitava faixas etárias — a *Pestis secunda* também ficou conhecida como *Pestis puerorum*, ou peste das crianças, devido à grande quantidade de óbitos infantis que ocasionou. As mortes por sífilis, mais raras, ocorriam geralmente em adultos, ainda que a doença possa ser transmitida ao recém-nascido sob a forma de sífilis congênita. Mais freqüentemente a lues evoluía para a cronicidade, ao contrário da peste, que era aguda e, por isso, ainda mais assustadora. A peste apavorava; com a sífilis era possível conviver. A peste aparecia sem causa evidente, como se fosse um castigo divino. Ainda que não se conhecesse a etiologia da sífilis, a conexão da doença com o sexo era por demais evidente e permitia concluir que, ao menos, ela surgia do prazer. Mas eram, ao fim e ao cabo, duas doenças — e doenças que acabaram se associando à transição para a modernidade como uma mensagem sombria.

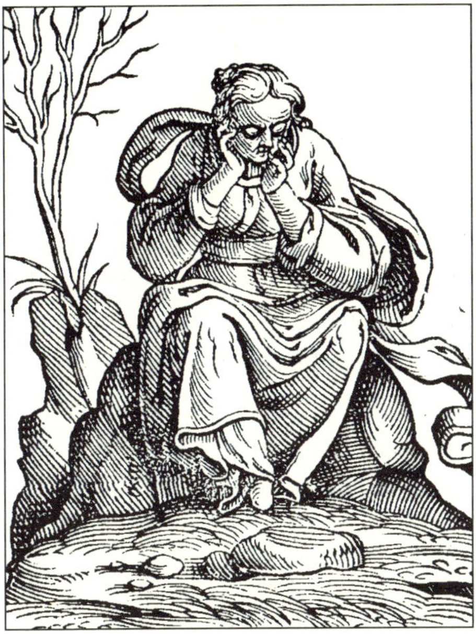

Melancolia (*1645*), *Ripa*

## LEMBRA-TE DE QUE ÉS PÓ: A MELANCOLIA E A MORTE

Diante da ameaça da peste e, em menor grau, diante da disseminação da sífilis, não é de admirar que a idéia da morte estivesse muito presente: "Nenhuma outra época deu tanta ênfase à idéia da morte quanto o final da Idade Média".[34] E era uma idéia que inspirava terror. Dizia-se então que Lázaro, depois de ressuscitado, vivia em contínuo tormento com a perspectiva de passar novamente pela experiência da morte. Ora, se Lázaro, que era um justo — tão justo que Cristo o trouxera de novo à vida —, padecia desse temor, o que dizer das pessoas comuns, dos pecadores?

A morte era constantemente evocada por numerosas ordens religiosas, como a dos Mendicantes e a dos Trapistas, que usavam as palavras *Memento mori* [Lembra-te de que vais morrer] como saudação habitual. Essa evocação expressava-se também em sentenças: *Media in vita in morte sumus*, no meio da vida estamos morrendo, e *Mors melior vita*, a morte é melhor do que a vida. Na segunda metade do século XV apareceram as *Artes moriendi* [Artes de morrer], opúsculos de meditações e orações, muitas vezes ilustrados (com cenas de agonia, por exemplo), que se propunham a ensinar a arte de bem morrer.[35,36] A Reforma manteve essa concepção. Para Calvino, a paixão de Cristo, sua agonia terrível, sua morte, importam até mais do que a ressurreição.

Os jesuítas desenvolverão igualmente a idéia da morte arraigada na existência. São Francisco de Borja afirmava que ao menos quatro vezes por dia era necessário colocar-se em "estado de morte" mediante total desinteresse pelas coisas da vida. É de um jesuíta, Roberto Bellarmino, a obra *De arte bene moriendi*. Francisco de Quevedo, que foi educado pelos jesuítas, diz, em *Sueños*: "Aquilo que chamais de morrer é acabar de morrer, e o que chamais de viver é morrer vivendo".[37]

Na poesia francesa dos séculos XIV e XV aparece o tema do "cemitério do amor". Nesses cemitérios imaginários estavam sepultados personagens famosos do passado que tinham morrido de paixão: Páris, Príamo, Tristão, Isolda, Dido. Num poema de 1430, *La cruelle femme en amour*, o autor, Achille Caullier (o prenome é significativo: Aquiles era listado entre "os mortos de amor"), fala de sua caminhada por um cemitério fictício onde estão as tumbas daqueles que *não cansaram de amar lealmente* (*ne furent lasses d'amer lealment*). Já no "cemitério" de René d'Anjou repousam figuras famosas: Ovídio, Guillaume de Machaut, Bocaccio, Petrarca.

Uma variante do "cemitério" era o "inventário", os bens deixados por algum amoroso falecido e que freqüentemente incluíam obras então famosas e sentimentais, como o *Roman de la rose* [O romance da rosa], e *La belle dame sans merci* [A bela dama sem piedade], livros que inspiraram gerações de poetas franceses e chegaram ao romantismo.

Imagens igualmente melancólicas apareciam nas letras de canções, por exemplo nas compostas pelo renascentista francês Josquin Desprès (*c.*1440-1521), entre elas *Plaine de deuil et de melancolye* [Cheio de luto e de melancolia], que fala no *surplus de ma vie*, o excesso de minha vida.[38]

Por vezes a morte era encarada com certa frieza,[39] com resignação e até com humor. O capítulo IX do *Don Quixote* fala *De la extraña aventura que le sucedió al valeroso Don Quijote con el carro o carreta de las Cortes de la Muerte.*

Dom Quixote está, como de hábito, cavalgando pela estrada com Sancho, quando encontra uma carreta em que viaja uma companhia teatral. E o que vê nela, Cervantes descreve como se fosse um quadro de Bosch ou de Dürer: "A primeira figura que se ofereceu aos olhos de Dom Quixote foi a da própria Morte com rosto humano; junto dela vinha um anjo com grandes asas pintadas; ao lado estava o imperador, com sua coroa, aparentemente de ouro, na cabeça; aos pés da Morte estava o deus chamado Cupido, sem venda nos olhos mas com seu arco, seu carcás e suas flechas; vinha também um Cavaleiro".

Essa disposição da companhia teatral na carreta serve, evidentemente, aos propósitos de Cervantes: é uma descrição, mas é também uma alegoria. É a Morte quem preside àquela corte, com um anjo, representante dos poderes celestiais, de um lado, e o imperador, que é o poder terreno, de outro. Nessa viagem, o Amor não comanda o mundo; ele está, na qualidade do infantil Cupido, aos pés da Morte. Conserva sua amável arma, o arco e as setas, mas a venda com que é comumente representado — o Amor é cego — foi-lhe retirada: diante da Morte os olhos se abrem e a realidade revela-se, brutal. O encontro resulta desastroso para Dom Quixote: um membro da companhia, vestido de palhaço, rouba-lhe uma das montarias.

Na arte do Renascimento são numerosas as alusões à morte, em quadros e gravuras — as alegorias, como vimos, são freqüentes. No quadro de Hans Holbein, *Os embaixadores* (1533), temos duas imponentes figuras masculinas, rodeadas, como a *Melancolia* de Dürer, por numerosos objetos evocando a arte, a ciência, a técnica: um alaúde (com uma das cordas partida), um globo celeste, dois quadrantes. Na parte inferior da figura está uma caveira. Para visualizá-la, contudo, é preciso que a pessoa se mova diante do quadro, deixando então de enxergar as imagens dos dois homens. Muitas outras expressões alegóricas de crítica à *vanitas*, à vaidade, surgiram no período. É o caso dos chamados "macabros retratos duplos", do pintor italiano Jacopo Ligozzi (*c.*1547-1626): em um lado da tela vêem-se imagens de belos jovens; no verso, e na mesma posição, estão caveiras. No tema da morte e da donzela, tal como representado no quadro de Hans Baldung Grien (1517), a idéia do extermínio adquire certa conotação sensual.

Alusões à morte ocorrem na poesia de John Donne (1573-1671): "Não perguntes por quem os sinos dobram/ eles dobram por ti". Não é de admirar que Donne seja o autor do famoso *Biothanatos* (1644), cujo subtítulo é muito eloqüente: *A Declaration Of That Paradoxe, or Thesis, That Self-Homicide Is Not So Naturally Sinne, That It May Never Be Otherwise.* Nele, Donne sustenta a tese de que o auto-homicídio, ou seja, o suicídio, não é por natureza um pecado, no que se opõe frontalmente a Tomás de Aquino. *Biothanatos* foi publicado apenas alguns anos depois de *A anatomia da melancolia*, o que é significativo: o estudo da melancolia conduziria inevitavelmente à questão do suicídio, a única questão filosófica verdadeiramente importante, no dizer de Camus. E, como na abordagem da melancolia, temos duas possibilidades. De um lado, o suicídio seria visto como um crime contra a religião, um pecado terrível, com a figura de Judas vindo de imediato à mente. Essa era a posição, digamos assim, oficial. Na Inglaterra daquela época os suicidas não podiam ser sepultados nos cemitérios. Eram enterrados nas encruzilhadas das estradas.[40] Local significativo: tratava-se de pessoas que não tinham conseguido superar alguma encruzilhada da existência; por outro lado, a encruzilhada lembra a cruz, cuja imagem deve deter o Mal — como deveria deter o Mal a estaca de madeira cravada no coração do suicida, procedimento também usado contra os vampiros. Mas, por outro lado, o suicídio poderia ser encarado, ao menos pelos intelectuais, como uma conseqüência até certo ponto previsível da situação de miséria moral e desespero resultante da tristeza. No ensaio *A propósito de um costume da ilha de Ceos*, Montaigne (para quem filosofar era aprender a morrer) conta que, naquele lugar, Sexto Pompeu presenciara o suicídio público de uma anciã que, antes de suicidar-se, explicara: "Sempre fui favorecida pela fortuna mas receio que, em se prolongando demasiado minha vida, ela me abandone". Posição que Montaigne endossa: "A morte é um remédio para todos os males, um porto de inteira segurança".[41] Mas por trás dessas considerações está a idéia de que a morte é um assunto pessoal.

Thomas More defende uma espécie de eutanásia voluntária em sua *Utopia*. O suicídio é mencionado por Burton como uma situação às vezes inevitável, que ele não endossa mas não condena; cita o Eclesiastes ("A morte é melhor do que uma vida amarga") e conclui: "Não devemos ser duros e rígidos em nossa censura".[42]

A par disso surgem os conflitos religiosos. Lutero e Calvino são contrários ao suicídio, mas, ao combater a tutela da Igreja, colocam sobre os fiéis uma responsabilidade — o livre-arbítrio, a leitura pessoal das Escrituras, a aguda consciência da fraqueza humana — que pode ter representado, em alguns casos, uma carga excessiva. Dessa sobrecarga dá exemplo o renascentista Benvenuto Cellini, artista, ocultista, criminoso, que, condenado à prisão perpétua, experimentou profundo remorso. Dedicou-se então a ler a Bíblia, meditando devotamente sobre as Escrituras. Atitude contraproducente: "Todas as minhas misérias me assaltaram e me levaram a tal desespero que decidi pôr termo à vida". Talvez por falta de instrumentos adequados no local, imaginou um estranho método de suicídio: preparou uma enorme pilha de madeira que, tombando sobre ele, deveria matá-lo. O procedimento, obviamente, exigiu tempo — o que, providencialmente, permitiu que o carcereiro o salvasse.[43]

Suicídios aparecem também nas peças de Shakespeare. O "ser ou não ser" de Hamlet resume o dilema do suicida potencial: vale a pena lutar contra um mar de adversidades para manter a vida, essa "história contada por um idiota, cheia de som e de fúria", nas palavras de Macbeth? A resposta será diferente conforme se trate de um intelectual ou de um Sancho Pança, que diz ao Dom Quixote moribundo: "Não morra, meu senhor, siga meu conselho e viva muitos anos, porque a maior loucura que pode fazer um homem nesta vida é entregar-se à morte sem mais nem menos". E pede a Dom Quixote que não ceda à inação, mas que se levante da cama e vá em busca de sua Dulcinéia. Da mesma maneira, os poetas, especialmente os religiosos, resistem à idéia da morte como vencedora. Ela será "*of his mortal sting disarm'd*", de seu mortal acúleo desarmada. Desse acúleo fala John Donne, perguntando, triunfante, onde está ele, afinal. E adverte, em seus *Sonetos sagrados*: "*Death be not proud, though some have called thee/ mighty and dreadful, for thou art not so*" [Morte, não te orgulhes: ainda que alguns te hajam chamado poderosa e ameaçadora, tu não o és]. Para John Milton (1608-74), cujo *Paraíso perdido* foi significativamente concluído à época da Grande Praga em Londres, a morte nada tem de familiar; ela é ameaçadora como o bíblico Anjo da Morte, debochada como os esqueletos da Dança da Morte.[44] Uma entidade estranha, enfim.

## A EMERGÊNCIA DO INDIVIDUALISMO

Em *De preparatione ad mortem* (1534), Erasmo de Rotterdã ensina que a boa morte depende de bem viver. Ora, bem viver é uma opção pessoal, e esse qualificativo, "pessoal", é característico da época. A escalada do individualismo que marcou o advento da modernidade é um fator de desagregação da estrutura social preexistente. Em Atenas ou Roma o sentimento de pertencer à família, ao grupo social, ao Estado era mais importante do que a identidade pessoal, o que se refletia até na linguagem. O termo "idiota", por exemplo, vem da palavra grega que significa próprio, pessoal, privativo; mas é pejorativo, refletindo o mau conceito que tinham os gregos do cidadão que seguisse o seu caminho, sem se envolver nas questões públicas do Estado. Já a palavra latina *persona* designa não a pessoa, como hoje a concebemos, mas a máscara usada pelos atores, e através da qual eles falavam — o termo pode vir de *per sonare*, soar através. A palavra *individuum*, aplicada a uma pessoa, não era usada no latim clássico. Em suma, "não havia necessidade, sobretudo entre os usuários do idioma escrito, de um conceito abrangente e universal significando que toda pessoa, independente do grupo a que pertencesse, era uma pessoa independente e singular, diferente de todas as demais".[45] Na Idade Média, com sociedades ainda mais pulverizadas, a vida era essencialmente local; as pessoas nasciam e morriam na mesma cabana, raramente se afastando dela mais do que algumas milhas — mesmo porque a Europa era um lugar de vastas e assustadoras florestas que dificultavam o deslocamento. O ser humano pensava em si próprio apenas como membro de uma família, de uma comunidade, de uma corporação, de um grupo étnico.

Mas já a partir do século XI essa situação começa a mudar. Voltar-se para o mundo — aquilo que hoje chamamos de extroversão — passou a ser palavra de ordem. Diz Agnes Heller: "O indivíduo renascentista era indivíduo porque se exteriorizava, mas, nesse processo de exteriorização veio a conhecer-se a si próprio — e a regozijar-se consigo mesmo".[46]

Uma das conseqüências desse fato é a afirmação da autoria: na arte, na literatura. O que é novidade. Autores de textos como o Antigo Testamento são desconhecidos, e o mesmo sucedia com as obras de arte anônimas que figuravam nas antigas igrejas européias. Às vezes o autor era um rótulo, uma grife: é o caso de Hipócrates, antes mencionado. Agora, a idéia de autoria — nos livros, em obras de arte, em peças musicais — consolida-se como forma de expressão pessoal (Montaigne assume que vai falar de si próprio) e de propriedade intelectual: nasce o direito autoral. O segredo passa a ser também a alma do negócio intelectual. Cientistas e artistas enclausuram-se em seus lugares de trabalho. Leonardo da Vinci tem seus cadernos secretos, nos quais escreve de maneira críptica, da direita para a esquerda. Quando chega a hora de divulgar, a autoria é assumida, junto aos mecenas e junto ao público.

Também é uma novidade o processo de autoconhecimento, um processo no qual Montaigne se empenhou. O autoconhecimento abrange duas áreas: em primeiro lugar, aquela mais ampla, da "natureza humana" e depois o conhecimento de cada um como pessoa, como indivíduo. Cada um pode agora estudar a anatomia de sua própria melancolia. Em conseqüência, um gênero literário ganha forte impulso: a autobiografia. Depois de séculos, o santo Agostinho das *Confissões* passa a ter seguidores, freqüentemente no meio eclesiástico. Os relatos pessoais, que, na

Idade Média, eram raros e falavam sobretudo de experiências espirituais, referem-se agora à experiência concreta de um indivíduo no mundo. Descrevem a formação de uma personalidade, são portanto uma espécie de *Bildungsroman*, um romance de trajetória. É uma forma de educação que, diferentemente dos textos clássicos da Antiguidade, permite um depoimento pessoal.[47]

Paralelamente, um objeto, tão comum quanto, em certo sentido, perturbador, cresce em importância no cotidiano das pessoas. Trata-se do espelho.

Espelhos já eram conhecidos desde a Antiguidade, mas, feitos de cobre, bronze, prata e até ouro, só estavam ao alcance dos muito ricos. No fim da Idade Média o vidro começa a ser utilizado. O poder de refletir era dado por uma fina camada de metal — chumbo, estanho, prata e, muito significativamente, mercúrio. O mercúrio era a substância que, como vimos, viria a ser usada no tratamento da sífilis, paradigma da luxúria — e luxúria também estava implícita no ato de mirar-se (vaidosamente) ao espelho.

A fabricação e o comércio de espelhos tiveram grande impulso na Europa; antes de inventar a imprensa, Johannes Gutenberg vendia, sobretudo aos peregrinos que iam a Aix-la-Chapelle, pequenos espelhos por ele confeccionados. Acreditava-se que a superfície refletora podia atrair e captar a graça emanada das relíquias sagradas, crença provavelmente nascida da necessidade de neutralizar o elemento de vaidade implícito no ato de mirar a própria imagem. Em seu gigantesco *Ars Magna Lucis et Umbrae*, [A grande arte da luz e da sombra], de dez volumes, o jesuíta e sábio famoso Athanasius Kircher (1602-80) descreve espelhos parabólicos capazes de projetar imagens de anjos e santos em locais apropriados.[48]

As propriedades dos espelhos eram estudadas por eruditos

e celebradas por poetas, como Jean de Meung no *Roman de la rose*. O espelho fazia parte de um processo de descoberta do indivíduo. O espelho é nosso mestre, dizia Leonardo da Vinci. Mestre capaz de dar idéias surpreendentes. Quando, em 1523, Francesco Mazzola, "Il Parmigianino", posta-se diante de um espelho convexo e pinta um auto-retrato (também um gênero da época), está dando início ao novo estilo artístico que ficaria conhecido como "maneirismo". É uma arte que privilegia o fantástico, o ambíguo, o aberrante, a metáfora, a alusão, o engenho, o sofisma, o rebuscamento. O termo vem da palavra italiana *maniera*, maneira, que Giorgio Vasari usou para caracterizar as últimas obras de Michelangelo, muito distantes da harmonia clássica. Mais tarde, o maneirismo haveria de confundir-se com o barroco, que o sucede, da mesma forma como o Renascimento o antecede. Ao maneirismo não faltava um componente melancólico, como observa Hocke ao analisar a obra de um dos precursores da nova corrente artística, Jacopo da Pontormo (1494-1557), artista grandemente influenciado por Dürer. "*Uomo fantastico e solitario*" segundo o seu contemporâneo Vasari, Pontormo era um misantropo que, ao entrar em seu ateliê instalado num sótão, retirava a escada e cortava o contato com o mundo. Como Leonardo, Pontormo trabalhou com cadáveres; como Leonardo, foi acusado de necrofilia. O esboço que fez para um Juízo Final é uma obra magnífica, exatamente por seu "esplendor melancólico".[49]

Os médicos haviam descoberto o interior do corpo humano graças à anatomia; as pessoas em geral descobrem o exterior do corpo humano através do olhar, sobretudo dirigido ao rosto. O rosto está no centro das percepções do eu e no centro da sensibilidade dirigida ao outro.[50] Não se trata de uma concepção nova — os fundamentos da fisiognomia haviam sido lançados por Aristóteles —, mas de uma recuperação renascentista. O estudo da expressão fisionômica é objeto de numerosos livros, como o famoso *De Humana physiognomia* (1586), de Giambatista della Porta. Várias dessas obras fizeram sucesso: o tratado sobre o tema de Jean d'Indagine, publicado em 1522 e que, bem ao gosto do Renascimento, falava em fisiognomia, quiromancia e astrologia, foi reeditado pelo menos treze vezes. Algumas vezes esses livros eram escritos por médicos, como a *Art de connaître les hommes* [Arte de conhecer os homens] (1660), de Martin Cureau de la Chambre. Explicável: o diagnóstico médico por meio das características da face vinha desde a época de Hipócrates: a *facies hipocratica* seria característica dos moribundos. Teorias conectavam a fisionomia — o aspecto exterior do corpo, de maneira geral — aos humores e aos temperamentos (sobre os quais falaremos adiante). Temperamento quente: muitos cabelos e pêlos. Temperamento frio: calvície. Cabelos lisos: predominância da umidade. Cabelos crespos: secura. Nariz grande era sinal de temperamento úmido, e assim por diante.

Também se aplicava à face a teoria das correspondências. Pessoas parecidas com certos animais teriam o temperamento desses animais: quem se assemelhasse a um porco, por exemplo, também se caracterizaria pela luxúria (uma associação com a qual os suínos dificilmente concordariam). Uma variante da fisiognomia era a metoscopia, baseada na teoria das "assinaturas": cada pessoa traria, em seu próprio corpo, as marcas resultantes de sua relação com o cosmo. Veias grossas na testa, por exemplo, seriam resultado da influência do planeta Vênus e estariam associadas a um temperamento libertário.[51]

O espelho suscitava admiração — e desconfiança: "Cuida-te para não seres corneado/ pela mulher que pinta o rosto/ porque, diante do espelho cristalino,/ seus pensamentos se afastam do casamento", diziam versos da época. Mesmo o humanista Juan Luis Vives, admirado por seus conhecimentos de psicologia, era taxativo a respeito: mulher só podia se olhar ao espelho para corrigir alguma imperfeição, não para se embelezar. Em suma, o espelho representava uma nova forma de ver, não isenta de riscos. Aquele que se olha na superfície polida é, a um tempo, "sujeito e objeto, juiz e réu, carrasco e vítima, dividido como está entre o que é e o que sabe".[52, 53]

Essa irrupção do individualismo não é vista sem reservas. Pode resultar em auto-afirmação, mas resulta também em angustiante, melancólico desamparo, conseqüência do esgarçamento do tecido social. E talvez não seja uma sábia postura diante do mundo. Bacon dirá que um homem voltado para si próprio tem um "pobre centro de atividade", e Pascal considerará o propósito de se auto-retratar "um tolo projeto". Enfim, a emergência do indivíduo é um processo que não se faz sem culpa, mesmo porque culpa é uma coisa que tende a ser individualizada. Existem culpas grupais, claro, mas, como se lê na Bíblia, o dedo acusador prefere apontar para figuras bem identificadas: Adão e Eva, Caim, Onan. A absolvição não é fácil: depende de uma divindade tão abstrata como enigmática — não pode ser visualizada. O monoteísmo nasceu como a religião de um povo nômade, que vivia no deserto, e para o qual era muito difícil a construção de templos e a confecção de imagens, logo proibidas. Essa divindade invisível, mas onipresente e onisciente, transmite aos hebreus um código de ética que tem de ser seguido à risca, sob pena de severo castigo. Uma divindade assim inspira culpa, a seqüela da qual é a melancolia. O cristianismo atenuará um pouco essa relação rígida. Há figuras com as quais as pessoas podem se identificar mais facilmente do que com Jeová — Jesus, Maria, os santos —, há igrejas e imagens, e há, sobretudo, uma válvula de escape para a culpa: a confissão, que permite o perdão das dívidas morais e a compaixão. A Reforma protestante retoma a fórmula individualismo + culpa. O dispositivo de intermediação entre ser humano e divindade é reduzido a uma busca pessoal: cada fiel deve procurar nas Escrituras — agora ao alcance de todos, mediante a imprensa — o significado da palavra divina.[54] Também é nessa época que o purgatório adquire importância na geografia *post mortem*. Oficializado pelo Segundo Concílio de Lyon (1274) e consolidado no século XVI, o purgatório representa uma punição não eterna, como a do inferno, mas com término previsível: o Juízo Final. Um miniinferno, por assim dizer, ou um inferno com prazo de validade menor. Mas o purgatório não tem uma contrapartida; não há um céu provisório. São dois os lugares de expiação e apenas um o de recompensa, lembrando que a culpa é inerente à condição humana.

## MELANCOLIA, ENTÃO. MAS POR QUE "ANATOMIA"?

Voltando à obra de Burton. O título pode parecer estranho, mas não o era então. "Anatomia", como metáfora para análise, dissecção intelectual, era uma expressão bastante utilizada, inclusive em títulos de livros — já em 1578 fora publicada uma obra intitulada *Anatomy of Wit*, de John Lily (1554?-1606). O médico e rico proprietário rural William Petty (1623-87) iniciara o estudo daquilo que denominava "anatomia política", coletando dados sobre população, educação, produção e também doenças.

O uso do termo reflete a importância assumida pelos estudos anatômicos no começo da modernidade. Até então, dissecar cadáveres era uma prática severamente restrita, sobretudo por motivos religiosos. Considerava-se que a sacralidade do corpo de Cristo estendia-se aos demais corpos, vivos ou não. Em conseqüência a medicina continuava baseando-se nos trabalhos de Galeno, que não associava doenças a órgãos ou sistemas, e na qual erros de anatomia não eram raros. Mesmo na escola de Salerno (Itália), que nos séculos X e XI foi um grande centro da medicina medieval, os estudos anatômicos restringiam-se à dissecção de animais.

A ânsia de conhecimento que caracterizou o fim do Medievo estendeu-se ao corpo humano, uma espécie de Última Thule, a mítica ilha que marcava o limite do mundo conhecido. De fato, os telescópios permitiam desvendar os mistérios do céu, os barcos avançavam pelos oceanos em busca de terras desconhecidas: não podia, assim, o ser humano ignorar o interior de seu próprio corpo. Brechas foram encontradas na proibição da Igreja: por exemplo, o estudo de cadáveres para fins legais. O primeiro anatomista a praticar sistematicamente a dissecção foi Mondino de'Luzzi, cuja *Anathomia* surgiu em 1316. Os artistas também sentiam necessidade de aprofundar-se na anatomia; Leonardo da Vinci (1452-1519) ficou famoso pelos estudos que realizou nos hospitais de Santa Maria Nuova (Florença) e Santo Spirito (Roma), estes últimos interrompidos quando o artista foi acusado de práticas de bruxaria e necrofilia. Leonardo via o corpo humano como a Terra em miniatura, o esqueleto equivalendo às rochas e o sangue fluindo a cursos d'água.[55] Nesse sentido, era o protótipo do humanista do Renascimento, e os belos desenhos que deixou valem igualmente como documentação anatômica e obra de arte.

Mas o texto seminal da anatomia humana, *De humanis corpore fabrica*, seria publicado em 1543 por um jovem médico de Bruxelas formado em Pádua, Andreas Vesálio (1514-64). Vesálio era, sob muitos aspectos, um iconoclasta. Estudante de medicina na Universidade de Paris, recusava-se a estudar anatomia em textos teóricos, como faziam seus colegas; em vez disso visitava, em busca de ossos, o necrotério de Montfauçon, onde estavam os cadáveres de criminosos executados — que disputava aos cães e corvos —, e também o cemitério dos Inocentes. Graduado em Pádua, tornou-se professor de anatomia na faculdade de medicina, onde de novo mostrou seu caráter ousadamente inovador. Em primeiro lugar, fazia ele próprio suas dissecções, ao contrário de outros anatomistas, que deixavam o trabalho "sujo" para os auxiliares. Depois, contestou com veemência as idéias de Galeno, baseadas na teoria humoral. Atrás disso havia um conflito religioso. Os protestantes — a Reforma estava em curso — acreditavam ser dever dos crentes estudar a obra da Criação mediante observação própria, o que incluía a prática da dissecção anatômica. Muitos católicos, porém, defendiam o galenismo, cujo raciocínio abstraía o conhecimento anatômico. Os humores eram entidades semi-reais, semi-hipotéticas, sobre as quais os médicos teorizavam e fazia conjecturas; já a anatomia é um conhecimento objetivo, cruamente objetivo, se a gente quiser. Ela expõe os componentes do corpo humano: se alguma coisa está errada com esse corpo, a causa deve estar ali — assim como, quando um mecanismo estraga, a causa deve estar em um defeito de suas peças. Em *De homine*, René Descartes (1596-1650) compara o corpo a um relógio, funcionando de acordo com os princípios da mecânica (lembrando: Froissart falara do amor como um relógio). A vida animal restringe-se a isso, ao mecanismo do corpo; já o ser humano tem consciência, e essa consciência é resultado da presença da alma — afirmação de um dualismo com o qual Baruch Espinosa (1632-77) romperia ao sustentar que a mente não é uma entidade separada do corpo, sendo tão condicionada quanto aquele pelo mundo real. O conceito mecanicista de corpo estava implícito na expressão *fabrica*.[56]

Como se vê, a palavra *anatomia* tinha conotações eloqüentes. E, assim como a anatomia implica uma divisão do corpo em sistemas e órgãos, a obra de Burton obedece a uma complexa organização: são três volumes, ou partes (*partitions*), cada parte dividida em seções e subseções. Sua investigação, como a dos anatomistas, tem um componente médico, falando da melancolia como doença, e de forma tão abrangente que a *Anatomia da melancolia* foi classificada pelo famoso sir William Osler (1849-1920) como a melhor obra sobre medicina já escrita por um leigo.

## O AUTOR (OU: O AUTOR! O AUTOR!)

Quem era Robert Burton (1577-1640)? Nascido em Leicestershire, Inglaterra, quarto de nove irmãos, estudou no Christ Church College (Oxford), tornou-se vigário (*vicar*) de Saint Thomas, Oxford, e depois bibliotecário no mesmo Christ Church em que estudara (e no qual, dois séculos depois, lecionaria Charles Lutwidge Dodgso, autor de *Alice no país das maravilhas* (1865), sob o pseudônimo de Lewis Carroll ). Por um período exerceu também as funções de reitor em Seagrave, Leicestershire. A *anatomia da melancolia* é dedicada a seu protetor em Seagrave, lord George Berkeley. Solteirão, descreveu a própria vida como calma, solitária, de poucos contatos. À semelhança de Montaigne, seu contemporâneo, e de Jorge Luis Borges, era entre livros que se sentia bem — e livros não faltavam em Oxford, sede de uma magnífica biblioteca, a Bodleyan Library. Valorizava a cultura, mas desprezava o falso conhecimento: seu primeiro trabalho foi uma comédia em latim, encenada por estudantes, e denominada *Philosophaster* (filosofastro: termo depreciativo para designar a pessoa que, intitulando-se erudita, discorre disparatadamente sobre um assunto).

A vida relativamente reclusa de Burton, seu encerramento num universo "*mihi et musis*", para mim e para as musas, na expressão do próprio Burton, explica o tema do livro. A associação entre intelecto e melancolia era reconhecida havia muito; naquele mais cético dos textos bíblicos, o Eclesiastes, é dito que "de livros, não há fim; o estudo demasiado enfada a carne". O próprio

Burton incluiu em sua obra uma subseção intitulada *Love of Learning, or overmuch Study. With a Digression on the Misery of Scholars, and why the Muses are Melancholy* [O amor ao aprendizado, ou: o excesso de estudo. Com uma digressão sobre o sofrimento dos estudiosos e as razões pelas quais as Musas são melancólicas]. Ou seja: falava por experiência própria.

Para a obra que o celebrizaria, Burton adotou um pseudônimo: Democritus Junior. Considerava-se, assim, herdeiro intelectual do grego Demócrito (460?-370? a.C.), pensador sarcástico, um excêntrico que se isolara na pequena cidade de Abdera, na Trácia — mas admirado pelos renascentistas como homem de grande cultura, um humanista.[57, 58] A idéia do pseudônimo pode ter sido sugerida a Burton por Marsílio Ficino, citado várias vezes em *A anatomia da melancolia*, e que tinha, em sua Academia, em Florença, um retrato de Demócrito rindo da loucura humana.[59]

Como era de esperar, o livro não entra diretamente no assunto. Depois da dedicatória (em latim) a Georgio Berkleio, ou seja, George Berkeley, temos um poema em que Democritus Junior fala à sua obra (em latim) desejando-lhe êxito: "Segue adiante, livro meu...". A seguir, um novo poema explica a ilustração do frontispício, coisa que não faltava nos livros da época e, no caso, composta de dez quadros, todos alusivos à melancolia. Temos Demócrito sentado sob uma árvore com um livro sobre os joelhos. Junto a ele, animais como cães e gatos, "*of which he makes anatomy*", ou seja, são o material de seus estudos anatômicos, destinados a "*the seat of black choler to see*", ver o lugar de origem da bile negra.[60] É notável que um filósofo se entregue a uma ocupação fundamentalmente manual como é a dissecção. Ainda que não o faça com cadáveres humanos (o que a Demócrito parecia "ímpio"), o que temos ali é uma atividade bem diferente da especulação filosófica praticada pelos gregos, que consistia basicamente em tentar entender o mundo e a vida através do racioci-

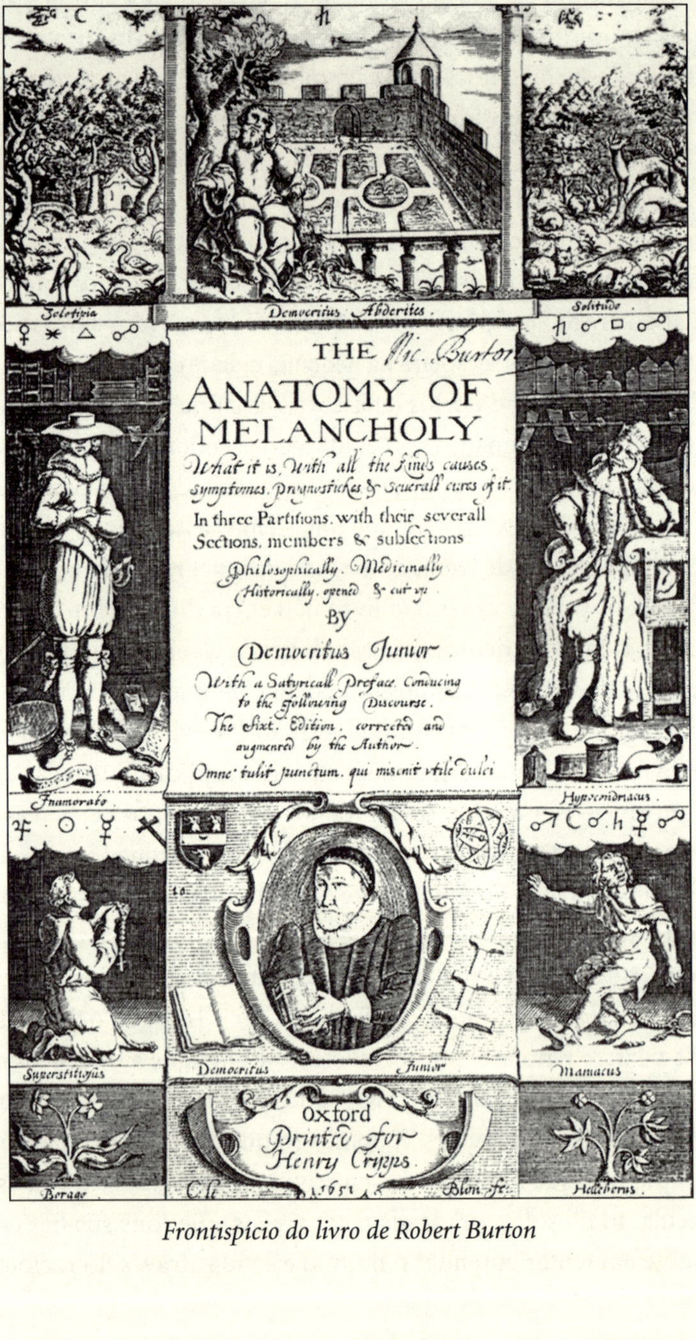


*Frontispício do livro de Robert Burton*

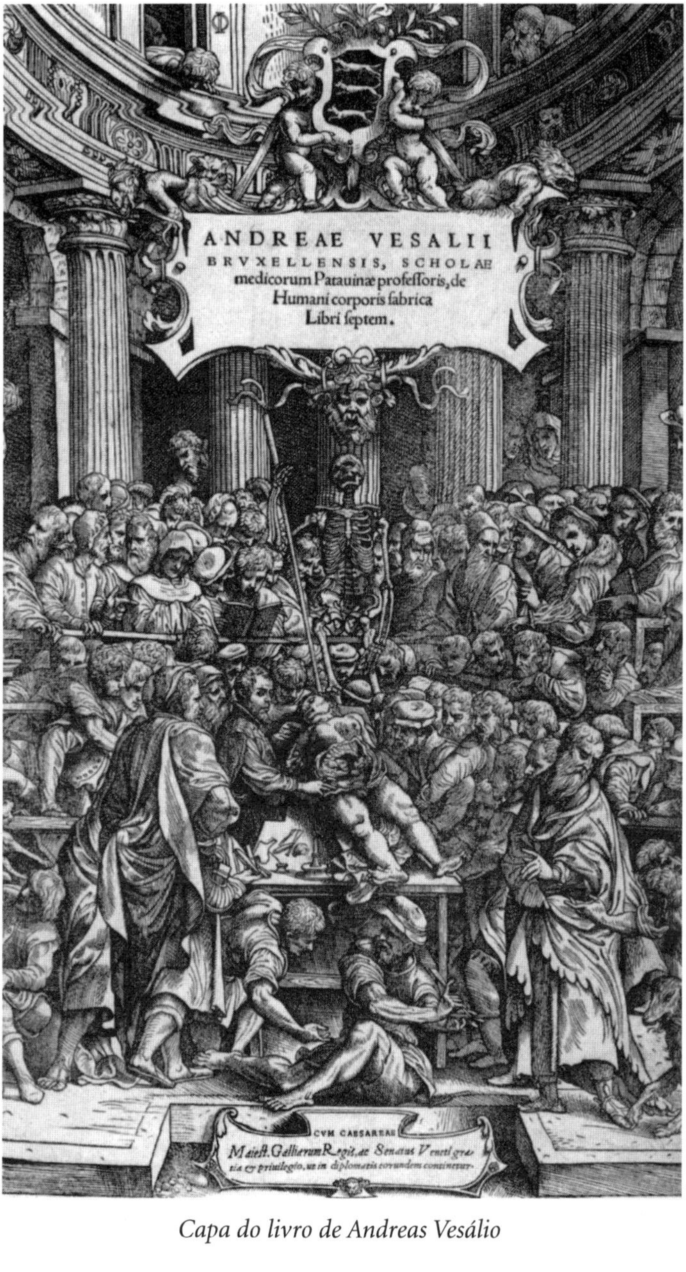


*Capa do livro de Andreas Vesálio*

nio. Demócrito é um espírito mais prático e portanto mais próximo à modernidade (o que não o livra, claro, da melancolia: na gravura aparece, sobre sua cabeça, o planeta melancólico, Saturno).

Há uma outra razão para que Demócrito pratique a dissecção: além de filósofo ele era médico, como lembra Democritus Junior no prefácio a um terceiro poema, que celebra o tema da melancolia.

Por que, afinal, esse tema? Democritus Junior tem uma resposta direta: o mundo é "melancólico, louco", e o autor não é exceção. Escrevo sobre melancolia, diz, para manter-me ocupado — e assim livrar-me da melancolia; o veneno gera o seu próprio antídoto. A ociosidade, sempre rotulada como a mãe de todos os vícios, é aqui classificada como a maior causa do estado melancólico. De novo, Burton está de acordo com o espírito do tempo, que via no trabalho um imperativo ético. Mas não chega a ser um trabalho pesado; Burton não está carregando pedras; trata-se de lazer, trata-se de unir o útil ao agradável. Reconhece que não se trata de uma ocupação original, "*in this scribbling age*", nesta época de escrevinhadores. Para ele, escrever é sobretudo compilar. Como boticários, diz Burton, fazemos novas misturas todos os dias. Todo mundo está escrevendo, queixa-se: por vanglória, por necessidade de dinheiro, para ascender socialmente e conviver com grandes homens. Teremos um caos de livros, adverte, seremos oprimidos por livros, nossos olhos doem de tanto ler, nossos dedos cansam de virar páginas.[61]

O prefácio prossegue por dezenas de páginas, ao cabo das quais entramos no assunto propriamente dito, que vai se desdobrar em várias partes, ou volumes. No primeiro volume, Burton anuncia que discutirá a melancolia como doença. E doenças, diz, são muitas. Citando Plínio: "*morborum infinita multido*", as enfermidades são em número infinito e sempre crescente. Males como a *morbus gallicus*, ou sífilis, acrescentam-se aos que já atormentavam o ser humano. Todos nós somos portadores de uma "disposição para a melancolia", que nos assalta de tempos em tempos; a melancolia é, nesse sentido, "*the character of mortality*", o caráter da mortalidade. Mas ela é, mesmo, uma enfermidade? Burton abstém-se de decidir se é "causa ou efeito, doença ou sintoma".

No segundo volume o autor mostrará como afastar a melancolia. Começa com considerações sobre clima e melancolia: evidente influência da escola de Hipócrates, que estabelecia relação entre meio ambiente e saúde.[62] Fala de hábitos higiênicos, de dieta; adverte contra os riscos da "Vênus imoderada", ou seja, dos excessos sexuais, mas diz que o sexo, "moderadamente usado", pode ser útil, e bem assim a recreação. No terceiro volume Burton abordará um tema da época: a melancolia do amor (seguida de uma discussão sobre o ciúme) e a melancolia religiosa.

Caudalosa, enciclopédica, a obra tem evidente caráter de auto-ajuda. E havia público para ela: Burton dirigia-se a uma geração melancólica. Em Londres, os melancólicos eram tão comuns que constituíam um grupo social conhecido como *The Malcontent*: jovens intelectuais taciturnos, em geral de origem aristocrática, que se vestiam de negro (ou seja: eram precursores dos darks) e andavam desarrumados.[63] Costumavam viajar para a Itália, inaugurando uma tradição seguida depois por numerosos escritores, poetas e artistas, que buscavam naquele país não apenas o cenário artístico do Renascimento como também a luz, o sol: um novo clima físico e um novo clima emocional. A melancolia veio a ser conhecida como "a doença inglesa" (*English malady*). E era, mesmo, uma doença inglesa? É a melancolia característica de certos povos, ou, ao menos, de certas culturas, inexistindo em outras?

Certamente há uma modulação cultural na reação das pessoas frente aos agravos da existência. Para os budistas, obter prazer das coisas do mundo é causa de sofrimento; retrair-se não é uma atitude melancólica, mas sábia. Os kaluli da Papua-Nova Guiné valorizam a completa e dramática expressão da tristeza e do luto; já os balineses são mais contidos. Muitas culturas não ocidentais sequer possuem um termo para designar o que é hoje diagnosticado como depressão.[64,65] Mais: é possível que os estados psicológicos definidos como doença possam ter uma função adaptativa na evolução humana, representando, ao menos em certas sociedades, alguma vantagem, tanto para o portador da condição como para a comunidade. Os melancólicos podem assim constituir-se em fator estabilizador, especialmente em comunidades ou épocas que, como aconteceu com a modernidade, passam por súbita e radical transformação.[66]

A cultura em que Burton se inseria estava portanto pronta para examinar e discutir a melancolia. O livro surgia na época certa, no lugar certo. Daí seu sucesso.

## QUE É MELANCOLIA?

Mas do que fala Burton, quando fala em melancolia?

Fala de uma experiência humana peculiar. A melancolia deve ser diferenciada da tristeza, reação até certo ponto normal aos embates da existência. Melancolia não é o banal tédio, que "nos remete para o real, para o tempo, mas não para o jogo do tempo, como a melancolia"; no tédio, o tempo não passa, "roda invariavelmente em torno de si mesmo".[67]

A melancolia também deve ser diferenciada da depressão, como atualmente diagnosticada pelos médicos: um quadro clínico e psicológico para o qual concorrem fatores biológicos, freqüentemente genéticos, e agravos de natureza psicossocial.

A depressão é um problema extremamente disseminado. As

cifras a respeito variam amplamente, porque se trata de uma situação influenciada por numerosas variáveis, inclusive culturais, como vimos; mas nos Estados Unidos estima-se que cerca de 12% da população — 20 milhões de pessoas — será acometida de depressão ao longo da vida. Depressão é encontrada em até 30% das pessoas que buscam os serviços de assistência médica geral.[68, 69]

A doença pode apresentar-se como depressão propriamente dita, como distimia, que é uma forma crônica, menos severa, e como transtorno bipolar (ou doença maníaco-depressiva), caracterizado por alternância súbita ou gradual de depressão e mania. A depressão se manifesta por tristeza permanente, não raro combinada com ansiedade, sentimentos de desesperança e desvalia, perda de interesse pelo trabalho, pela diversão, pelo sexo, cansaço, dificuldade de concentração, sonolência ou, ao contrário, insônia, perda de apetite, ou, ao contrário, necessidade de comer, pensamentos de morte e de suicídio. Na mania, a pessoa se mostra hiperativa, com uma energia aparentemente inesgotável; dorme pouco, fala sem cessar, tem projetos grandiosos e pouco realistas; é irritável, não raro agressiva. Não tratada, a mania evolui para a psicose franca.

Alguns tipos de depressão e a desordem bipolar ocorrem em famílias, o que sugere uma predisposição hereditária, biológica. Mas a eclosão da doença depende de outros fatores. Doenças orgânicas, como acidente vascular cerebral, doença de Parkinson, enfermidades cardíacas e desordens hormonais podem estar associadas ao surgimento do transtorno depressivo. A depressão está freqüentemente ligada a alterações na estrutura e na função do cérebro. É mais freqüente em mulheres, o que pode decorrer tanto de fatores hormonais como de sobrecarga emocional. Existe uma condição conhecida como depressão pós-parto em que, de novo, associa-se o estresse da responsabilidade pela criança recém-nascida com alterações hormonais. As mulheres tentam

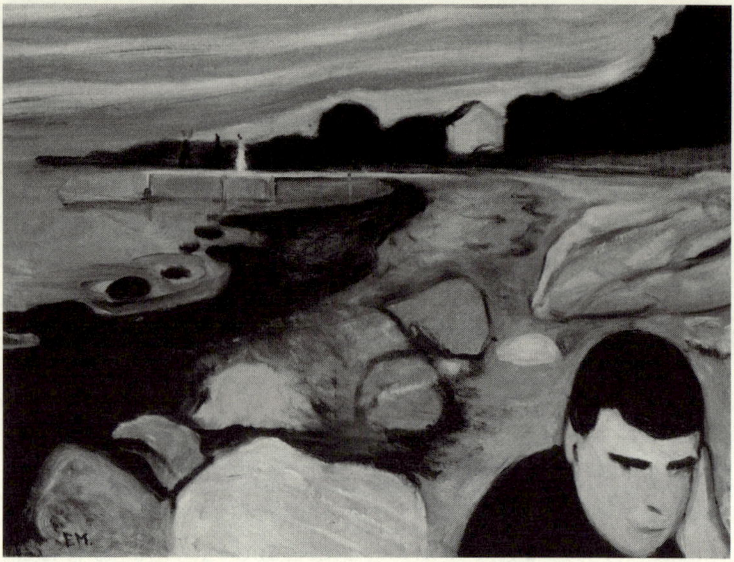

Melancolia (*1892-3*), *Eduard Münch*

mais o suicídio do que os homens, mas nestes a taxa de óbito pode ser até quatro vezes maior.

A depressão nos homens pode ser mascarada pelo álcool, pelas drogas, pelo trabalho compulsivo; manifesta-se mais como irritação e raiva do que como desamparo e desesperança. Homens deprimidos estão menos dispostos a buscar ajuda do que mulheres. A depressão também é comum em idosos e crianças; nestas pode ocultar-se sob a aparência de uma doença orgânica ou pela recusa de ir à escola, por exemplo, ou ainda pelo temor de que o pai ou a mãe morram.

Para Burton a melancolia era, como a depressão, uma doença, mas não só uma doença: era uma experiência existencial. Tristeza, sim, e tristeza duradoura, e talvez até tédio, mas uma condição existencial envolta em aura filosófica, o que lhe dava dignidade e distinção. Esta concepção mudará nos séculos seguintes.

O conceito de melancolia será visto como antiquado e, pior,

como vago. Jean-Etienne Esquirol (1772-1849), discípulo de Pinel e renovador da psiquiatria, dirá que se trata de um termo adequado só para poetas e filósofos que, à diferença dos médicos, podem prescindir da exatidão. Proporá a expressão *lipemania* (do grego: *lupe*, tristeza, desgosto): situação mórbida caracterizada por uma paixão triste, debilitante, opressiva.

Melancolia e mania serão reconhecidas não como doenças diferentes, mas como ciclos diferentes de uma mesma doença. Em 1854 dois discípulos de Esquirol, Jules Baillarger e Jean Pierre Falret, trabalhando de forma independente, proporão nomes para essa entidade mórbida: *folie à double forme* (Baillarger), *folie circulaire* (Falret). Emil Kraepelin, expoente da psiquiatria classificatória do século XIX, criará a expressão *psicose maníaco-depressiva. Depressão* substituirá definitivamente o termo *melancolia.* E a expressão *desordem bipolar* será consagrada pelo Manual Diagnóstico e Estatístico (DSM) da Associação Psiquiátrica Americana.

Não se trata apenas de nomeclatura. Aqui já não estamos mais, como Burton, falando de uma condição existencial; falamos de doença, com mecanismos fisiopatológicos conhecidos ou investigáveis, com tratamento, codificado ou não. Uma concepção que, para muitos, não traduz a real dimensão de um sério problema emocional. "Depressão é um termo que tanto pode ser usado para descrever um declínio na economia como um afundamento no solo", diz o escritor norte-americano William Styron. Aos sessenta anos, o autor de *A escolha de Sofia* entrou num surto depressivo que lhe causou grande sofrimento, e que descreveu em *Darkness Visible.* Para Styron o termo depressão — popularizado nos Estados Unidos pelo psiquiatra Adolf Meyer — é intrinsecamente malévolo, além de reducionista. As pessoas, diz Styron, não se dão conta do sofrimento pelo qual passa o deprimido, um sofrimento que descreve como "uma uivante tempestade no cérebro". Quando alguém diz que está deprimido, a reação dos outros é mais ou menos formal, padronizada: "Você vai sair disso", "Todos nós temos os nossos dias ruins".[70] Contribui para a perda da aura que cercava a melancolia o reconhecimento cada vez maior dos fundamentos biológicos da depressão, vista como resultado de um distúrbio (tratável) da bioquímica cerebral. E tratável, diga-se de passagem, de forma eficiente. Não há dúvida de que a depressão melhora com o tratamento e de que este pode até mesmo salvar vidas e poupar pessoas de muito sofrimento.

Na atual conjuntura econômica e social, depressão é um termo que inspira temor: lembra fábricas fechadas, desemprego, fome. Dessa situação, o exemplo mais famoso é a Grande Depressão americana dos anos 1930, que se seguiu a uma fase claramente maníaca da história americana e da história do Ocidente, "os loucos anos 20" — uma era que encontrou, nas palavras de F. Scott Fitzgerald, "todos os deuses mortos, todas as crenças na humanidade abaladas". Ao ser empossado, em 1928, o presidente dos Estados Unidos, Herbert Hoover, anunciou que estava próxima "a vitória final sobre a pobreza". Isso apesar de os salários dos trabalhadores continuarem baixos e apesar de os pequenos produtores rurais lutarem com grandes dificuldades.[71] Mas a euforia predominava; em 3 de setembro de 1929 as ações em bolsa atingiram as cotações mais altas da história. E então veio o 29 de outubro, o *crash* da Bolsa de Nova York — e todas as expectativas desabaram como um castelo de cartas. Seguiram-se anos de estagnação econômica, com pobreza e sofrimento para muitos, e não só nos Estados Unidos.

A analogia de uma situação dessas com depressão psíquica é inevitável. A inflação, que corresponde a uma fase maníaca, com as pessoas consumindo febrilmente, é menos assustadora do que a recessão, ainda que mais anárquica: Mercúrio é melhor do que Saturno — aliás, "mercurial" é um termo usado para a atividade maníaca. Muitos economistas clássicos preferiam estabilidade recessiva — uma "situação controlada" —, mas essa economia era, nas palavras de Carlyle, uma *dismal science*, uma ciência melancólica.

Sob vários aspectos, o passado foi, para com a melancolia, mais caridoso do que o presente para com a depressão. O deprimido, diz Aaron T. Beck, psiquiatra conhecido por seus estudos sobre o tema, vê a si próprio como uma pessoa carente de elementos ou atributos considerados essenciais à felicidade: ele é um *loser* porque perdeu coisas significativas: posses, saúde, amigos. E, porque é um perdedor, é também um ser inadequado, incapaz de alcançar seus objetivos.[72]

Além do sofrimento que causa, a depressão acarreta custos elevados, tanto em termos de tratamento como de incapacitação; no começo dos anos 1990 esses custos, nos Estados Unidos, eram estimados em 44 bilhões de dólares anuais.[73] Pode-se imaginar que os deprimidos não sejam muito bem vistos pelos empregadores. É, quase literalmente, uma *capitis diminutio*: a cabeça que aí diminui é aquela que deveria pensar na tarefa do emprego.

A mania tem uma imagem melhor, ao menos em seu início e nas formas menos agressivas. Caracteriza-se pela atividade febril, pelo movimento incessante, em contraposição à imobilidade da melancolia tão bem retratada, como veremos adiante, por Dürer. O maníaco é incansável; não precisa sequer dormir, ao contrário do deprimido, muitas vezes vencido pelo sono patológico. O pensamento maníaco flui, impetuoso, arrastando tudo consigo — é a fuga de idéias. Não serve para a meditação, mas serve para projetos mirabolantes que, no mínimo, contam com o benefício da dúvida, nunca concedido ao deprimido: o homem que está organizando uma excursão a Marte é um maluco — ou descobriu um novo ramo de negócios?

O maníaco precisa de movimento; não tolera os limites que a geografia lhe impõe, o que, para um explorador, para um aventureiro, pode ser uma vantagem. E, assim como ele recusa a geografia, recusa a história: o maníaco projeta-se para o futuro, ainda que esse futuro seja completamente incerto; vive num tempo turbinado.[74]

Kay Redfield Jamison, professora de psiquiatria na Universidade de Johns Hopkins e ela própria portadora de doença bipolar, estudou a vida de numerosos poetas e escritores e concluiu que há "uma convincente associação, para não dizer real superposição" entre dois tipos de temperamento, o artístico e o maníaco-depressivo.[75] Como os renascentistas, Jamison acredita que a melancolia ajude a "pôr em perspectiva os pensamentos, observações e sentimentos". Mas, por outro lado, a mania gera idéias e associações, induz a experiências vitais, libera frenética energia. A depressão atua como lastro para a nau maníaca, diz Jamison, na mesma linha da comparação feita por Sócrates.

Uma evidência do interesse despertado pela depressão e seu tratamento é a quantidade de livros e artigos publicados sobre o assunto (sem falar nas referências da internet, que, em novembro de 2002, chegavam a perto de 4 milhões e meio. A melancolia, que, afinal, é um termo antigo, recebia menos atenção: 450 mil referências). Exemplo é a conhecida obra *Listening to Prozac*, [Escutando o Prozac], de Peter Kramer, professor de psiquiatria na Brown University (Providence, EUA). É um bom livro de divulgação, escrito numa linguagem acessível. Mas o texto em si não explica o sucesso[76] que resulta antes do tema e da "palavra mágica", Prozac, denominação comercial de uma substância chamada fluoxetina, que atua no cérebro elevando os níveis de serotonina. Trata-se de um neurotransmissor, uma substância química que leva mensagem de uma célula para outra e que, por sua ação sobre o comportamento, exerce um papel comparável àquele atribuído outrora aos humores. Depois que a mensagem química é transmitida, a serotonina é destruída ou retomada pela célula emissora — processo que a fluoxetina inibe. Com isso, a pessoa se sente menos deprimida, mais ativa. Resultado: em 2001, cerca de 60 milhões de pessoas em todo o mundo já haviam usado a droga, licenciada nos Estados Unidos em 1987. As vendas chegavam a 2,2 bilhões de dólares ao ano. Como a psicanálise no início do século XX, a droga já estava se transformando num "clima de opinião".[77] Porque, diz Kramer, ela vem ao encontro de paradigmas atuais. Espera-se das pessoas auto-afirmação, ação enérgica, agressividade (que, no passado, era algo anti-social), capacidade de competição e de emulação. Uma droga que respondesse a tal demanda teria de fazer sucesso. Como outros, Kramer faz restrições ao uso da fluoxetina sem um concomitante processo de auto-entendimento, mas conclui dizendo que já seria impossível imaginar o mundo moderno sem ela.

## PEQUENA HISTÓRIA DA MELANCOLIA: A BÍBLIA

Burton não foi, claro, o primeiro a falar em melancolia. Antiga acompanhante da humanidade, a melancolia tem uma história que se pode acompanhar por meio de muitas manifestações: textos médicos, textos literários, obras de arte. É história e é também geografia: uma trajetória que nos leva do Oriente para o Ocidente. A marcha do sol? Decerto, mas também a marcha de muitas crenças e idéias através dos tempos.

Começaremos pelo Oriente Médio, e começaremos por um dos textos fundadores da cultura ocidental: a Bíblia. Mais precisamente o Antigo Testamento, que provavelmente começou a ser escrito entre 950 e 850 a.C. e tem vários autores, como se comprova pelos diferentes estilos. É uma coletânea de relatos míticos, de preceitos éticos e de episódios históricos. E, do ponto de vista literário, é uma esplêndida narrativa, capaz de fazer inveja a escritores contemporâneos. Os autores da Bíblia conseguem contar uma história de forma sintética, retratando seus personagens de maneira impressionante, sobretudo em termos de sentimentos e emoções.

Um dos episódios mais notáveis envolve o primeiro rei de Israel, Saul. Melancólico é o adjetivo que mais comumente se aplica a ele (não, porém, no texto bíblico: o termo só surgiria séculos depois). Embora essa qualificação não seja inteiramente adequada para descrever uma personalidade complexa, vale a pena examinar os episódios que marcaram a vida de Saul em busca de evidências de sua possível melancolia.

Saul personifica alguns dos momentos mais dramáticos e tensos da trajetória do povo hebreu, sobretudo por sua tumultuada relação com outros personagens bíblicos. O primeiro deles é Samuel, que, mesmo não pertencendo à casta sacerdotal, tornara-se juiz, autoridade teocrática que havia governado os hebreus por três séculos. Ao envelhecer, Samuel tentara passar o cargo a um dos filhos. Sem êxito: o povo exigia uma liderança mais "moderna" — um rei.

É então que Saul entra em cena. Membro da pequena tribo de Benjamin, era conhecido pela avantajada estatura e pela bela aparência física. Seu encontro com Samuel ocorre por acaso. Saul procurava muares extraviados pertencentes ao pai. Por sugestão de um servo, decidiu recorrer aos poderes extra-sensoriais de Samuel. Nesse meio tempo, o ancião recebera uma mensagem divina: um membro da tribo de Benjamin viria a seu encontro e deveria ser ungido rei. Apesar de sua oposição à realeza, Samuel proclamou o jovem monarca de Israel.

O longo reinado de Saul é marcado por bem-sucedidas lutas contra os povos vizinhos. Por fim, enfrenta os amalequitas, que, segundo determinações divinas — transmitidas por Samuel —, deveriam ser exterminados ("Matarás tanto homens como mulheres, jovens e bebês, bois e ovelhas, camelos e jumentos"). O que, no Antigo Testamento, não chega a ser novidade. O Deuteronômio diz que, ao se apossar de uma cidade inimiga, os hebreus devem matar os homens e aprisionar mulheres e crianças. Mas, se é uma cidade dos odiados cananeus, todos os habitantes devem ser mortos. A conduta, aliás, era a regra na região; estamos falando de sociedades tribais que automaticamente classificavam o estranho como inimigo, e inimigo mortal.

Saul, de fato, derrota os amalequitas e passa-os "a fio de espada", porém — e isso, sim, é novidade — poupa, com o apoio do povo ou sob a pressão deste, o rei Agag e a melhor parte do gado dos amalequitas. A manobra deveria ficar em segredo; Samuel, porém, desconfia ("Que mugidos são esses que estou ouvindo?") e acaba descobrindo tudo. Saul explica que pretendia oferecer os animais em sacrifício ao Senhor. Emenda pior que o soneto: estaria o rei tentando abrir um canal direto de comunicação com Deus? Samuel, enfurecido, diz que o Senhor não quer oferendas, o Senhor quer obediência. Ele próprio mata Agag e retira o apoio que havia dado a Saul. Em segredo, unge um novo rei: o jovem pastor Davi.

Dividido entre as exigências da religião, representada por Samuel, e as decisões que toma como soberano, Saul experimenta uma insuportável tensão. Um "mau espírito" — enviado por Deus — apossa-se dele, no que depois seria visto como a melancolia do rei. Seu estado de ânimo melhora apenas quando Davi, numa espécie de antecipação da musicoterapia, toca cítara. Mas, quando o mesmo Davi mata Golias e é aclamado pelas donzelas de Israel, Saul enche-se de ciúme, e tenta até matar o jovem, que é obrigado a fugir.

Os ataques contra os israelitas recrudescem; Saul enfrenta os filisteus, e, ao ver o acampamento do inimigo, é tomado de pavor. Quer orientação divina, mas não consegue recebê-la. Resolve invocar o espírito de Samuel, já falecido. Disfarçado, consulta uma necromante (personagem raro na Bíblia), a bruxa de Endor, que anuncia: "Estou vendo um espírito subindo das profundezas da terra". É Samuel. Cheio de ira por ter sido arrancado a seu repouso, Samuel prevê a derrota do rei[78] — o que de fato acontece: os filisteus atacam os israelitas e levam a melhor, matando três filhos de Saul, que acaba se suicidando para não cair vivo nas mãos do inimigo.

O "mau espírito" que acometeu Saul seria hoje visto como doença. À época, a distinção não existia. De acordo com a concepção religiosa ou mágico-religiosa da enfermidade, a patologia é apenas uma outra face, ainda que assustadora, da mitologia. Uma punição divina, no caso dos hebreus: "Se não me escutardes e não puserdes em prática todos estes mandamentos, se desprezardes as minhas leis [...] porei sobre vós o terror, a tísica e a febre..." (Levítico 26:14-16). Saul não é exceção. Mas seu caso apresenta peculiaridades. Primeiro rei de Israel, governa numa situação de transição, na qual é preciso conciliar — com um equilíbrio emocional que ele não tem — o velho com o novo, os mandamentos do passado com as exigências do presente, o tradicional com o circunstancial. A decisão por ele tomada no episódio Agag pode ser rotulada como política, no sentido mais atual, ou "moderno", do termo; decisão essa que Samuel, personificação do antigo poder teocrático e óbvia figura paterna para Saul, condena, enfurecido.

Transgressor, Saul atrai sobre si o anátema. Daí seu sofrimento psíquico. A transgressão causa culpa, e esta torna o rei vulnerável ao "mau espírito", à melancolia, contra a qual Saul reage com agressividade. Davi é seu alvo, mas o jovem é suficientemente hábil para não apenas escapar do ensandecido monarca como também para abrir seu próprio caminho rumo ao poder. A partir daí o final é previsível: sem obter de Samuel (ou do espírito deste) a absolvição que almeja, devorado pelo ciúme, derrotado pelos inimigos, Saul terminará a vida em desgraça.

## PEQUENA HISTÓRIA DA MELANCOLIA: A VISÃO HIPOCRÁTICA

A concepção mágico-religiosa da doença sofrerá uma drástica mudança — que ocorrerá, e não por acaso, na Grécia do século V a.C. O mundo grego da era clássica era o mundo do apto e do sadio, apesar de as doenças não serem raras e de a expectativa de vida estar em média em torno de trinta anos. O ser humano ideal era uma criatura equilibrada no corpo e na mente, e de proporções definitivamente harmoniosas — não esqueçamos que essa era uma época de grandes artistas, particularmente na escultura, e também uma época que prestigiava o exercício físico.

Tal concepção de saúde encontrava suporte na religião. A divindade da medicina, Asclépio, ou Esculápio (mencionado como figura histórica na *Ilíada*), era associada a Apolo: musas e medicina, beleza e saúde. Além de Asclépio, os gregos cultuavam duas outras deusas, Hígia, a Saúde, e Panacéia, a Cura. E este culto se constituirá em um divisor de águas separando a religião propriamente dita de uma nova, e mais racional, postura. Hígia era uma das manifestações de Athena, a deusa da razão — a sugerir que saúde não resulta apenas de crença, mas de procedimentos racionais. De outra parte, se Panacéia representa a idéia de que todas as doenças podem ser curadas, deve-se notar que a cura, para os gregos, era obtida pelo uso de plantas e de métodos naturais, e não apenas por procedimentos ritualísticos.

Nesse contexto surge aquele que depois seria considerado o pai da medicina, Hipócrates de Cós (460-377 a.C.). Cós é a pequena ilha onde ele nasceu; significativamente, e como a confirmar a concepção grega da associação entre musas e medicina, foi também o berço de poetas e artistas, como o pintor Apeles.

Pouco se sabe sobre a vida de Hipócrates; talvez fosse uma figura imaginária, como tantas na Antiguidade, mas há referências a sua existência em textos de Platão, Sócrates e Aristóteles. Os vários escritos a ele atribuídos, e que formam o *Corpus hipocraticus*, provavelmente foram o trabalho de várias pessoas, tal-

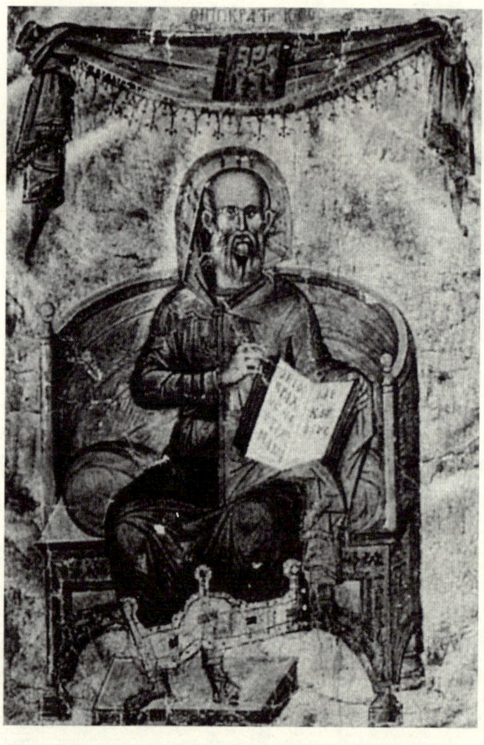

*Hipócrates segundo um artista bizantino* (c. *1342*)

vez num longo período de tempo. O importante é que traduzem uma visão racional da medicina, bem diferente da concepção mágico-religiosa antes descrita. Hipócrates privilegia os fatores naturais na gênese das enfermidades, como se constata em sua discussão sobre a epilepsia, então conhecida como doença sagrada, a *morbus sacer* dos romanos. Acreditava-se que a crise convulsiva era uma manifestação de espíritos sagrados que se apossavam das pessoas. Nada disso, dizia Hipócrates: a epilepsia não é mais sagrada que qualquer outra doença. Uma afirmativa que à época exigia grande coragem; por muito menos, Sócrates tinha sido obrigado a tomar cicuta.

A obra hipocrática caracteriza-se pela valorização da observação empírica, como demonstram os casos clínicos nela registrados. Caracteriza-se também por uma visão epidemiológica do problema saúde-enfermidade, visão esta que procura correlacionar doenças com fatores capazes de gerá-las ou de condicionar sua distribuição no tempo e no espaço. A apoplexia (o acidente vascular cerebral hemorrágico, ou derrame cerebral) é, dizem esses textos, mais comum entre as idades de quarenta e sessenta anos; a tísica ocorre mais freqüentemente entre os dezoito e os 35 anos. O texto conhecido como *Ares, águas, lugares* discute os fatores ambientais e estilo de vida na gênese de enfermidades: as estações do ano, o clima, a qualidade da água, a dieta, o uso de bebida, a prática de exercício.

Quando observavam, os médicos hipocráticos demonstravam notável bom senso e não menor argúcia. Mas quando especulavam sobre os mecanismos causadores de doença, a situação era diferente. Para começar, era escasso o conhecimento do corpo humano — e continuaria escasso por muitos séculos: o estudo da anatomia, como vimos, só começou no final da Idade Média. A fisiologia também era desconhecida, assim como a patologia.

Hipócrates e seus seguidores explicavam os distúrbios mentais como resultado de um desequilíbrio entre os quatro humores básicos do corpo: o sangue, a linfa, a bile amarela e a bile negra a que correspondiam os quatro temperamentos (*krases*, em grego; em medicina, fala-se ainda na "crase" para designar a composição de líquidos orgânicos): sangüíneo, fleugmático, colérico e melancólico.[79] A bile negra acumular-se-ia de preferência no baço, cujo nome em inglês, *spleen*, ainda hoje representa uma alusão ao estado melancólico.

Dos temperamentos, o melancólico era o mais patológico, aquele mais obviamente associado à doença.[80] Hipócrates diferenciava a melancolia endógena, em que, sem razão aparente, a pessoa torna-se taciturna e busca a solidão, da melancolia exógena, resultante de um trauma externo. A melancolia, sintetizou o "Pai da Medicina", é a perda do amor pela vida, uma situação na qual a pessoa aspira à morte como se fosse uma bênção.[81]

Mas a melancolia é só isso, uma doença? Platão distinguia duas formas de loucura: uma resultante de doença, outra de influências divinas; não ocorreria o mesmo com a melancolia? A dúvida deu origem a uma famosa questão de Aristóteles, o Problema XXX: "Por que razão todos os que foram homens de exceção no que concerne à filosofia, à poesia ou às artes, são manifestamente melancólicos?".[82]

Nessa pergunta está implícita uma importante diferenciação: seres humanos normais podem adoecer de melancolia, mas há uma melancolia natural que torna o seu portador genial "normalmente anormal".[83] O gênio surgiria pela ação da própria bile negra, que, como o vinho, teria poderosa ação sobre a mente. O temperamento melancólico é um temperamento metafórico, propenso, pois, à criação — na filosofia, na poesia, nas artes.[84] Mas os melancólicos pagam um preço: esse talento os arrebata e os conduz pela vida como um "barco sem lastro", na expressão de Sócrates.

As idéias de Hipócrates e Aristóteles tiveram continuidade na medicina do mundo clássico, com algumas modificações. Aulus Cornelius Celsus (25 a.C.-50 d.C.), médico romano, detém-se no tratamento da melancolia, recomendando, entre outras coisas, exposição à luz.[85]

Rufus de Éfeso (98-117) sustentava que os outros humores, "queimados", originariam uma bile negra não natural — cujos vapores prejudicariam o cérebro. À semelhança de Aristóteles, Rufus distinguia dois tipos de melancolia — uma "congênita", ou natural, outra adquirida, sobretudo pela dieta. A melancolia natural era aquela que dava a seu portador proeminência intelectual, inclusive a capacidade da profecia, de prever coisas no futuro. Mas os melancólicos também eram tristes, misantropos. E gaguejavam — porque a fala não conseguia acompanhar o fluxo rápido do pensamento.

O tratamento da melancolia patológica era feito por sangria, purga, dieta[86] e vinho. Este último era especialmente recomendado. De aspecto semelhante ao sangue, o humor vivaz, o vinho seria um antídoto para a bile negra.[87]

O mais célebre médico da Antiguidade, Galeno de Pérgamo (*c.*129-*c.*200), acreditava que o cérebro regulava as faculdades racionais, tais como o julgamento, a imaginação, a memória, mas que as emoções seriam controladas pelo coração e pelo fígado. E o fígado está para o estômago — esse era o raciocínio galênico — como o fogo para a panela. Neste último caso, cocção; no outro, concocção. Da concocção dos alimentos resulta o quilo — a expressão "fazer o quilo" significa estimular a digestão através de, por exemplo, caminhadas. O quilo iria para o fígado; ali, uma segunda concocção produziria os humores. O fígado era considerado, aliás, o órgão principal do corpo humano, e não é de admirar que até hoje seja grande o número de pessoas que atribuem seus sofrimentos, quaisquer que sejam, ao fígado. A bile negra, dizia-se, é feita das partes menos puras e nutritivas do quilo. É espessa, pesada, tende a "descer", enquanto o sangue, que é mais vivo, mais energético, tende a "subir"; precipita o envelhecimento e a morte. É função do baço absorver a bile negra do sangue; parte dela irá para o estômago, resultando em aumento de apetite (uma espécie de antídoto contra a melancolia: o refrigerador é, não raro, um refúgio para quem está *down*). Quando o baço não executa essa função, transforma-se num reservatório de humor estagnado, do qual "sobe" o vapor negro que provocará a melancolia.

A melancolia poderia ser natural, pelo simples excesso de bile negra, ou adusta, isto é, produzida pela adustão, pela combustão da bile negra no organismo. Essa combustão seria resultante de um "calor anormal" no corpo — o calor da raiva, por exemplo, uma paixão que consome o espírito e acaba por esfriar e secar o corpo. Metaforicamente falando, melancolia é isso, frieza e secura, enquanto a alegria é úmida e quente (as conotações sexuais, especialmente no que se refere às mulheres, são mais do que óbvias). Posteriormente passou-se a admitir que a bile negra antinatural, ou adusta, poderia se originar de qualquer um dos quatro humores, pela combustão.[88]

Ao predomínio de humores correspondem tipos físicos e disposições emocionais: o sangüíneo é forte, musculoso, gosta de companhia, de comida, de bebida. O melancólico é magro, pálido, taciturno, lento, silencioso, desconfiado, invejoso, ciumento, solitário — a solidão, aliás, é causa e conseqüência da melancolia, assim como a inatividade. "*Be not solitary, be not idle*" — não seja solitário, não seja inativo, recomendava Robert Burton. O melancólico sofre de insônia e, como a coruja — símbolo da sabedoria, mas ave triste —, não gosta da luz. A melancolia adusta, contudo, pode ter uma fase quente, furiosa, alternada com outra, mais típica, que é fria e contida — uma idéia que se enquadra no conceito de doença bipolar. A dieta pode condicionar tanto o aparecimento do temperamento melancólico como da melancolia doença; alimentos frios e secos dão melancolia, alimentos quentes e úmidos combatem-na, uma idéia que, como veremos adiante, terá repercussão à época dos descobrimentos marítimos.

Seguindo Hipócrates, Galeno tinha uma concepção fundamentalmente biológica, ainda que empírica, do estado melancólico, concepção que seria preservada na medicina árabe — ainda que com modificações — graças a figuras como Constantinus Africanus (*c.*1010-87), nascido, ao que se supõe, em Cartago. Muçulmano convertido ao cristianismo e associado à famosa escola médica de Salerno, Constantinus consagrou-se sobretudo como tradutor de textos. A partir do árabe, traduziu para o latim Hipócrates e Galeno, além de grandes médicos e pensadores muçulmanos e judeus. Foi ele quem introduziu no Ocidente a obra do grande médico de Bagdá, Ishaq ibn Imran, *De melancolia* [Sobre a melancolia]. Ibn Imran distinguia várias formas de melancolia, manifestando-se por conduta agressiva, temor, ansiedade — e a licantropia, ou insânia lupina, delírio em que a pessoa se imagina transformada em lobo, provável origem das lendas sobre o lobisomem.[89] Para Avicena ou Ibn Sina (980-1037), cujo *Canon* influenciou o pensamento médico ocidental até o século XVII, a bile negra não natural da medicina hipocrática-galênica também podia resultar da combustão do quarto humor, a linfa ou fleugma: a melancolia dos fleugmáticos. Nos textos de Constantinus a melancolia aparece ainda associada ao mal do amor, este resultando de uma paixão não correspondida, ou da busca de um ideal amoroso impossível de atingir. Em qualquer dos casos, a pessoa ficaria desanimada, sem apetite e com os olhos fundos. Essas idéias seriam retomadas no Renascimento, como veremos.

Os autores árabes do século IX estabeleceram também a correlação astrológica entre humores e planetas. O humor sangüíneo corresponderia a Júpiter, o colérico a Marte, deus da guerra, o fleugmático a Vênus ou à Lua. A melancolia estaria sob o signo de Saturno, planeta distante, de lenta revolução. Como também tinha correspondência no chumbo, aqueles que nasciam sob seu signo eram lentos, pesados. Ou seja: um astro pouco auspicioso. No corpo humano, Saturno governava o baço, sede da bile negra. A associação entre Saturno e melancolia era inevitável.[90] Até hoje o qualificativo "soturno", corruptela de Saturno, é sinônimo de melancólico.

## PEQUENA HISTÓRIA DA MELANCOLIA: SURGE A ACÉDIA

No início da Idade Média ocidental um novo termo aparecerá: acédia ou acídia (do grego *akedia*, indiferença), palavra que hoje tem o sentido de abatimento do corpo e do espírito, enfraquecimento da vontade, inércia, tibieza, moleza, frouxidão, ou ainda melancolia profunda.

Segundo João Cassiano (*c.*360-*c.*435), a acédia era freqüente sobretudo em solitários. Criado em um mosteiro cristão da antiga Palestina, Cassiano conviveu durante muito tempo com os cenobitas, monges que levavam uma existência ascética no deserto próximo a Alexandria, de onde sua experiência sobre o tema. A acédia era atribuída a um espírito maligno, o chamado demônio do meio-dia.[91] O demônio está associado a tentação, a pecado: a acédia era atribuída à solidão, mas também às tentações da carne. Os monges acometidos desse mal mostravam-se desgostosos com o mosteiro, inquietos, sem vontade de trabalhar, às vezes sonolentos. Queriam sair do lugar, procurar companhia.[92] Ao anacoreta afetado pela acédia recomendava-se trabalho físico; se isso não desse resultado, ele deveria ser abandonado pelos outros religiosos.[93]

A acédia era um pecado grave, listado por Cassiano junto

com a gula, a fornicação, a inveja, a raiva. Diz Eduardo Lourenço: "No seio do mundo cristão, o fenômeno da melancolia só podia ser entendido como um misterioso e incompreensível 'abandono' de Deus — a perda do gosto da vida e a perda do gosto de Deus (acédia) confundem-se —, ou como castigo de uma falta, em suma, como um pecado".[94] A vida deveria ser um hino de louvor, e santidade deveria ser alegria. Tristeza, sobretudo tristeza sem brilho, era coisa do demônio.[95] Mas é de notar que, como descrita por Cassiano, a acédia chamava a atenção quando se acompanhava de inquietude, de ansiedade; silenciosa, a doença podia até ser tolerada.

## PEQUENA HISTÓRIA DA MELANCOLIA: A VISÃO RENASCENTISTA

Posteriormente retirada da lista dos pecados capitais, a acédia passou a ser vista de forma mais tolerante — e mudou de nome. Primeiro foi assimilada à *tristitia*, tristeza. Desde são Paulo havia dois sentidos para a palavra: a tristeza mundana (por exemplo, o desapontamento pela perda de bens materiais), de conotação pecaminosa: a alma se curva em direção aos valores terrenos, torna-se *anima curva*. Já a tristeza virtuosa, inspirada por Deus (*tristitia secundum Deum*), conduz ao arrependimento e à salvação. Petrarca comparava a acédia (de que ele próprio se dizia sofredor) à *tristitia* de Sêneca, um tipo de tristeza semelhante à melancolia aristotélica, aquela que afetava os grandes homens. Um ponto de vista de que partilhavam também os escolásticos: para eles, acédia era melancolia.

A melancolia renascentista já não era a acédia de outrora: esta última, salientou o dominicano Battista da Crema, deixava a pessoa langorosa, preguiçosa, enquanto o melancólico era capaz de produção intelectual e artística. O abandono do conceito de acédia decorreu, em parte, do debilitamento do papel da Igreja na avaliação da conduta humana, debilitamento esse advindo da tendência a um pensamento mais secular, e portanto mais liberal, e ainda da Reforma protestante.[96]

De outra parte, e como doença, a melancolia escapa ao estreito círculo da teologia e passa a ser abundantemente estudada, tanto por médicos como por pensadores, no contexto do interesse pela mente característico do século XVI, o século que vê o nascimento da palavra "psicologia".[97]

Multiplicam-se as obras sobre o tema.[98] Em 1586 é publicado *A Treatise of Melancholie*, do médico Timothy Bright. Bright, que depois se tornaria clérigo protestante, explora os dois conceitos, elaborando uma obra que é tanto médica como teológica: Galeno tem razão, a melancolia é um resultado do excesso de bile negra, mas é também uma prova da "mão de Deus pesando sobre a consciência culpada", o que configura dois quadros distintos. A melancolia não natural, resultante do castigo divino, resiste a qualquer tratamento: purgas, cordiais, bálsamos; o melancólico pode ser consolado, mas não curado. O temperamento melancólico manifesta-se por tristeza, desconfiança, dúvida. Shakespeare, que em *As You Like It* diferencia vários tipos de melancolia ("A do cortesão, que é orgulhosa, a do soldado, que é ambiciosa"), conheceria a obra de Bright e nela se teria inspirado para *Hamlet*. Outra manifestação associada, não sem fundamento, à melancolia era a hipocondria, comum na Inglaterra. Resultaria do mau funcionamento dos órgãos situados nos hipocôndrios (região do abdome sob os arcos costais): o fígado e o baço, e foi objeto de obras como *Discourse on the Hypochondria Melancholy*, de John Hawkins (1633).

Na Espanha, não poucos autores[99] se ocuparam da melancolia; entre eles Juan Luis Vives (1492-1538), considerado por muitos o pai da moderna psicologia, sobretudo por causa de obras como *De anima et vita* (1538) que, apesar do título, é um estudo comportamental, tendo como objetivo investigar a relação entre características psicológicas e trabalho. Vives negava a influência dos planetas sobre o temperamento e enfatizava, ao contrário, a importância da memória — o que o torna, de certa maneira, um antecessor de Freud.[100]

Uma contribuição ao tema da melancolia foi dada pelo suíço Philippus Aureolus Theophrastus Bombastus Von Hohenheim (*c.*1493-1541), autodenominado Paracelso. *Para*, "ao lado de", tornava Philippus Aureolus comparável a Celso, o grande médico da Antiguidade romana. Modéstia e contenção não eram exatamente as características dessa fascinante figura da medicina, que inspirou Goethe em seu *Fausto*.

Filho de um médico alquimista, iniciado em alquimia ele próprio, Paracelso estudou medicina em vários lugares, inclusive em Paris — com o famoso Ambroise Paré, médico de vários reis de França e considerado o pai da cirurgia —, e logo se revelou uma figura heterodoxa. Desgostava-o a arrogância do estabelecimento médico, a cega adesão às idéias de Galeno. De gênio violento, envolvia-se em conflitos e era forçado a constantes mudanças. De qualquer modo, ficou famoso: entre seus pacientes havia figuras ilustres como Erasmo de Rotterdã. Suas concepções médicas originais e, não raro, fantasiosas eram uma mistura de magia, cabala cristã e filosofia neoplatônica.

Esta última vê a vida humana como inseparável da existência do universo, dentro do conceito da cadeia universal dos seres, também herdado do pensamento clássico. Segundo esse conceito, cada ente tem seu lugar numa ordem hierárquica na base da qual estão os seres inanimados — metais, pedras, os quatro elementos. Depois vêm os vegetais, os animais, os seres humanos, os anjos e, finalmente, Deus. Quanto mais espírito e quanto menos matéria, mais alta a posição na hierarquia. Dentro de cada grupo também existiam sub-hierarquias. Assim, o chumbo teria menos "espírito" do que o ouro, mas poderia ascender à categoria do ouro mediante as práticas alquímicas das quais Paracelso era adepto.

Ao conceito da cadeia universal dos seres acrescentava-se a doutrina das correspondências. Os renascentistas viam o ser humano como um microcosmo que refletia a estrutura do macrocosmo e com esse tinha relação: os quatro humores corresponderiam aos quatro elementos, os planetas influenciariam órgãos específicos. Paracelso acreditava que a doença era o resultado da falência do Archeus, uma força vital que tinha como função manter unidos os elementos constituintes do organismo, elementos esses provindos da cadeia universal dos seres.

A melancolia, diz Paracelso, é mais freqüente entre os homens: Eva era alegria; Adão, luto e tristeza. Visto que a melancolia resultava de um problema químico ou alquímico, era com a química ou com a alquimia que seria corrigida: Paracelso usava substâncias conhecidas como *contraria* porque "contrariando" a crise melancólica seriam capazes de "alegrar" a pessoa.

De qualquer modo, continuava em vigência a teoria humoral, que era basicamente uma concepção metafórica, como a que seria usada por Freud ao falar de ego, id e superego. Metáfora poderosa, resistente ao tempo: a teoria humoral permaneceu praticamente intocada por catorze séculos. Não interferiu nela a furiosa curiosidade de um Vesálio. O conceito de melancolia era mais filosófico do que médico — aliás, à época eram tênues as fronteiras entre filosofia e medicina. Isto era o que permitia a aproximação de um Burton ao tema. Que, como se constata pela extensa lista de autores mencionados, não estava sozinho em seu interesse pelo assunto. Apaixonante assunto: Democritus Junior vê na melancolia a causa da miséria humana. E a melancolia resulta, por sua vez, na incapacidade de resistir às paixões, de obedecer aos preceitos divinos e à voz da razão. Isso não impede que haja, na melancolia, um toque de gênio, como sugere a concepção aristotélica.

Essa era, aliás, a opinião dos neoplatônicos, como Marsílio Ficino. Médico e filósofo, mago e astrólogo, intelectual brilhante — e melancólico —, Ficino via em Saturno o planeta inspirador de sábios e estudiosos, que sofriam de melancolia por vocação para a contemplação. A essa influência astrológica juntava-se o fator humoral, a influência da bile negra. O trabalho intelectual, dizia Ficino, consome o calor e a umidade do corpo. Sobram a frieza e a secura — ou seja, a bile negra.

Doença? Não havia consenso a respeito.[101] De um lado estavam os adeptos do conceito galênico: melancolia é um distúrbio dos humores. Ficino afirmava que, para evitar a melancolia-doença o importante era manter bem proporcionada a composição humoral do corpo: oito partes de sangue, duas de bile amarela e duas de bile negra.[102] De outro lado, estavam aqueles que, como Vives, seguiam Aristóteles: melancolia é uma admirável condição da mente. Cornelius Agrippa, filósofo e médico fascinado pelas ciências ocultas, garantia que a melancolia estava associada à capacidade de prever o futuro. Sob a influência do humor melancólico, dizia, a alma se desliga do corpo, torna-se pura imaginação e, ajudada por demônios (no sentido platônico do termo: seres inspiradores, energizantes, não necessariamente maléficos), vislumbra acontecimentos ainda não ocorridos. Experiência semelhante àquela pela qual passaram os apóstolos, quando, tocados pelo Espírito Santo, começaram a falar línguas para eles desconhecidas.[103]

A melancolia também podia estar associada às paixões. Essa é a tese da obra *De la maladie de l'amour ou mélancholie érotique*, do médico francês Jacques Ferrand, em 1623, um dos muitos livros publicados sobre o tema e que pode ter influenciado o próprio Burton. Para os médicos do Renascimento havia duas espécies de amor, o *pudique* e o *impudique*; o primeiro caracterizado por nobre devoção — o amor entre esposos, dos pais pelos filhos, o amor do súdito por seu senhor. E havia também a paixão que resulta da luxúria e que degenera em melancolia porque queima os humores do corpo. É outra versão da concepção platônica do amor espiritual e do amor carnal. O amor carnal por si só podia, quando exagerado, ser manifestação de uma doença, a erotomania. Não é de admirar que, na mesma época, tenha sido publicado um *Tratado contra o amor* (*Tratactus contra amorem*) por Battista Fregoso, duque de Gênova.[104]

Ferrand fazia parte do grupo de médicos-filósofos que não apenas estudavam as doenças, como especulavam longamente sobre suas causas mais remotas, incluindo nessa discussão tópicos como astrologia e quiromancia, filtros do amor, afrodisíacos, feitiços, bruxaria.

Amor gerando loucura é um tema muito presente na poesia renascentista, da qual um exemplo maior é *Orlando furioso*, de Ludovico Ariosto (1474-1533). O guerreiro cristão, sobrinho de Carlos Magno, enlouquece de paixão por Angélica, princesa oriental. A loucura, no caso, é vista como a negação da razão — mas da razão pagã, a razão fria e abstrata da lógica grega e que acaba por se tornar melancólica. O que se busca agora é a paixão, a paixão da descoberta (viagens marítimas aparecem constantemente no poema), a paixão da experiência, tanto no sentido científico como no da descoberta pessoal,[105] uma paixão à qual a Fortuna — mencionada com freqüência na obra — não está alheia, como também não estão a feitiçaria e a magia. O componente maníaco dessa paixão, o *furore*, era, sem dúvida, parte da bipolaridade renascentista.

Diferentemente de Ferrand, Marsílio Ficino tinha uma teoria mais amena (e poética) sobre o mecanismo do encantamento amoroso. O quente e doce sangue dos jovens emitiria "raios" que, através do olhar, seduziriam as pessoas.

Os médicos do Renascimento (mas nisso Ferrand era uma exceção) prescreviam o coito terapêutico como forma de neutralizar a melancolia amorosa: tratava-se de dar vazão ao excesso de sêmen produzido pelo sangue exposto ao calor da paixão.

## A MELANCOLIA NA ARTE E NA LITERATURA

A "epidemia de melancolia" renascentista[106] influenciou muito os artistas da época, como se vê na conhecida *Melancolia I* (1514), de Albrecht Dürer, que representa, antes de mais nada,

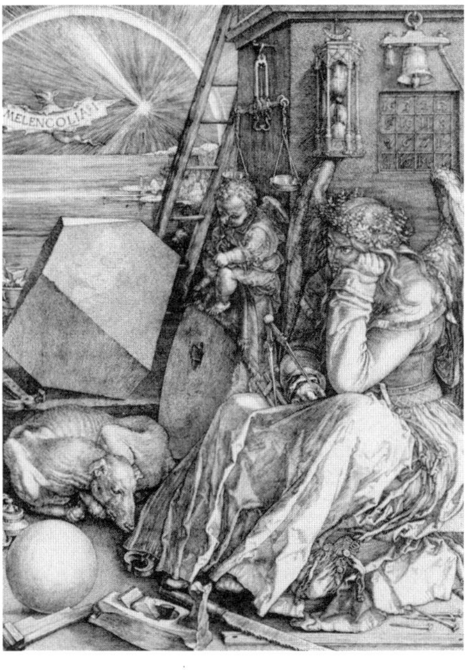


Melancolia I *(1514), Albrecht Dürer*

uma mudança de paradigma. A melancolia já não é uma entidade médica; não é doença: é metáfora.

A Melancolia, na gravura, é representada como uma mulher de asas — ou seja, potencialmente capaz de altos vôos intelectuais. Mas a Melancolia não está voando. Está sentada imóvel, na clássica posição dos melancólicos, com o rosto apoiado em uma das mãos (que deve ter inspirado Baudelaire em versos que também evocam a acédia: "... *La Mélancolie, à midi, quand tout dort/ le menton dans la main...*" [... A Melancolia, ao meio-dia, quando tudo dorme/ o queixo na mão...]. A cabeça lhe pesa, cheia como está de mórbidas fantasias. Os músculos da nuca, que deveriam manter erguida aquela cabeça, de há muito cansaram. No ansioso, esses músculos estão sempre tensos; é uma tensão arcaica, a mesma que faz o herbívoro erguer a cabeça, alarmado, quando fareja um carnívoro. Mas à Melancolia, às voltas com demônios interiores, a ameaça externa, real ou imaginária, não importa muito. Permanece imóvel, como se lhe faltasse ânimo para movimentar-se, ainda que Frances Yates tenha sobre isso uma idéia diferente — para ela a figura encontra-se em intenso transe visionário, bem adequado ao ocultismo da época.[107]

A expressão da face é, naturalmente, sombria: é a *facies nigra*. Não é exatamente uma face escura, mas escurecida.[108, 109] Sua fronte está coroada com plantas aquáticas, destinadas a combater a secura que, como vimos, é uma das características dos melancólicos.

Junto à Melancolia, um cão — adormecido. Outra alusão à melancolia: organismo canino, dizia-se então, é dominado pelo melancólico baço. Tratava-se de qualidade, não de defeito. Cães com face melancólica seriam os melhores: um cão alegre, amistoso, capaz de confraternizar com invasores da propriedade, não seria muito confiável. Mas há também o aspecto metafórico: no Renascimento, a memória era freqüentemente representada sob a forma de um cão negro. Como o cão, a memória é um fiel acompanhante do homem. Memória às vezes sombria, como evidenciado pela própria cor escura do animal, mas memória, de qualquer jeito, cuja presença correspondia à obsessão renascentista de evocar, lembrar. À época estava em voga a *Ars memorativa*, a mnemônica.[110] Desenvolvida pelos gregos e pelos romanos, tal arte foi incorporada pelo cristianismo. Era cultivada pelos dominicanos — o que explica a condição de mnemonista de Giordano Bruno, ex-dominicano e adepto do hermetismo e da astrologia. Como Ramon Lull (1235-1316), Bruno usava técnicas semicabalísticas, combinando letras, números e imagens. Técnicas mnemônicas foram adotadas também por Robert Fludd e pelos maçons.

Havia um preço a pagar por toda essa memória, toda essa cultura armazenada; era preciso voltar-se para dentro de si mesmo e até retirar-se do mundo, como fez Montaigne. O resultado era mais melancolia — que Vives associava à memória, às lembranças. Como diz Proust, que fez da memória um ponto de partida para sua obra: não há memória sem melancolia, não há melancolia sem memória. Uma situação que aparece no conto *Funes, o memorioso*, de Borges: o personagem, afetado por uma espécie de amnésia ao contrário, uma hipermnésia, sofre por não poder esquecer.

De acordo com a teoria dos humores, a bile negra, seca e fria, estaria associada à capacidade de lembrar,[111] ainda que lembrar ruminando tristes pensamentos. Na gravura de Dürer, contudo, temos uma memória — representada pelo cão — adormecida, desativada; o passado foi esquecido, é inútil. O futuro também não conta porque o sono, irmão da morte e conhecido componente da acédia, da melancolia, da depressão, nega o porvir. O melancólico lembra, mas o que lembra é triste: ele se desliga do tempo — dormindo.[112]

Finalmente, deve-se assinalar que o cão é a forma domesticada do lobo, animal muito comum na Europa e muito presente em lendas e fantasias, várias dessas associadas à melancolia. No fim da Idade Média e no Renascimento a lenda do lobisomem ganha novo alento e aumentam as referências à licantropia nos livros de medicina.[113]

Na gravura há ainda uma profusão de objetos usados no cotidiano, em vários ofícios, na ciência: uma balança, uma ampulheta, uma sineta, martelo, serrote, pregos. Aparentemente eles não estão ali para serem utilizados; ao contrário, sugerem imobilidade — a mesma imobilidade que transparece na própria Melancolia e no sono do cão. O tempo está congelado: os dois compartimentos da ampulheta contêm a mesma quantidade de areia.[114] Há ainda uma tábua numérica (daquelas em que os números, somados, dão sempre o mesmo resultado, na horizontal ou na vertical), uma alusão à geometria, então muito valorizada como verdadeira fonte do conhecimento — e não apenas teórico. No prefácio à edição inglesa da *Geometria* de Euclides, livro então considerado básico, John Dee afirma que ali os artesãos encontrariam informações para desenvolver novos instrumentos e novas técnicas. Ou seja, o que se buscava era um conhecimento prático. Nesse sentido, é interessante que a tábua numérica esteja ao lado de instrumentos relativamente humildes como o martelo e o serrote (são José, homem pobre, era carpinteiro); o resultado disso é uma "humanização" da geometria, que, contudo, não parece interessar à Melancolia.

Da cintura da figura pendem chaves e ao seu lado, no chão, vemos uma bolsa. "A chave significa poder, a bolsa, riqueza", anotou o próprio Dürer num esboço prévio. Metáforas óbvias. Quem tem chaves pode abrir portas — inclusive as portas do céu, no caso de são Pedro (daí as chaves no escudo papal). Não é o caso da imóvel Melancolia, a quem falta a disposição para ir em busca de novos espaços. Aliás, chaves eram tradicionalmente associadas ao melancólico Saturno.

Já a bolsa remete a uma característica tradicionalmente atribuída aos melancólicos, a avareza: Nicolau de Cusa falava da *avaritia melancolica.* Aliás, a Melancolia se apresenta com o punho fechado, e o *pugillum clausum* é, até hoje, um clássico símbolo da avareza. Na *Divina comédia,* Dante garante que os avaros ressurgirão *col pugno chiuso,* com o punho fechado. Assim como o deprimido é um constipado crônico — quer reter as fezes, símbolo freudiano de riqueza —, o melancólico se apega a seu dinheiro. Cronos-Saturno foi, lembremos, o inventor do processo de cunhagem de moedas, e Saturno era muitas vezes representado com bolsa e chaves.[115]

Walter Benjamin chama a atenção para outro detalhe da gravura de Dürer: a pedra. Dura e fria, é um símbolo da melancolia. E da loucura, também. No final da Idade Média havia um procedimento para tratar os loucos: fazia-se uma incisão no crânio do doente, "abrindo-lhe" a cabeça. Depois era-lhe apresentada uma pedra supostamente dali retirada: a pedra causadora da loucura. Daí veio a expressão, comum ainda hoje, "louco de pedra".

A abundância de objetos na obra de Dürer é significativa. A transação entre o melancólico e o mundo, diz Benjamin, faz-se através das coisas, não das pessoas. Acumular — riqueza, roupas, obras de arte, propriedades — é o imperativo dessa nova época, mesmo que depois as coisas fiquem sem uso, como acontece na gravura. Mesmo que o destino final dessas coisas seja a decadência, as "ruínas sobre ruínas" que o Anjo da História, de Benjamin, vê na trajetória da humanidade.[116]

A gravura de Dürer é alegórica, o que não deixa de ser apropriado: em se tratando de melancolia, alegorias não são raras. A alegoria é a única diversão (no sentido original do termo: afastar-se) que o melancólico se permite — coisa de que Benjamin, ele mesmo um melancólico, deu testemunho em seus textos. A alegoria é, afinal, uma espécie de alquimia da linguagem; e a alquimia, como vimos, foi um dos fascínios da época. Mas um fascínio melancólico, segundo Galileu, para quem os alquimistas partiam do pressuposto de que os grandes mestres haviam descoberto o segredo de fazer ouro, mas o haviam revelado de maneira obscura. Assim, é tanto a paixão pelo ouro, como a paixão pelo obscuro, o que move a alquimia. Os "subterfúgios da obscuridade" foram criticados (em *The Sceptical Chemist*) por Robert Boyle (1627-91), admirador de Galileu, seguidor de Bacon, cientista e filósofo da natureza. A alquimia voltava-se para uma suposta sabedoria do passado; ia, portanto, em busca da *prisca theologia*. O Renascimento, pelo contrário, afirma a idéia do progresso: *Advancement of Learning* é o título dado por Bacon a uma de suas obras. Bacon, aliás, satirizava os alquimistas com uma historieta: os herdeiros de uma videira acreditam que há ali um tesouro enterrado. Não encontram, mas, à força de revolver a terra, melhoram sua qualidade e acabam obtendo uma boa produção de uvas. Ou seja: é o trabalho que dá frutos, não a busca de um conhecimento ilusório. O Renascimento reconhecia a sabedoria dos antigos mas propunha uma *aemulatio*, uma competição, não uma *imitatio*, uma imitação. Mesmo porque, observava Comenius, os contemporâneos devem ser mais sábios que os antigos. A sabedoria acumula-se com o tempo, quer se trate de um indivíduo ou da humanidade como um todo.[117] A melancolia da alquimia está nessa nostalgia do passado, nessa busca infrutífera de um saber perdido. Melhor trazer ouro da América do que tentar em vão achar a pedra filosofal.

Com *Melancolia I*, Dürer estava seguindo — ou estabelecendo — um paradigma. No ano seguinte, Lucas Cranach retratará

*A bruxa melancólica*: a associação de bruxaria com melancolia não era rara à época. Na *Melancolia* de Hans Sebald Beham, de 1539, há uma figura muito parecida com a de Dürer, rodeada de instrumentos similares. Nesse caso, porém, a Melancolia (como o cão em *Melancolia I*) está adormecida; é o "sono culpado", que aparece em muitas gravuras de artistas do Norte europeu.[118] A culpa tira o sono, mas quando excessiva, esmagadora, às vezes dá sono, porque o sono é o refúgio infantil contra um mundo acusador.[119]

Mas a melancolia podia também ser admirada e elogiada. Já os estóicos haviam afirmado que a sabedoria às vezes associava-se à melancolia. Ora, sabedoria e loucura eram mutuamente excludentes; logo melancolia não podia ser loucura.[120] Milton, que viveu os tempos da peste em Londres, escreveu um poema alusivo a épocas sombrias e meditativas: *Il penseroso* (assim mesmo, em italiano: é *O pensativo*). Nele saúda com unção a *divinest Melancholy*, a mais divina Melancolia. Partilhando o mesmo cenário histórico e literário, Milton e Burton têm muito em comum. Ambos acreditam que a "boa" melancolia conduz em última instância ao amor de Deus — ao êxtase, definido por Burton como "o gosto da felicidade futura através da qual estaremos unidos em Deus: uma melancolia divina". No poema, Milton pede à Melancolia: "Dissolve-me em êxtase/ e traz o Paraíso para diante de meus olhos". À semelhança de Burton, que se preocupou com o tratamento da melancolia, Milton escreveu um dionisíaco poema dedicado ao assunto, *L'allegro*, que, de certa forma, neutraliza as ruminações de *Il penseroso*.[121]

A "elevação intelectual" que acompanhava a melancolia não deixava de cobrar seu preço: "A maturidade e o conhecimento adquiridos pela melancolia caracterizam uma intuição puramente intelectual que pode ser fonte de pensamento, mas não de ação".[122] Ou, como diz Panofski, em sua clássica análise da obra de Dürer: "A teoria e a prática não se conjugam bem, mostra-o a composição de Dürer; e o resultado é a incapacidade de agir e o humor sombrio (*impotence and gloom*)".[123]

O preço a pagar podia ser o retiro, o isolamento: é o caso de Montaigne. Desgostoso com a vida pública, ele que ocupara cargos importantes, refugia-se em seu castelo para ali, rodeado de livros, buscar resposta à pergunta famosa, *Que sais-je?*, Que sei eu? Com o que rechaçava o *negotium*, palavra que vem de *nec otium*, não ócio, trocando-o pelo *otium*,[124] mas *otium cum dignitate*. Aliás, é o que diz a inscrição na parede do castelo, ali mandada gravar por ele: o lugar estará dedicado "à sua liberdade, tranqüilidade e ócio". Montaigne não era exatamente um eremita; os ensaios mostram que continuava atento às coisas de seu tempo. Mas era aquela figura de que fala Milton em *Il penseroso*: o melancólico em sua torre solitária.[125] Doença, isso? A Montaigne tal questão não interessava. Visitando Torquato Tasso no hospital de Ferrara — onde o poeta ficou seis anos, vítima, segundo suas próprias palavras, de um "excesso melancólico" —, Montaigne lembrou o dito de Platão: entre os melancólicos, encontramos grandes talentos. A loucura, que existe, em germe, dentro de cada um de nós, coincidiria, eventualmente, com as manifestações vigorosas, ainda que estranhas, do psiquismo humano. Manifestações que podem surgir dentro de uma torre cheia de livros.

O templo da melancolia intelectual é a biblioteca. Explorar o mundo dos livros não é a mesma coisa que explorar o mundo real, como fizeram os cientistas e descobridores do Renascimento. Os livros levaram Dom Quixote à loucura, ao absurdo que é, diria Kafka depois, trocar a vida por palavras. O mundo natural é generoso, oferece seus frutos à mais maníaca demanda; o livro é limitado, é um universo codificado, que convida, mas, como a Esfinge, desafia: "Decifra-me ou te devoro". A Natureza é a Mãe, o livro é o Pai: o Antigo Testamento gira em torno da palavra do severo e intimidante Jeová. A linguagem falada, natural, é o domínio da espontaneidade, da liberdade; a linguagem escrita, artificial (no sentido de artifício, produzido por engenho ou arte), de alguma maneira aprisiona a expressão.[126]

É verdade que à época falava-se no "Livro da Natureza": o mundo natural revelaria o poder e a sabedoria de Deus, tal como a Bíblia revelava sua vontade: duas Escrituras, como se dizia então. A isso aludirão mais tarde os versos de Longfellow: "*A Natureza, velha mãe, erguendo/ a criança nos braços com carinho,/ canta: 'Vem ler as histórias lindas/ que teu Pai escreveu para o filhinho./ Vem comigo: verás regiões, países, caminhos que nunca foram percorridos; e lerás, nos Manuscritos do Senhor/ páginas que nunca foram lidas'./ E a criança foi longe, muito longe,/ e leu o livro escrito em prosa e verso/ o livro em que a Natureza celebra dia e noite,/ o poema infinito do Universo*". Mas o Livro da Natureza é, ao fim e ao cabo, uma metáfora. Consoladora para quem escreve e quem lê: a ela não falta certo gosto melancólico.

Obras de ficção, como *El melancolico*, de Tirso de Molina, falam da melancolia. Também o fazem numerosas peças de Shakespeare que, nesse sentido, captou bem a tendência da época. Entre 1500 e 1580 há apenas três referências à melancolia nas peças teatrais inglesas; de 1580 a 1620 o número sobe para duzentos.[127] Hamlet é um personagem melancólico, desiludido com o mundo; incapaz de vingar a morte do pai, como faria alguém "sadio", ele é, ao mesmo tempo, dotado de uma superior imaginação. Para Hamlet, a melancolia é uma resposta ao mundo doente do qual ela própria se origina.[128] A imagem do "príncipe melancólico", assim como a do "monarca melancólico", não era rara à época. Já no século XII o médico e filósofo judeu Moisés ben Maimon, nascido em Córdoba, mas radicado no Egito, apontara uma relação entre melancolia e realeza, baseado no caso do sultão Saladino, que era seu paciente e que sofria por causa das emanações geradas pela bile negra. Mas o exemplo maior é o do rei de Portugal, Dom Duarte, sobre quem falaremos mais adiante.

Na Espanha, diz Roger Batra, a idéia de que a vida na corte podia ser causa de melancolia refletia o ressentimento dos grupos afastados do poder pela monarquia absolutista. Muito significativo é o título do livro (1539) de frei Antonio de Guevara, *Menosprecio de corte y alabanza de aldea* [Desprezo da corte e elogio da aldeia].

Ninguém reflete melhor a melancolia do fidalgo do que o Quixote. A aventura que o Cavaleiro da Triste Figura quer viver, a aventura mítica, já não é mais possível; o mito (ao menos em sua forma antiga) foi, como o Anjo da História, de Walter Benjamin, arrastado do Paraíso pelo furioso vento do Progresso. Agora predomina a realidade do mundo material.[129] Investir maniacamente contra moinhos de vento — que são máquinas, mesmo rudimentares, e portanto símbolo da modernidade — não curará a melancolia. Nem mesmo representa o ideal de uma vida aventureira, como foi a de muitos cavaleiros andantes. A aventura agora é outra, é a aventura comercial, para a qual Sancho estaria mais bem aparelhado que o Cavaleiro da Triste Figura. Dom Quixote se refugia nos livros de cavalaria; "de pouco dormir e muito ler se lhe resseca o cérebro". Huarte de San Juan, que bem pode ter influenciado Cervantes, apontara os efeitos maléficos desse "ressecamento do cérebro", que resultaria em fantasias doentias, capazes de distorcer a realidade. O *ingenio* do qual o cavaleiro é portador — afinal ele é o "engenhoso fidalgo" — não é usado para a invenção científica ou tecnológica, mas para a produção de visões fantasiosas. É assim que, para o Quixote, duas rameiras sentadas à porta de uma venda se transformam em donzelas a soluçar diante de um palácio. A sua "triste figura" não passa da projeção corporal do seu temperamento: seco por dentro, seco — magro — por fora.

Felizmente, ele conta com Sancho Pança. O escudeiro tem o temperamento certo para cuidar de seu senhor. Não é melancólico como o Quixote, nem sangüíneo, o que o colocaria em conflituosa oposição à melancolia (Júpiter contra Saturno), nem bilioso — os biliosos são pouco tolerantes. Sancho é fleugmático; o que lhe falta em intelecto (e sobra a seu patrão) é compensado pela sensatez. Sua memória não é um cão adormecido; dela brotam os incontáveis provérbios e que ele lembra facilmente — e que transforma em lições de sabedoria prática, impedindo o fidalgo de cometer (mais) loucuras. *Sé mas refranes que un libro,* diz Sancho, e essa afirmação de ingênuo orgulho tem implícita uma crítica à cultura livresca que desgraçou seu senhor.

Não é suficientemente grande, pergunta-se o atônito Pascal, a dignidade real, para tornar feliz aquele que a porta? Pelo jeito, não. A enlutada melancolia mora em palácios, diz um provérbio alemão. Outro: onde há cetro, há medo. No drama barroco alemão é freqüente a figura do príncipe melancólico. Uma figura que, aliás, correspondia à realidade: na Alemanha não eram raros os monarcas perturbados. Midelfort fez um estudo dos "príncipes loucos do Renascimento alemão", uma lista que inclui 33 nomes de ambos os sexos e que vai do século XV ao XVII. A partir de meados do século XVI o diagnóstico de melancolia torna-se muito mais freqüente; disso é exemplo o imperador Rudolf II (1552-1612), cuja melancólica incapacidade de enfrentar os problemas da administração levou o Império à beira da catástrofe. Sua figura expressa aquilo que Midelfort denomina "*the rising discourse of melancholia*", o ascendente discurso da melancolia. Pergunta: por que os príncipes e nobres seriam particularmente vulneráveis à doença mental e à melancolia? Além dos fatores hereditários resultantes da freqüente consagüinidade e das tremendas exigências dos cargos, existiam os conflitos e as exigências, da religião — esses são os tempos da Reforma e da Contra-Reforma.[130] Nesse sentido, é oportuno lembrar que *A anatomia da melancolia* foi publicada à época em que o puritanismo era uma forte corrente religiosa na Inglaterra (um ano antes da publicação do livro os puritanos do *Mayflower* chegavam à América), e o puritanismo se caracterizava, como lembrou Weber, por seu caráter melancólico, coisa que Burton já havia assinalado. A melancolia podia ser o resultado de uma crença religiosa marcada pela visão pessimista de um mundo cheio de pecado. Mas também, e mais provavelmente, podia ser o inverso. Como diz Leslie Stephen: "Nós não somos melancólicos porque acreditamos no inferno, mas acreditamos no inferno porque somos melancólicos". Mas uma religião repressora, melancólica, seria insuportável se não fosse neutralizada pelas manifestações, maníacas, de entusiasmo religioso, também elas características do puritanismo.[131]

Partindo da obra de Dürer, Walter Benjamin mostra como era vista a melancolia na dramaturgia barroca alemã (século XVII). Na Espanha, o barroco foi um produto da Contra-Reforma; na Alemanha, os dramaturgos barrocos eram luteranos. Partilhavam a crença de que a esfera secular era o campo de teste para a existência; um estrito senso de obediência ao dever era então um imperativo moral, mas, diz Benjamin, "nos grandes homens isso produzia melancolia", o *tedium vitae.*[132] Pessoas simples podiam se agarrar à moralidade do cotidiano, à honestidade das pequenas coisas — mas, para o intelectual, isto não neutralizava o absurdo da existência. A idéia da morte enchia o intelecto de profundo terror, de luto por um mundo esvaziado e transformado em máscara — máscara que a dramaturgia recupera. Diante desse mundo queda-se o intelectual pensativo — e enlutado. Como o cristia-

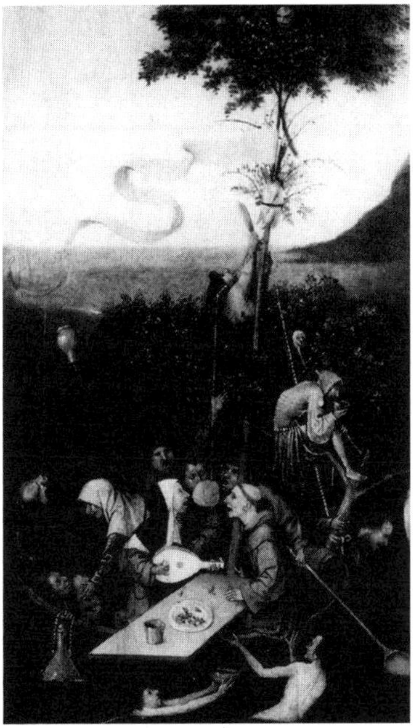

Nau dos insensatos (c. *1650*),
*Hieronymus Bosch*

nismo medieval, o barroco exalta o tormento da carne, a idéia da Morte, ainda que em parte neutralizada pelo luxo e pela pompa.

## A MELANCOLIA DESPERTA INQUIETUDE

A melancolia como condição para o desenvolvimento do intelecto pode até ser valorizada — e o é, numa época em que o pensamento e a conduta se baseiam cada vez mais no uso do conhecimento. Aumenta a demanda por livros, e a leitura já não faz parte de uma vida solitária, monástica; os livro são "parte e continuação da conversação, dos jogos sociais".[133] Mas nem todos podem escrever tratados como Burton ou peças de teatro como Shakespeare; nem todos podem se permitir o "esplêndido isolamento" de Montaigne, que, encerrado em sua biblioteca, recorre à *sotte entreprise*, ao tolo empreendimento de escrever, movido exatamente pela *resverie*, pelo devaneio resultante de seu humor melancólico. Montaigne, rico, é exceção. Melancolia, na modernidade, é, para a maioria das pessoas, uma péssima notícia, muito pior do que na Idade Média, quando ao melancólico sempre restava a alternativa de tornar-se monge, recolhido ao silêncio de sua cela, ainda que correndo o risco da acédia.[134] A situação agora é diferente. Pessoas de gênio, sobretudo aquelas com suporte material (como os artistas amparados por ricos patrocinadores), podem achar que a melancolia é uma qualidade do espírito; para os outros, ela não passa de excesso de uma substância negra, viscosa, excesso que a sociedade não está disposta a tolerar.

Como não está disposta a tolerar a loucura. Esta é a época, diz Michel Foucault, do "grande encerramento":[135] por toda a Europa surgem estabelecimentos destinados aos doentes mentais. Há referências até a uma embarcação especial, a "nau dos insensatos" (*stultifera navis*), que percorre os grandes rios do continente recolhendo os loucos para levá-los ao hospício. A nau dos insensatos serviu de inspiração ao humanista e poeta alemão Sebastian Brant (*c.*1457-1521), que, sobre o tema, escreveu um longo poema didático e alegórico, o *Narrenschiff*. O navio que vai para a Narragônia, a terra dos loucos, leva também transgressores de toda ordem: usurários, jogadores, adúlteros que, de acordo com os conceitos da época, eram também considerados insanos. O livro fez sucesso: teve várias edições na Europa e foi traduzido em muitos países europeus, além de inspirar também artistas como Hyeronymus Bosch, Pieter Bruegel, Dürer, Bouts. O quadro de Bosch (1450-1516), exposto no Louvre, é particularmente significativo por não se referir somente à loucura — é toda a humanidade que está a bordo da nau dos insensatos. Existe um aspecto simbólico no fato de se tratar de uma nau. Naus trouxeram a peste do Oriente; naus levaram para esse mesmo Oriente (e depois para o Novo Mundo) os sonhos dos navegadores: conquista de novas terras, riquezas sem fim. Naus da loucura e da doença, naus da riqueza e do progresso: ainda uma vez, as contradições da modernidade.

Por que é preciso remover das cidades os doentes mentais? Porque eles são, antes de mais nada, desocupados, improdutivos, e não podem ser tolerados numa época que valoriza o trabalho e o esforço para ganhar dinheiro. Não há mais lugar para o "louco da aldeia" medieval, nem mesmo para o místico que, em seu delírio, ouve vozes de santos. Os loucos são mau exemplo e devem ser confinados em lugares especiais. Surgem então os grandes hospícios, como o de Bedlam (Bethlem Royal Hospital), de Londres, na Inglaterra, criado em 1547, o San Hippolito, no México (1566), e o de Lisboa (1539). Inicialmente uma hospedaria para doentes em geral, Bedlam começou a ser usado a partir do século XIV para abrigar os insanos. O termo "Bedlam" tornou-se sinônimo de maluco (como aconteceu no Rio de Janeiro com "Pinel", nome de um hospital que homenageia o alienista francês). As condições do lugar eram deprimentes; à época de Burton não era raro os doentes serem acorrentados e, no século seguinte, tornou-se um programa habitual para muitos londrinos visitar (mediante o pagamento de um *penny*) o lugar, para olhar os loucos enjaulados. Os pobres pacientes eram provocados como se fossem bichos, o que motivou, em 1657, a suspensão das visitas.

## PARA ENFRENTAR A MELANCOLIA: MEXAM-SE

Em artistas e intelectuais, a melancolia pode ser aceita. No comum das pessoas deve, como a acédia, ser combatida — com

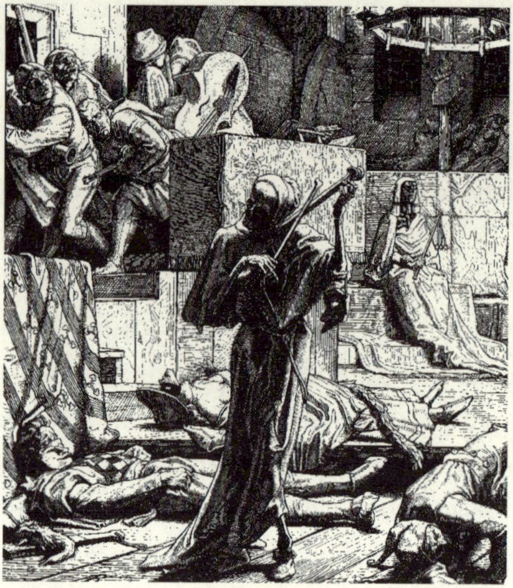

Morte, a Destruidora (*1851*), *Alfred Rethel*

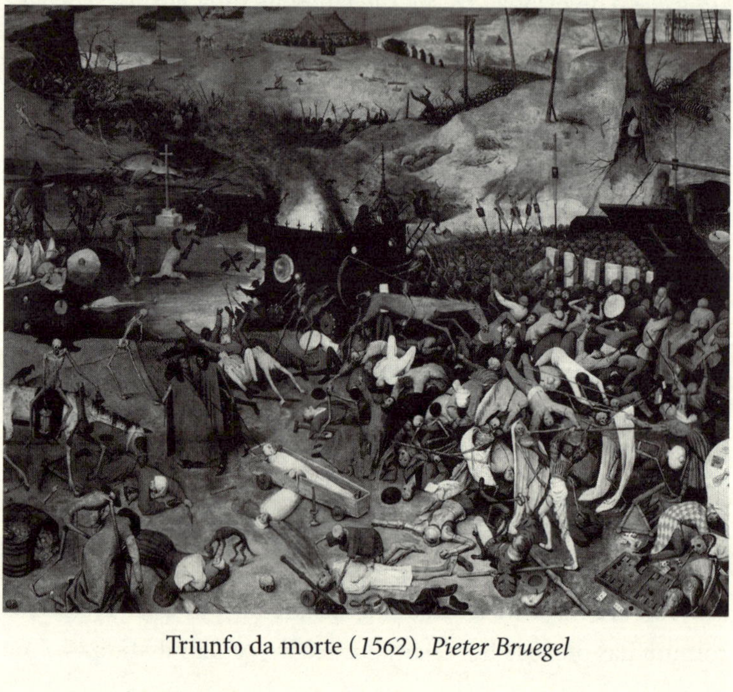

Triunfo da morte (*1562*), *Pieter Bruegel*

a atividade. Porque a inatividade é um pecado: no fim da Idade Média o termo inglês para pecado era *sloth*, derivado de *slow*, lento. Significativamente, a virtude que emergia como antídoto para essa situação era a ocupação, *busyness*. No Renascimento, a vida contemplativa do medievo dá lugar à vida ativa — no comércio, nas manufaturas, nas finanças, no serviço público. "O novo homem trabalha, ele não tem mais vergonha de trabalhar. O interdito que a nobreza jogara sobre o trabalho, considerado degradante e desonroso, é levantado. Assiste-se ao nascimento do *Homo faber* que, mesmo sem ter consciência das mudanças que se operavam, transforma o mundo por sua atividade."[136] Com a ascensão da burguesia no Ocidente e o nascimento da ética protestante, a vida ativa surge como ideal de comportamento. "Trabalhar e não desesperar" será a palavra de ordem proposta mais adiante por Thomas Carlyle.[137] O capital mercantil torna-se empreendedor; surgem as empresas manufatureiras, as companhias de colonização. Os horizontes, tanto científicos e culturais como geográficos, se alargam. Essa atividade não raro se torna frenética, maníaca — caracterizando uma bipolaridade social que depois se configurará como regra.

Na Antiguidade, comportamento maníaco se associava a cultos de deusas da fertilidade em que os crentes mostravam-se possuídos pelo "furor divino" que os levava até à autocastração.[138] O tema foi se tornando objeto de estudo para os médicos. Areteus da Capadócia (século II d.C.) assinalou a alternância entre melancolia e mania, ou ciclotimia: de um lado, medo e tristeza resultantes de um cérebro seco e frio; de outro, furor e audácia (*furor et audacia*) produzidos por um cérebro seco e quente: a melancolia dando lugar à mania, e vice-versa. Alexandre de Tralles (século VI) observou que mania era simplesmente melancolia sob uma forma mais intensa. No século XVI, boa parte dos médicos estava de acordo em que se tratava de uma só doença.[139]

* * *

Manifestações maníacas não faltaram na transição da Idade Média para a modernidade. É o caso da "dança de são Vito",[140] um bailado frenético que se prolongava até a exaustão. Durante os surtos — que, não por acaso, chegaram ao ápice logo após a Peste Negra —, as pessoas freqüentemente arrancavam as roupas, gritavam, blasfemavam, faziam gestos obscenos, riam ou choravam, rolavam no chão. Fenômeno similar era o da tarantela italiana; os *tarantati* atribuíam a compulsão a ataques de tarântula.[141] Aranhas à parte, a epidemia de dança era resultado de contágio psíquico, uma resposta coletiva não apenas ao terror da peste como à miséria, à anomia. O grande patologista do século XIX, Rudolph Virchow, observou que, se a doença é a expressão da vida em condições desfavoráveis, a epidemia — de doença física ou mental — deve ser a expressão de distúrbios na vida das populações. Mas era distúrbio tolerado; na Alemanha, autoridades locais freqüentemente contratavam músicos para acompanhar os dançarinos. Os espectadores eram convidados a participar — e até ameaçados, em caso de recusa.

Já a Dança da Morte (*Dance macabre, Totentanz*) evoca o duplo tema do terror da peste e do frenesi da dança. Aparece em numerosas obras do Renascimento, mas notadamente no conjunto de 41 gravuras de Hans Holbein, o Jovem (1497-1543). Luterano convertido, amigo de Erasmo de Rotterdam (a quem retratou) e de Thomas More, Holbein tem uma visão satírica, desapaixonada, da morte: uma exatidão indiferente, diz Julia Kristeva. Nisso está sintonizado com a arte e a filosofia de seu tempo: a verdade é severa, é melancólica.[142] Holbein mostra a Morte como um esqueleto estilizado, cuja terrível visita não poupa ninguém — ela é a Grande Niveladora —, começando por Adão e Eva e continuando com o rei, o cardeal, o papa, o médico, o astrólogo, homens e mulheres, jovens e moços: até um bebê é arrebatado ao seio da mãe.

Nos túmulos barrocos, a morte proporcionará um "inquietante e convulsionado espetáculo" sob a forma de caveiras e esqueletos. Mais do que isso, "riqueza e pompa são apresentadas como sendo nada. Simulacros da morte, portanto, são não apenas os túmulos como também as igrejas, os palácios, as instituições, as obras, toda a sociedade. A grandeza do barroco reside precisamente nessa ligação entre a morte e a história".[143] Outro aspecto chama a atenção: nas primeiras imagens da Dança da Morte, os vivos escassamente são tocados pelo esqueleto que representa a morte, mas a partir do século XV há, por assim dizer, uma erotização do tema: Tanatos associado a Eros, como se vê nos trabalhos de Hans Baldung Grien — as imagens da Morte e da Donzela. Essa associação com o sexo faz da morte uma transgressão. Morrer torna-se obsceno — e inconveniente: é o golpe decisivo no individualismo.[144] Configura-se assim uma tendência que a modernidade só acentuará. Em nosso tempo a morte já não ocorre em casa, mas, de preferência, no ambiente neutro e asséptico do hospital. Os procedimentos ligados ao óbito e ao sepultamento ficam a cargo de terceiros; chegam, no extremo, à situação satirizada por Evelyn Waugh em *The Loved One* (1948): o enterro norte-americano, em que o falecido é apresentado às pessoas bem-vestido e maquiado, como se estivesse ainda vivo — negando a morte.

## CACEM BRUXAS E MARRANOS

Outras formas de comportamento bizarro surgiram na época, como as "possessões demoníacas" de freiras de conventos. Piores foram os movimentos de perseguição a pessoas ou grupos;

desses, a caça às bruxas foi um dos mais sinistros. Estima-se em 200 mil os processos contra acusados de bruxaria na Europa, levando a 60 mil execuções; um único juiz da Lorena foi, no final do século XVI, responsável por seiscentas condenações à morte.[145]

A bruxaria era um tema muito presente na cultura do Renascimento. Bruxas foram retratadas por Filippino Lippi em 1457, por Dürer em 1497 e 1505, por Albrecht Altdorfer em 1506, para citar apenas artistas mais conhecidos.

O que caracterizava a bruxaria era, em primeiro lugar, a prática do *maleficium*, fazer mal a pessoas, e, em segundo, a associação com o Diabo — associação com freqüente conotação sexual: os sabás das bruxas, aos quais elas chegavam voando, terminavam quase sempre em orgias homo ou heterossexuais, com a participação dos demônios. Aliás, o fim da Idade Média vê a ascensão de Satã. Durante o primeiro milênio, o Diabo fora uma figura relativamente pouco presente na arte cristã, mas a partir do século XIII a figura do demônio cresce em importância, resultado das transformações sociais, políticas e religiosas em curso. O Diabo exerce um papel unificador: é o Grande Inimigo contra o qual todos devem se unir sob a égide da Igreja.[146] O inferno passa a ter uma representação literária — Dante fora nisso um pioneiro. Em *Pantagruel*, de Rabelais, Epistemon, ressuscitado por Panurge, conta sua viagem aos infernos, onde há mais de 100 milhões de sifilíticos. De outra parte, o Juízo Final e o inferno tornam-se tema preferencial para a arte de Signorelli, Van Eick, Memling e Bosch. Bruegel, o Jovem, fica conhecido como o "Bruegel do inferno". Na religião o inferno desempenhará papel importante. Em primeiro lugar, representa uma sombria advertência contra o pecado, sobretudo o pecado da carne: não é de admirar que os sifilíticos de Rabelais lá tenham lugar cativo. A *Imitação de Cristo* garante que os lascivos serão mergulhados em alcatrão fervente. Mas a ameaça é também consoladora: pensar em tormentos que,

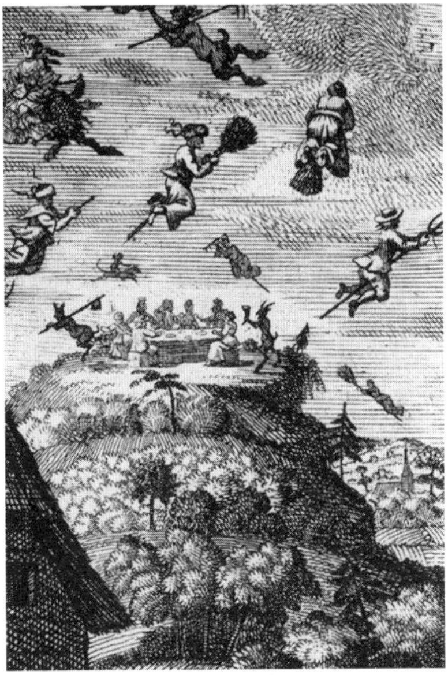

Bruxas voando em vassouras (*1712*),
*Christian Thomasius*

mediante a virtude, podem ser evitados minimiza um pouco as misérias — e a melancolia — desta vida.[147]

A crença em bruxas era comum não só entre os pobres como também entre os ricos e as camadas supostamente instruídas: teólogos, clérigos, filósofos, juízes.[148] Ou seja, era uma crença suficientemente disseminada para exigir providências. Em 1326, uma bula papal de João XXII equipara a bruxaria à heresia. Em 1484 surge nova bula sobre o tema, de Inocêncio VII. A investigação da bruxaria foi delegada a dois inquisidores, os dominicanos Heinrich Kramer e Jakob Sprenger, que então escreveram o famoso *Malleus maleficarum*, um manual de caça às bruxas. O *Malleus* revelou-se autêntico best-seller: de 1486, ano de sua publicação, até 1669 foram 34 edições. Ele teve uma versão secular no livro de Jean Bodin, *De la démonomanie des sorciers*, publicado em Paris em 1580, um libelo em que o autor trata de refutar outro livro, *De praestigiis demonum*, escrito pelo mais famoso crítico da caça às bruxas do século XVI, Johann Weyer.

Filósofo, discípulo de Agrippa e médico, Weyer usa seus conhecimentos para sustentar que as bruxas — em geral mulheres idosas — são pessoas doentes, portadoras de melancolia e sujeitas a alucinações. Essas mulheres ficavam à mercê do Diabo, que nelas se introduzia através de bile negra (denominada, por são Jerônimo, de "banho do demônio"). À bile negra se somaria a ação de ungüentos alucinógenos. Tais ungüentos, untados em cabos de vassoura, seriam aplicados por via vaginal — daí a imagem da bruxa a voar, cavalgando uma vassoura.

Weyer era um luterano extremado que usava a questão da bruxaria para polemizar com os católicos e com a Inquisição; defendia as bruxas, mas queria que os magos, capazes de mobilizar demônios, fossem castigados. Contudo, seu trabalho é importante porque assinala uma nova fase, oposta à da Igreja, na concepção da bruxaria. Para a Igreja, bruxaria era para se combater, não para se discutir.

Weyer não estava só em seu posicionamento. Reginald Scot, juiz de paz num condado inglês, sustentava, em seu *Discoverie of Witchcraft* (1584), que as bruxas eram *poore melancholike women*, pobres mulheres melancólicas, que refletiam em sua conduta a perturbação da época.

Melancólicas coisa nenhuma, respondia Bodin: a melancolia é coisa de homem, não de mulher. Na qualidade de médico (mas Bodin achava que ele estava mais para bruxo), Weyer deveria saber que o organismo da mulher não pode produzir a atrabile. Melancolia exige secura, enquanto as mulheres são naturalmente úmidas. Bodin estava, portanto, de acordo com Paracelso, para quem a melancolia teria de ser rara entre mulheres — mas usava esse argumento para reforçar a caça às bruxas.

Intelectuais de peso, como Erasmo e Montaigne, eram céticos em relação à bruxaria. Thomas Hobbes afirmava que tanto a loucura como a bruxaria resultavam de falhas na máquina do corpo descrita por Descartes. Por outro lado, muitos humanistas do Renascimento, sobretudo os neoplatônicos, eram praticantes da chamada magia natural.

A controvérsia ajudou, de alguma maneira, a impulsionar o estudo da melancolia. Os exorcistas precisavam saber quando estavam lidando com uma bruxa verdadeira ou com uma mulher doente, perturbada, melancólica. Essa era uma pergunta a que os médicos podiam responder, e os exorcistas começaram a recorrer a eles.[149] Um tratado do século XVI, *Pratica exorcistorum*, recomendava-o expressamente.

Apesar disso, a perseguição às bruxas prosseguia. Resultava dos fatores anômicos, ou potencialmente anômicos, que condicionavam a época: as violentas mudanças socioeconômicas, religiosas e políticas, a emergência de um novo tipo de Estado, o fracionamento da cristandade medieval, a urbanização, a inflação, as guerras, os conflitos, as epidemias. Tudo isso gerou "uma onda de melancolia, pessimismo e tristeza" a que muitas pessoas respondiam com furor maníaco.[150] Não só na Europa e não só no Renascimento. Na América do Norte a caça às bruxas teve seu ápice no episódio registrado em Salem, Massachusetts, no período entre 1691 e 1693. Oito meninas moradoras nas vizinhanças da vila começaram a exibir um estranho comportamento: perturbações da fala, movimentos espasmódicos, distúrbios emocionais. As jovens acusaram duas mulheres de Salem e uma escrava de Barbados de as terem enfeitiçado. No processo que se seguiu, dezenas de suspeitos foram aprisionados e submetidos a julgamento; vinte pessoas e dois cães foram executados. Por fim, o próprio governador teve de intervir, ordenando a libertação dos suspeitos.

A Inquisição na caça às bruxas desempenhou um papel importante. Estruturado no século XIII, o Santo Ofício preocupou-se inicialmente em combater as heresias, mas aos poucos foi ampliando sua área de atuação, no afã de controlar o pensamento da época. Isso gerou choques com, entre outros, Paracelso e Agrippa. Tommaso Campanella, autor de *A cidade do sol*, foi preso, bem como Galileu Galilei. Giordano Bruno, defensor das idéias de Copérnico, foi queimado na fogueira.

Na Espanha, onde foi estabelecida em 1478, a Inquisição tinha como alvos principais os cristãos-novos, ou marranos, judeus convertidos que muitas vezes eram acusados de manter suas práticas judaizantes. Atrás da motivação religiosa havia fatores políticos e econômicos. Os judeus eram comerciantes e financistas, médicos e intelectuais — dispunham portanto de um incômodo poder e precisavam ser neutralizados. A Inquisição tornou-se particularmente feroz quando Tomás Torquemada (1420-98) assumiu o cargo de inquisidor-geral. Eram freqüentes os autos-de-fé, as execuções públicas. Expulsos da Espanha em 1492, os judeus dirigiram-se para os Países Baixos e Portugal. Também em Portugal foram perseguidos, assim como na América hispânica. No Brasil, onde o Santo Ofício não tinha tribunais, eram feitas "visitações", a primeira delas datando de 1591. Numerosos processos foram abertos contra cristãos-novos. Houve uma pausa com a ocupação holandesa do Nordeste, finda a qual recrudesceu a perseguição. Muitos judeus, que haviam assumido sua identidade sob o domínio batavo, emigraram para o Caribe e para a Holanda. No Brasil, o Santo Ofício fez vítimas ilustres: o padre Antônio Vieira foi preso em 1662 e Antônio José, o Judeu, considerado o pioneiro da dramaturgia brasileira, foi supliciado em Lisboa — as execuções não eram feitas no Brasil.

Muitos conversos, conhecidos entre os judeus pelo depreciativo termo hebraico *mesumadim* (renegados), adaptaram-se à nova situação. Quando, no fim do século XVIII, o marquês de Pombal declarou extintas as diferenças entre cristãos-novos e cristãos-velhos, a assimilação foi praticamente completa e os resíduos do judaísmo passaram a se restringir a algumas práticas cuja origem de um modo geral as pessoas ignoravam e continuam ignorando. Pode-se, contudo, afirmar que a Inquisição cobrou seu preço, em termos emocionais, mesmo daqueles que a ela escaparam. Porque certamente não o fizeram sem culpa — e culpa gera melancolia. Sobretudo a culpa associada a uma sensação de insegurança, como era a dos judeus e de outros grupos, perseguidos e freqüentemente expulsos. Nas palavras de Roger Batra, antropólogo que se dedicou aos estudos de identidade: "A melancolia era uma doença de transição e de transformação, uma doença de gente deslocada, de migrantes [...]. Uma doença que atacava aqueles que tinham perdido algo e ainda não haviam encontrado o que buscavam. Doença de fugitivos, de recém-chegados. A melancolia desequilibrava aqueles que transgrediam limites proibidos, que invadiam espaços pecaminosos e que nutriam perigosos desejos".[151] Fugir — de um lugar, de uma identidade, de uma herança cultural — é algo que a pessoa não faz impunemente. Este fugitivo não é como o gato de Cheshire, aquele que, em *Alice no país das maravilhas*, desaparece, deixando apenas um surrealista sorriso no ar. Isto é particularmente verdadeiro no caso de um grupo humano como o dos judeus, que tem uma longa história de sofrimento e perseguições. Compreende-se assim a idéia renascentista segundo a qual a melancolia era uma enfermidade judaica. Para Johann Reuchlin (1455-1552), humanista, hebraísta e cabalista alemão, ardente defensor da cultura judaica, os judeus viveriam sob o signo de Saturno. Não é de admirar que médicos judeus se dedicassem ao estudo da melancolia.[152] Reconhecer a melancolia em seu próprio grupo não era difícil para esses doutores. O grande médico judeu-português João Rodrigues de Castelo Branco (1510-68), conhecido como Amatus Lusitanus, afirmava que quase todos os hebreus têm excesso de bile negra, o que atribuía a vários fatores: o temor e a tristeza que cercam sua existência, o estudo excessivo, a disciplina religiosa e — detalhe curioso — os preceitos dietéticos que obrigam à ingestão de alimentos formadores de humor negro. A associação entre dieta e melancolia não era rara à época, e terá desdobramentos, como logo veremos.

A Espanha herdou essa melancolia judaica, somando-a a outras melancolias. Batra estabelece uma espécie de genealogia: recuperada dos gregos pelos neoplatônicos de Florença, que nisso tinham, como se viu, o suporte filosófico (e médico) de árabes e judeus, a melancolia serviu de inspiração no Século de Ouro espanhol, período que vai do Renascimento ao Barroco e que se caracterizou como uma época fecunda na prosa (Cervantes, santa Teresa de Ávila), na poesia (Garcilaso de la Vega, fray Luis de León e san Juan de la Cruz, Góngora, Quevedo), no teatro (Lope de Vega, Tirso de Molina, Calderón de la Barca) e também nas artes plásticas (El Greco, Velázquez, Murillo, Zurbarán). Os elisabetanos ingleses, pensa Batra, foram influenciados pela melancolia quixotesca — e influenciaram, por sua vez, os franceses, a *tristesse* surgindo em paralelo com o *spleen*.

## ENTUSIASMEM-SE. FAÇAM FESTA. RIAM

Era preciso contrapor à melancolia algum antídoto espiritual para evitar que o ar do tempo se tornasse inespirável. E assim surge o entusiasmo.

Entendido como forma extremada de devoção religiosa (a palavra vem do grego e significa possuído por Deus, *Theos*), o entusiasmo foi objeto de numerosos estudos, como *A Treatise Concerning Enthusiasme*, de Meric (Maurice) Casaubon e *Enthusias-*

*mus triumphatus*, de Henry More. O entusiasmo freqüentemente estava associado à religião, manifestando-se por visões e "revelação"; mas Giordano Bruno, que fala do entusiasmo como *eroico furore*, sustenta que essa virtude (porque se trata de virtude) nada tem a ver com influências divinas. Panteísta, Bruno via no entusiasmo um impulso para que o ser humano desvendasse os mistérios do universo: os astros lhe abririam o caminho para a liberdade.[153] A alusão aos astros é característica da época: são eles que condicionam o destino humano (daí o já mencionado prestígio da astrologia, inclusive na medicina) e que guiam o homem nas viagens transoceânicas — a invenção do astrolábio foi um passo importante para a arte da navegação.

O longo subtítulo (subtítulos longos eram moda) do livro de Casaubon também dá conta da controvérsia em torno do termo: para o autor havia duas espécies de entusiasmo, o sobrenatural, ou "possessão verdadeira", e aquele que, confundido com o verdadeiro entusiasmo, era *an Effect of Nature*, um efeito da natureza, erroneamente interpretado como inspiração divina ou possessão diabólica, mas de fato loucura pura e simples. Com o que concordava Burton: entusiasmo era uma forma de doença mental. Sim, o entusiasmo podia neutralizar a melancolia — mas não seria o próprio entusiasmo uma manifestação da melancolia? Jean Riolan, o Velho, achava que os entusiastas estavam sob o efeito de "vapores melancólicos". Seu contemporâneo (final do século XVI) André du Laurens mencionava indivíduos em quem o humor melancólico era excitado por vapores sangüíneos resultando num estado de exaltação. Em *The Vanity of Dogmatizing*, Joseph Glanville diz que o entusiasmo é produto da imaginação aquecida por um cérebro melancólico.

Chama a atenção, nessas afirmativas, em primeiro lugar uma suspeita em relação ao entusiasmo: manifestação religiosa legítima ou maluquice? E, em segundo lugar, a associação do entusiasmo, uma manifestação maníaca, com a melancolia, numa época em que essa bipolaridade não era ainda consenso. A discussão não era apenas filosófica ou médica. Se se tratava de loucura, então era loucura com objetivos claros: na Inglaterra, multiplicavam-se as seitas de entusiastas, que intervinham ativamente na política. Luta de poder, portanto. Mas aos poucos a idéia do entusiasmo como doença paralela à melancolia foi se afirmando. Os entusiastas eram tratados com os métodos da época ou enviados para Bedlam, o hospício londrino.

Também a festa era um antídoto para a tristeza do cotidiano. No final do medievo e no começo da modernidade multiplicaram-se as festividades populares, ligadas ou não à Igreja. É a época em que os goliardos, estudantes que se vestiam de maneira característica, com guizos nos chapéus de várias pontas, percorriam a Inglaterra, a França e a Alemanha recitando poemas debochados (que serviriam de inspiração para os *Carmina burana* de Carl Orff) e apresentando sátiras contra a Igreja. Os goliardos eram apenas uma das muitas "confrarias alegres" (*confréries joyeuses*) que então surgiram, na França e em outros países. Os membros do grupo conhecido como Reino de Basoche, advogados, conselheiros e procuradores de Paris faziam uma encenação anual no Dia de Reis em que, mascarados, satirizavam autoridades civis e religiosas e os próprios juristas. Os Jovens Sem Juízo (*Enfants Sans Souci*), de boa família, declaravam-se temporariamente insanos e elegiam Príncipes dos Loucos. A partir disso surgiram desfiles obscenos que debochavam de maridos traídos, mulheres adúlteras, moças de vida desregrada, desfiles conhecidos na França como *charivari* e na Itália como *scampanate.*[154] O *charivari* era uma balada de deboche entoada por um grupo de pessoas, por exemplo sob a janela de um velho recém-casado com uma jovem libertina.

Essa é também a época em que o Carnaval ganha impulso. Originava-se, como já se disse, da Saturnália dos antigos romanos, ou talvez das Bacanais, festas em geral realizadas no solstício de inverno. Trata-se da noite mais longa do ano no hemisfério norte e, portanto, a mais lúgubre; neutralizá-la com uma festa deve ter parecido, à época, uma boa idéia (mais tarde, a Igreja estabeleceu quase a mesma data para o Natal). A propósito similar obedeciam outras celebrações, como a Festa dos Loucos. Não se tratava, como o nome pode sugerir, de uma celebração da loucura. Era, isso sim, uma válvula de escape — necessária, na medida em que, no Renascimento, as maneiras iam se refinando, impedindo a expressão da agressividade.

Roma e outras cidades italianas, notadamente Veneza, Florença, Milão e Nápoles, transformaram o Carnaval numa grande celebração que ocorria nos últimos dias antes da Quaresma, período destinado à penitência e à meditação. O contraste — na verdade a oposição — entre Carnaval e Quaresma, entre prazer e abstinência, não passava despercebido aos artistas. Em *O combate do Carnaval com a Quaresma* (1559), Pieter Bruegel retrata a Quaresma como uma dama seca, magra, triste, usando um vestido cinzento — o retrato da melancolia. Já o Carnaval, obeso, rubicundo, está sentado sobre um enorme tonel de bebida empunhando um espeto com carne assada. A palavra Carnaval, aliás, vem de carne, e de fato, carnes de porco, de vaca, de coelho eram consumidas em grande quantidade. Em muitas cidades alemãs, os açougueiros eram figuras importantes no desfile. Em Koenigsberg, em 1583, noventa açougueiros desfilaram carregando uma salsicha de mais de duzentos quilos. Mas "carne" também aludia, claro, à carnalidade, ao sexo; falos gigantescos às vezes apareciam nos desfiles. O que coincidia, como na Saturnália, com uma liberação geral de costumes, não raro agressiva; mascarados podiam insultar pessoas e criticar autoridades.[155]

Para o Carnaval não faltavam recursos, obtidos por vezes de maneira insólita. Nos séculos XIV e XV, os judeus de Roma, que à época gozavam da proteção papal, pagavam regularmente à câmara da cidade quinhentas peças de ouro, enorme quantia que se destinava ao financiamento do festejo. Essa espécie de tributo foi depois estendida a outros Estados papais.[156] Pontífices como Paulo II e Júlio III estimulavam o Carnaval, ainda que advertindo contra os excessos sexuais.

O Carnaval podia estar associado a desfiles religiosos, mas acabou tendo evolução própria. Assim, em Nuremberg, no século XV, o cortejo começava com dançarinos, a eles seguiam-se os mascarados e, por fim, os carros alegóricos (às vezes trenós: na Europa, o Carnaval é uma festa do inverno), com motivos históricos ou lendários: o Julgamento de Páris, o Jardim das Delícias, a Fonte da Juventude. Fonte da Juventude que Ponce de León, mais ou menos na mesma época (1513-21), procuraria na América recém-descoberta por Colombo, de cuja frota ele fizera parte.[157]

Quando se fala em Carnaval, impossível não mencionar o nome do grande estudioso do tema, Mikhail Bakhtin (1895-1975). Bakhtin mostra como esse e outros festejos cumpriam um papel histórico e psicológico importante, subvertendo, ainda que transitoriamente, a cruel ordem social: ao lado do mundo oficial, comportado, surgia um segundo mundo, carnavalesco. A localização da festa no calendário era apropriada, já que, no passado, ele ocorria logo após o ano-novo, marcando assim, diz Bakhtin, o fim do ano velho, dos velhos tempos; como o bifronte deus Janus, que deu origem à palavra janeiro, a festa medieval tinha uma face oficial, religiosa, a mirar o passado, e uma face debochada olhando o futuro.[158]

Tudo no Carnaval contribui para essa idéia de subversão.[159] Assim, a máscara é expressão de metamorfose, de violação dos limites, de ridicularização: um simbolismo inesgotável.[160] O grotesco, no Carnaval, emergia diretamente da cultura popular. O Renascimento, por assim dizer, redescobre o riso, que fora condenado na Idade Média sob a acusação de *saisir l'âme*, seqüestrar a alma. Hugo de São Vítor falava na *inepta laetitia*, a alegria inepta, grosseria manifesta no exagerado movimento da gargalhada, a *cachinatio* de são Bernardo (daí vem o verbo casquinar, dar risada), e que teria até conotação diabólica. É verdade que até o século XVI a tradição permitia brincadeiras na Páscoa, o *risus paschalis*, mesmo no interior das igrejas. Era uma válvula de escape para a tensão da Quaresma resultante de um longo período de jejum e abstinência sexual.[161]

Essa é a época em que a palavra *clown* começa a ser usada na Inglaterra e é a época em que, naquele país, a pantomima se torna popular. Surge, na Itália, a Commedia dell'Arte, com seu cômico improviso e sua sátira desenfreada, consagrando personagens como Arlecchino, Pedrolino, Pantalone. Mas o riso não é só subproduto de espetáculos, ele é uma forma especial de expressão da condição humana; afinal, ninguém menos do que Aristóteles observara que o homem é o único animal que ri. Só através do riso aspectos inusitados do mundo podem ser captados. Mais do que isso, acreditava-se que o riso tinha poder medicinal, curativo, capaz de neutralizar os efeitos negativos da bile negra. Essa crença teria se originado em um texto apócrifo conhecido como *Roman d'Hippocrate*. Conta esse texto que, a pedido de moradores de Abdera, Hipócrates vai visitar Demócrito, que estaria exibindo conduta insana. Presencia então o encontro de Demócrito com um homem que, por alguma razão, chora copiosamente enquanto o filósofo se limita a rir. Hipócrates censura-o por sua aparente insensibilidade; Demócrito responde que está apenas rindo da loucura da humanidade, o que, conclui o Pai da Medicina, é prova de grande sabedoria.

Riso e sarcasmo passaram assim a ser vistos como parte de

uma concepção filosófica do mundo. Rabelais, não por acaso médico, endossava essa visão. Não só ele. O *Roman d'Hippocrate* era lido e debatido na faculdade de medicina de Montpellier, onde Rabelais estudou (um de seus colegas era Nostradamus, ou Michel de Nostredame) e ensinou. O célebre doutor Laurens Joubert, professor dessa mesma faculdade, lançou, em 1560, o *Traité du Ris* abordando "sua essência, suas causas, seus maravilhosos efeitos" [do riso] no tratamento da melancolia.[162] Descartes, que também escreveu sobre o tema (em *Les passions de l'âme*), dedica-se, caracteristicamente, a analisar a fisiologia (ou a mecânica) do riso. Diante de uma situação risível (um imprevisto cômico, por exemplo), os pulmões subitamente se inflam; o ar neles contido, forçado para o exterior, ao passar pela traquéia produz o som característico. Mas, para que isso ocorra, é preciso, em primeiro lugar, que o sangue vindo do baço seja impelido até o coração pela surpresa da *admiratio.*[163]

O que é muito significativo. Do baço, sede da melancolia, o sangue tem de ir para o coração, órgão da emoção. E exatamente por isso o riso é terapêutico. Como diz Joubert, ele é especialmente valioso no caso de pessoas de compleição fria e seca (frieza e secura são características da melancolia), nas quais o coração é pequeno e duro — mas pode crescer e se enternecer pela chegada do sangue impulsionado pela *admiratio.* Rir é o melhor remédio.

A melancolia pode ter razões nobres. O riso, nem tanto. Filósofos e médicos concordam: toda vez que rimos estamos desprezando alguém, estamos zombando desse alguém. O que não nos poupa: como dizia Joubert, o riso não está completamente desconectado da tristeza.[164] E motivos para isso não faltam, acrescentava Robert Burton, para quem o mundo estava cheio de pessoas tolas. Particularmente ridicularizada (por vários autores, e Molière é um clássico exemplo) era a avareza, que estava na contramão da história numa época que começava a valorizar o consumo.

O riso propriamente dito é uma tentação que o homem superior deve, contudo, recusar. A ele convém muito mais o sorriso, que é uma expressão natural de afetuoso prazer e que pode até encorajar o próximo. Em *Pseudodoxia epidemica* (1640), o médico Thomas Browne discute uma interessante questão: terá Cristo rido alguma vez? Provavelmente não, diz Browne, mas ele certamente sorriu, porque o sorriso se teria constituído em prova de sua humanidade — uma humanidade associada ao divino. Essa associação aparece, numerosas vezes, na arte do Renascimento, por exemplo nos sorrisos de santos e de anjos. O sorriso angelical mistura a alegria ao sublime.[165] O sorriso também é expressão de melancolia, de ironia, de resistência contra o desespero. O agridoce humor judaico provoca sorriso, não riso. O sorriso é silencioso, contido; o riso é ruidoso. Sob forma de gargalhada, sacode a pessoa ("sacudido de riso" é uma expressão ainda usada). Por isso era recomendado como remédio contra a melancolia: tratava-se de sacudir o melancólico, de arrancá-lo à sua passiva (e irritante) imobilidade.[166]

Que Rabelais acreditava no poder do riso, demonstram suas obras *Gargântua* e *Pantagruel*. Nos dois casos estamos diante de uma ficção em que a imaginação é levada às últimas e maníacas conseqüências. Seduzindo o público, *Pantagruel* fez, de imediato, enorme sucesso. Gargântua e seu filho Pantagruel não são propriamente personagens novos; desde a Idade Média eles faziam parte do folclore popular. Nova e original é a narrativa que Rabelais constrói, cheia de humor e ironia, cujo êxito é comprovado pela transformação da palavra "pantagruélico" em adjetivo até hoje muito usado. Refeições gigantescas não faltam nos dois livros (*Gargântua* começa por um festim). São metáforas para a voracidade de uma época que quer absorver tudo, possuir tudo

co, em que os negócios são selados por apertos de mão (alternados com gritos, insultos, empurrões) e governado por crendices e superstições. Um negociante chamado Christoph Kurz, intrigado com as violentas variações dos preços, chegou à conclusão de que elas resultavam da influência dos astros. Desistiu dos negócios e se dedicou à astrologia, na qual fez grande sucesso.[172]

Outro exemplo do clima maníaco que caracterizava a especulação é a tulipomania, descrita por Charles Mackay no clássico *Extraordinary Popular Delusions and the Madness of Crowds.* O fenômeno teve início quando, em 1562, chegou a Antuérpia um navio que trazia de Constantinopla um carregamento de bulbos de tulipa (o nome vem do turco *tülbent*, turbante, por causa da forma dos botões da flor). Tratando-se de uma bonita flor, e provindo do Oriente, região sempre envolta em fascinante aura de

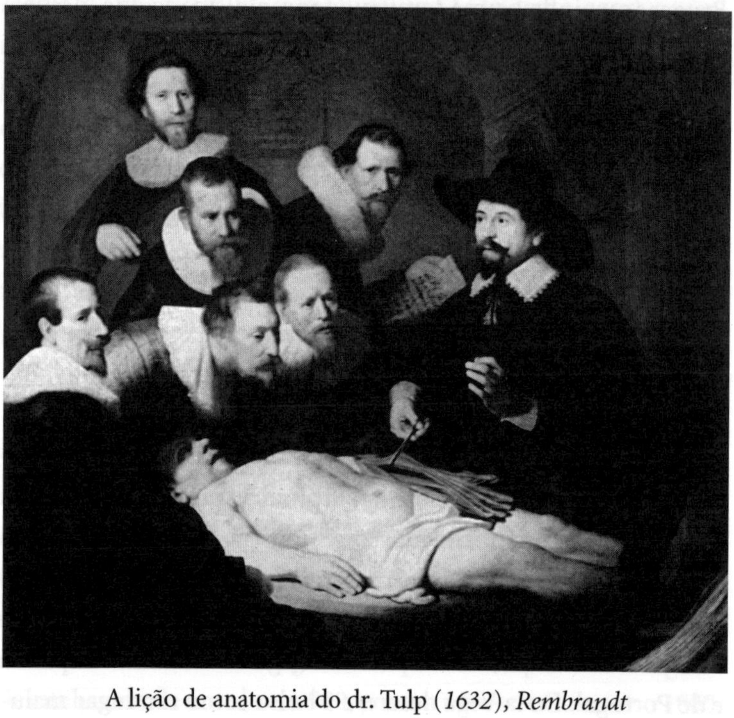

A lição de anatomia do dr. Tulp (*1632*), *Rembrandt*

mistério, não é de admirar que chamasse a atenção dos europeus. Mas ninguém poderia imaginar o que viria a seguir. Como o navio que aportara em Messina, a bordo vinha o contágio, no caso um contágio psíquico. A tulipa virou moda, e logo obsessão, com novas variedades sendo criadas constantemente. Mais do que isso, a posse de tulipas passou a conferir a seus donos um prestígio inimaginável. Um famoso médico de Amsterdã, Claes Pietersz, chegou a mudar o próprio nome para Nicolaes Tulpe, adotou a tulipa como símbolo. Sob o seu novo nome foi retratado por Rembrandt em *A lição de anatomia do dr. Tulp.*

A ânsia pelas flores desencadeou um surto especulativo inédito e maníaco. Os preços dispararam; pessoas vendiam até propriedades para comprar tulipas. O clima especulativo era favorecido pelo fato de que, à época, a Holanda saía de longa depressão econômica, resultado do bloqueio comercial da Espanha. A especulação coincidiu com um surto de peste bubônica que atingiu muitas cidades holandesas entre 1633 e 1637; só em Haarlem morreram perto de 6 mil pessoas. A mania especulativa servia para neutralizar o espectro da doença.

Estranhas histórias aconteciam. Um rico comerciante deu um arenque para o almoço a um marinheiro que lhe trouxera mercadorias. Por conta própria, o homem apanhou, no escritório do comerciante, algo que lhe pareceu uma cebola e foi embora. Quando o comerciante deu pela falta da suposta cebola, entrou em pânico: correu atrás do marinheiro e encontrou-o mastigando o que, na verdade, era um bulbo da tulipa *Semper Augustus*, de valor equivalente ao de uma suntuosa mansão de Amsterdã.

A partir de 1635 já não se tratava de comprar as tulipas propriamente ditas; eram vendidas enquanto ainda estavam sendo cultivadas, sob a forma de notas promissórias — uma espécie de transação que passou a ser conhecida como *windhandel*, comércio no vento, ou no ar. E, de fato, a introdução de papéis só fez crescer a bolha da especulação, antecipando o que hoje é conhecido como mercado futuro. Um mercado no qual até pessoas humildes colocavam suas economias, e o faziam apesar das repetidas leis que proibiam tal prática. O surto especulativo durou até 1637, quando o preço das tulipas despencou, arruinando muita gente.

Loucura? Talvez. Mas, parafraseando Shakespeare, havia método nessa loucura. Aliás, a antinomia entre método e loucura equivale, de certa forma, à antinomia entre melancolia (como atitude intelectual, superior) e mania. A mania só pode ser aceita socialmente se contida, moderada pelo método. E certo método houve no episódio da tulipomania. Tratava-se aí de colecionar obsessivamente uma flor. Mas era um tipo de coleção que, ao menos no início, e diferentemente de colecionar porcelanas chinesas ou tapetes orientais, estava ao alcance da burguesia holandesa. Do ponto de vista da comercialização, apresentava duas vantagens: a primeira era a da reprodutividade que, como observou Walter Benjamin, seria uma característica importante da obra de arte na modernidade. Não se tratava ainda de linha de montagem, nem mesmo de indústria, mas já era uma tentação para o consumo de massa. Com um importante porém: a tulipa é sazonal, e como todo produto natural está sujeita aos caprichos meteorológicos. Ora existe, ora não, o que é ótimo para as manobras especulativas. Cultivar tulipa era, no início, um prazer aristocrático; transformou-se depois numa forma de fornecimento de *commodities.*[173] De qualquer modo, no caso da tulipomania a loucura acabou dominando o método, até que ela própria se esgotou.

Outros episódios se seguiram, como aquele protagonizado pelo grande especulador escocês — cujo sobrenome não deixa de ser irônico — John Law. Em inícios do século XVIII, na França, Law criou uma companhia para explorar o ouro que se supunha existir na Louisiana, então possessão francesa. Law chegou a adquirir enorme poder: controlava as Companhias Francesas das Índias Orientais e da China, o monopólio do tabaco e ainda a Casa da Moeda, a arrecadação de impostos e La Banque Royale, o banco nacional. O banco emitia crescente quantidade de papel-moeda para financiar a compra de ações da companhia, que subiam de preço, exigindo mais dinheiro — numa circularidade típica de bolha especulativa que, naturalmente, acabou por estourar. Uma das vítimas de Law foi Isaac Newton. "Posso fazer cálculos acerca dos movimentos dos corpos celestes, mas não acerca da loucura das pessoas", comentou Newton, quando a especulação se acentuou — e, procedendo de acordo com esse raciocínio, vendeu suas cotas da companhia, aliás com grande lucro. Depois teve uma recaída — nem mesmo um Newton é imune à irracionalidade —, comprou cotas novamente e acabou tendo vultoso prejuízo.[174] Não foi a única vítima, nem foi Law o único especulador; numerosas *bubble companies* surgiram à época, todas com final ruinoso.

Baseado em uma gravura do holandês Pieter Nolpe, que retrata negociantes de tulipas dentro de um enorme barrete de palhaço, Chancellor faz uma analogia entre especulação e Carnaval. Tanto o Carnaval como a mania especulativa, observa, viram o mundo de cabeça para baixo. A mania especulativa põe em xeque os valores do capitalismo ascético: a devoção ao trabalho, a honestidade, a poupança.[175] Mas é um fenômeno cíclico, como os ciclos maníacos da doença bipolar. A especulação é um tipo de jogo, como a loteria, as apostas em corridas de cavalo e a roleta; como tal, tem um substrato psicológico. É uma tensão que pode ser resolvida pela ação de comprar e vender. E tem caráter lúdico, proporcionando uma volta à infância. O jogo da bolsa, para muitos, funciona como defesa contra a ameaça de severa depressão.[176] Exceto, claro, quando o próprio mercado está em depressão.

O Renascimento também viu o ressurgimento da utopia na literatura. Não se tratava, naturalmente, de um tema novo, como mostra a *República*, de Platão, mas a literatura de antecipação (bem diferente, claro, da ficção científica mais recente) ganha novo impulso numa época visionária que sondava, ansiosa, horizontes — e o futuro. Não por outra razão eram comuns, então, as práticas divinatórias. Havia nisso uma recuperação das teorias de Aristóteles e Demócrito; segundo este último, imagens "emanadas" de acontecimentos ou de lugares aparecem em sonhos ou transes.[177] A "melancolia genial" estaria associada a esse tipo de percepção extra-sensorial. Assim, lugares distantes e acontecimentos futuros poderiam ser visualizados por essas pessoas dotadas de qualidades especiais.

Nem sempre a antecipação era animadora. A partir do século XIV a idéia de um cosmo harmonioso e estável não mais se sustenta: o Ocidente vê-se ameaçado pela peste, pelo cisma religioso, pelas matanças. As expectativas apocalípticas (que incluíam a chegada do Anticristo) disseminam-se, levando as pessoas ora a uma extrema religiosidade, ora à luxúria; ora à penitência, ora ao gozo.[178] Em 1550, Richard Roussat publica um livro anunciando para 1564 uma conjunção planetária capaz de destruir a Terra — isto é, destruir o que sobraria do planeta após o novo dilúvio universal previsto por Henri de Fines para 1552.

Em matéria de premonição, nada ultrapassa as obscuras, sombrias profecias de Nostradamus. Descendente de cristãos-novos, Michel de Nostredame (1503-66) aprendeu com o avô fundamentos de astronomia, de astrologia, e talvez da Cabala, a numerologia judaica — o Sul da França, onde vivia, era um tradicional reduto de cabalistas. Teve uma vida, para dizer o mínimo, movimentada. Estudou em Avignon, enfrentou a peste em Bordéus, cursou medicina em Montpellier e, médico já formado, começou a praticar, recebendo críticas por seus métodos considerados heterodoxos — recusava-se a praticar a sangria, como outros doutores. Casou, teve dois filhos, mas perdeu toda a família num surto de peste. Acusado de heresia, foi perseguido pela Inquisição. Em seguida, vivenciou a peste de novo, dessa vez em Aix-en-Provence.

Enquanto isso, ia consolidando a reputação de astrólogo. Convidado pela rainha Catarina de Medici, fez horóscopos para a família real, ao mesmo tempo que recebia da rainha o título (e o salário) de médico da Coroa — à época, medicina e astrologia eram praticamente uma coisa só. Nesse meio tempo, previu a morte do rei Henrique II, o que lhe deu muito prestígio. Prever data de morte era um exercício comum; o próprio Robert Burton fez cálculos com base no dia de seu nascimento e concluiu que morreria em 1640 (acertou).

Desde o início as profecias de Nostradamus têm sido regularmente citadas cada vez que acontece uma catástrofe (como o ataque às Twin Towers, em Nova York, em 11 de setembro de 2001). Por causa de sua linguagem críptica, os textos permitem variadas interpretações. Assim, ele fala de um imperador nascido próximo à Itália, "menos um príncipe do que um carniceiro". Mais adiante, menciona três vilas, Nay, Pay e Loron, associadas às palavras "fogo" e "sangue". Não é difícil arrumar as letras desses nomes de modo a resultar em "Napolyon Roy" [179] concluindo que o imperador seria Napoleão.

A tradição de profetas e milenaristas se iniciara ainda antes de Nostradamus e recebera forte impulso com as Cruzadas. No começo do século XII, Joaquim de Flore dividira a história da humanidade em três períodos: a Idade do Pai, a Idade do Filho (que começa com Cristo) e uma Idade do Espírito Santo, na qual seria travada a batalha decisiva entre o Bem e o Mal. Derrotado o Mal, ocorreria a segunda vinda de Cristo e o Juízo Final. A idéia da "batalha final", aliás, já figurava nos textos dos essênios, uma seita judaica que muitos autores ligam à emergência do cristianismo.[180]

Numerosos movimentos milenaristas surgiram na Europa nos séculos XV e XVI: os taboritas da Boêmia, denominação evocativa do monte Tabor, onde Cristo anunciara a sua segunda vinda; os adamitas, cisão dos taboritas, tão radical que via pecado até no uso de roupas e que acreditava que a humanidade só seria salva quando o sangue dos inimigos da fé inundasse o mundo até a altura de um cavalo; os anabatistas, que fizeram da cidade de Münster, na Vestfália, o seu reduto, e que ali se concentravam à espera do fim do mundo. Profetas eram muito comuns na Inglaterra: caso de William Hackett, que alegava ser o Messias e que, com uma dentada, arrancou (e comeu) o nariz de um desafeto; de Ralph Durden, que dizia ter na coxa um sinal de nascença identificando-o como o rei messiânico mencionado no Apocalipse; e da Dame Eleanor Davis, de cujo nome os adversários fizeram um anagrama: "never so mad a ladie".[181] Líderes messiânicos continuaram a aparecer em outros países europeus. Seguidor das idéias do jesuíta Athanasius Kircher, o poeta barroco alemão Quirinus Kuhlman (1651-89) acreditava, como Kircher, ter escapado à morte milagrosamente, o que o levou a criar uma seita messiânica. Peregrinou por várias cidades européias, tentou converter o sultão da Turquia e por fim, denunciado ao czar da Rússia como herege, foi queimado na fogueira.[182]

Quem também tentou uma aproximação com o sultão, mas por motivos diferentes, foi Shabetai Tzvi (1626-76). Nascido em Esmirna, Turquia, filho de um rico comerciante, Tzvi estudou a Cabala e concluiu que as perseguições de que os judeus eram alvo indicavam o fim dos tempos. Associou-se a um cabalista, Nathan de Gaza, que o proclamou Messias. Passou a chefiar um movimento que reuniu numerosos adeptos: na Europa, no Norte da África, na Ásia Menor, judeus vendiam tudo o que tinham e preparavam-se para viajar para a Palestina, então sob o domínio otomano, onde o Messias deveria reinar, triunfante. Mas em 1666 — o "Ano da Besta" das profecias apocalípticas —, Tzvi foi preso na Turquia e colocado diante de um dilema: ou se convertia ao islã ou seria decapitado. Escolheu a primeira opção, e passou a pregar o islamismo aos judeus, o que lhe rendeu uma pensão de 150 piastras por dia e o título de Guardião das Portas do Palácio. Teve um sucessor, o também cabalista Jacob Frank (1726-91), o qual, apesar de excomungado pelos rabinos, enriqueceu com a contribuição dos fiéis. Autodenominado barão Frank, vivia num castelo e vestia-se como nobre. Como Tzvi, também se converteu, mas ao catolicismo, criando uma seita judaico-católica. Depois de sua morte, Eva, sua bela filha, continuou liderando os fiéis, usando até mesmo seus encantos físicos para seduzi-los.

O milenarismo tem a ver com o fim dos tempos, com o advento do reino de Deus. A utopia é diferente. Ela fala de lugares maravilhosos, livres das mazelas e dos sofrimentos que atormentam os seres humanos; lugares que são os equivalentes do Paraíso, mas localizados na geografia real — ou imaginária, uma antigeografia.[183] A geografia propriamente dita era objeto dos mapas, dos relatos mais ou menos fiéis de viagens; a antigeografia representava uma reação às vezes séria e com pretensões científicas, outras irônica, brincalhona, à seriedade do empreendimento marítimo. A distância entre o mundo conhecido e as terras recém-descobertas estimulava a fantasia. O mesmo acontecia na ficção: o Pantagruel de Rabelais viaja por lugares fantásticos, chegando à própria ilha da Utopia — esta, inspirada, segundo o seu criador, nos relatos de Américo Vespúcio. Pantagruélica era também a vida no mítico país da Cocanha, lugar de comida abundante e vida fácil (Cocanha pode ter vindo do latim *coquere*, cozinhar, através do provençal *cocagna* ou *coucagno*, ou do neerlandês medieval *cockaenge*, pequeno pastel doce). Tal lenda aparece já no século XII, mas se difundiu sobretudo nos séculos XVI e XVII, quando teve mais de cem versões diferentes — na França, na Alemanha, na Itália, em Flandres e[184] deu origem a um famoso quadro de Bruegel em que há mesas fartas, aves e porcos assados correndo em busca de glutões, e tortas sobre o telhado de uma casa.

O termo "maravilhoso", que aparece com tanta freqüência nos textos da época, é utilizado pelo próprio Colombo em sua terceira viagem: Hispaniola é como o Éden, e até "parece uma maravilha ainda maior (*pareçe aun mayor maravilla*)". "Maravilhoso" substitui com vantagem o entusiástico "miraculoso", que poderia levantar problemas teológicos e religiosos,[185] ainda que a descrição de lugares imaginários correspondesse em grande parte a uma aspiração cristã — de localizar sobre a Terra os lugares descritos na Bíblia, como faziam os monges em seus mapas. A idéia de comunidade ideal já existia em embrião na formação das próprias ordens religiosas — e seria transplantada para a América nas missões jesuíticas. A comunidade indígena organizada se constituiria em embrião de uma humanidade unida na fé cristã.

Colombo era leitor do *Livro das Maravilhas*, de Marco Polo, e de textos sobre lugares imaginários, que eram muitos. Por exemplo, o Brazil, mítica ilha ao sudoeste da Irlanda. A denominação teria vindo de Bres, filho de Etin, divindade celta. Brazil, que aparecia a cada sete anos, era a ilha da vida, da alegria, das belas mulheres. Outra lenda fala da ilha de Hy Brazil, com árvores cheias de pássaros brancos que seriam em verdade anjos — ilha essa descoberta por são Brandão (Saint Brendan) em meados do século VI. O nome Brazil teria chegado ao norte de Portugal através dos celtas da Galícia, sendo portanto conhecido antes da viagem de Cabral. Já a ilha de São Brandão (*Insula Sancti Brandoni*) apare-

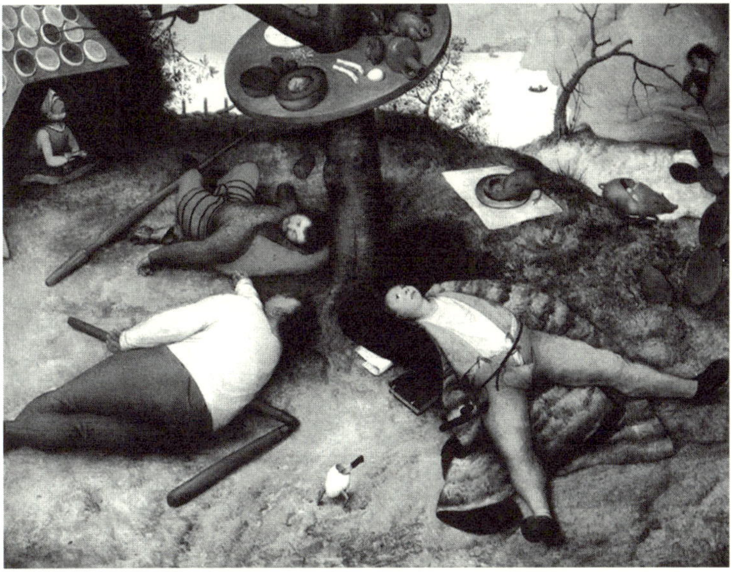

País da Cocanha (*1567*), *Pieter Bruegel*

cia nos mapas do século XIV, no mapa de Toscanelli (1457), que teria sido usado por Colombo, e na obra *Esmeraldo de situ orbis*, de Duarte Pacheco Pereira (1505), aliás um dos negociadores do tratado de Tordesilhas. Além da antigeografia, existia aquilo que Harley denomina "geografia antecipatória", cuja finalidade principal era assegurar o domínio sobre terras ainda não descobertas. Havia também a ilha das Sete Cidades, habitada por cristãos que haviam fugido da Espanha durante a invasão árabe e encontrada por dom Fernando de Ulmo, nobre português em cuja narrativa, contudo, ninguém acreditava; a ilha Aprositus, ou Inacessível, que se afastava à medida que os navegadores dela se aproximavam; e ainda Antilha, sede de um reino cristão fabulosamente rico, que deu o nome às terras encontradas por Colombo.[186]

Como foi dito, as idéias utópicas já estavam presentes em Platão — e a recuperação da filosofia platônica é uma das características do Renascimento. O termo "utopia", contudo, foi criado em 1516 pelo inglês Thomas More, para designar a ilha imaginária em que viveria uma sociedade perfeita, lugar encontrado pelo fictício navegante português Rafael Hitlodeu. O sobrenome do personagem é significativo: vem do grego e quer dizer, mais ou menos, "fornecedor de absurdos". Hitlodeu teria viajado com Américo Vespúcio e visitado regiões longínquas. A narrativa se enquadra nas chamadas "utopias de espaço", referindo-se a algum lugar desconhecido, fantástico, mas feliz, em contraposição às utopias de tempo, que transferem a felicidade para o porvir ou para o passado. Fica claro, porém, que o objetivo de More é criticar a sociedade inglesa de sua época; assim, ele menciona "o grande número de nobres que, não satisfeitos com a própria ociosidade, vivem preguiçosamente, como zangões, do trabalho de seus rendeiros, a quem esfolam até o osso, fazendo-os pagar rendas elevadíssimas".[187] A Utopia fica localizada não em um continente, mas numa ilha, como era o caso de São Brandão e de Brazil.[188]

Na Utopia de More encontramos uma civilização cujo nível material é semelhante ao da Inglaterra no século XVI. Diferente é a superior organização, baseada na racionalidade e em princípios éticos: assim, a ociosidade é combatida. Todos têm de trabalhar, ainda que as tarefas desagradáveis fiquem para os escravos.

O livro de Thomas More serviu de modelo para outras obras no gênero, como *A cidade do sol*, de Tomaso Campanella (1602), *A nova Atlântida*, de Francis Bacon (1627), *Os Estados e o império da lua*, de Cyrano de Bergerac (1657).[189] A Nova Atlântida é particularmente interessante por ser uma utopia em que a ciência desempenha um papel importante. Há máquinas que podem voar e comunicação a longa distância, animais são cruzados para formar novas espécies, medicamentos curam doenças e prolongam a vida. As pessoas vivem em harmonia, não há roubo ou violência. A administração está a cargo de uma ordem semimonástica de abnegados cientistas.

O próprio Robert Burton precede a sua análise com a descrição de uma utopia, "destinada a afugentar a própria melancolia", já que o intelectual é, por natureza, um melancólico: "Se não quiser aceitar o *sacrificium intellectus* é obrigado a aspirar a um mundo melhor e a criá-lo na mesa de trabalho: uma fuga na utopia".[190] Neutralizar a melancolia era um propósito expresso dos autores utópicos: a alegria é um dos objetivos maiores da vida na Cidade do Sol.

Não faltava, contudo, à obra dos utopistas, vinculação com a realidade: o aparecimento de seus textos coincidia com os descobrimentos marítimos, que mobilizavam boa parte da fantasia européia no Renascimento. Diz Sérgio Buarque de Holanda em *Visão do paraíso*: "A idéia de que do outro lado do Mar Oceano se acharia, se não o verdadeiro Paraíso Terreal, sem dúvida um símile em tudo digno dele, perseguia, com pequenas diferenças, a todos os espíritos. A imagem daquele jardim fixada através dos tempos em formas rígidas, quase invariáveis, compêndio de concepções bíblicas e de idealizações pagãs, não se podia separar da suspeita de que essa miragem devesse ganhar corpo num hemisfério ainda inexplorado".[191]

"Quem ouviu falar do Peru indígena?/ Quem, de barco, explorou/ o imenso rio Amazonas?/ Sem embargo, tudo isso existiu, ainda que o homem de tal não tivesse sabido:/ de tempos sábios estava escondido/ e o futuro mostrará coisas ainda desconhecidas", dizem os versos do poeta inglês Emund Spenser (*c.*1552-99). Expressam o desafio do Novo Mundo, um desafio a que os recém-chegados trataram de responder mobilizando o seu próprio imaginário, no processo que Edmundo O'Gorman denominou de "a invenção da América".

Nessa invenção, os motivos edênicos desempenharam papel importante. O jurista Antonio de León Pinello, conselheiro real da Espanha, escreveu, em meados do século XVII, um volumoso texto para demonstrar que o Paraíso se encontrava no centro da América do Sul. Os quatro rios do Éden seriam o rio da Prata, o Madalena, o Amazonas, o Orinoco. A Árvore do Bem e do Mal não dava maçãs, e sim maracujás, o fruto da paixão, que, pela cor e pelo sabor, levou Eva à perdição.[192] As frutas da América surpreendiam e encantavam os europeus, bem como as matas, os rios, o clima em geral — o sol quase sempre a brilhar. Os europeus, sobretudo os do Norte da Europa, ressentiam-se do longo inverno, associado, como já vimos, à depressão. A melancolia européia teria assim uma explicação objetiva, geográfica. É só olhar o mapa. África e América do Sul são continentes triangulares: mais "largos" na região do equador, vão afinando na direção do pólo Sul, do frio. Já a Europa e também a América do Norte são retangulares; mesmo aproximando-se do pólo Norte, a largura não diminui. É, proporcionalmente, mais terra exposta ao frio do que no hemisfério sul. Ou seja: há uma bipolaridade geográfica correspondendo a uma bipolaridade histórica e, em certa medida, a uma bipolaridade emocional. O professor norte-americano Leonard Jeffries propôs uma controversa divisão da humanidade: *Ice People*, o Povo do Gelo, são os europeus — gananciosos, agressivos, gente que volta contra seus semelhantes a hostilidade que experimenta sob um clima inclemente. *Sun People*, Povo do Sol, são os habitantes do trópico, gente afetiva, comunitária, generosa. Essa idéia provocou ainda mais discussão do que *Black Athena* (1987), a obra em que o professor inglês Martin Bernal defende a tese de que a cultura grega teria raízes afro-asiáticas: viria do Egito (então com população predominantemente negra) e do Oriente Médio semita.

Frio é sinônimo de melancolia. De culpa. De consciência do pecado — que não existe ao sul do equador. Por isso Oswald de Andrade falava do homem edênico — edênico, como Adão antes de ser expulso, Adão sem culpa. Trazer de volta o Paraíso é o ideal messiânico — e messiânico foi, sob certos aspectos, o descobrimento, "uma reviravolta radical na história cultural européia, comparável somente com a refutação da representação geocêntrica do cosmo pela astronomia renascentista".[193] Nesse paraíso, abolidos estariam o autocontrole dos instintos e a culpa. Sem culpa, não há melancolia, não há sofrimento. Estamos na Idade de Ouro, aquela imagem resgatada pelo Renascimento da Antiguidade clássica. Só que agora se trata de ouro nos dois sentidos.

Nem sempre a visão do Novo Mundo era paradisíaca. A sátira de Joseph Hall, *Mundus Alter et Idem* (1605), fala de uma Terra Australis (parte da qual estava na Amazônia) cujos habitantes eram malucos, ladrões, charlatães. É uma versão autoritária e pessimista do *contemptus mundi*, o "desprezo do mundo" calvinista. As terras podiam ser maravilhosas, mas seus habitantes representavam uma incógnita, à qual a imaginação renascentista respondia criando seres fantasiosos. Herança cultural da Antiguidade clássica, na qual criaturas monstruosas tinham um papel destacado.

Em primeiro lugar, existiam os monstros naturais. Os gregos afirmavam que o corpo humano se forma, no útero, por conjunção de partes, e que, quando uma dessas partes se "desgarrasse", teríamos um monstro. Além disso, havia os seres imaginários — os ciclopes, os faunos, os centauros —, objeto do poema épico *Teogonia* de Hesíodo (*c.*700 a.C.) mas descritos também por Aristóteles, que, nesse assunto, mostrava-se notavelmente crédulo. Não só ele. Plínio, o Velho, descrevia em 77 d.C. os arimaspes, com seu único olho no meio da testa; os habitantes de Abarimon, que tinham os pés virados para trás, os psilas, que emitiam um odor capaz de adormecer serpentes. A criação de monstros imaginários segue certas regras: resulta da combinação de seres diferentes, ou confere a esses seres dimensões enormes — caso dos titãs, gigantes —, ou lhes atribui formas em nada parecidas com o que se conhece.

O universo das monstruosidades teria vida longa, penetrando a tradição cristã: em santo Agostinho encontramos descrições de criaturas fantásticas. Em 850 é traduzido para o latim o *Romance de Alexandre*, conjunto de cartas supostamente escritas pelo célebre monarca à mãe e ao preceptor, Aristóteles — e que servem de pretexto para a introdução de uma galeria de seres fantásticos: dragões, gigantes, homens com cabeça de cavalo, seres que Alexandre teria encontrado em suas campanhas. No final da Idade Média surgem os bestiários, com sua espantosa relação de seres imaginários. Brunetto Latini (1263), por exemplo, fala da mantícora, já mencionada pelo médico grego (século IV a.C.) Ctésias de Cnido: um animal da Índia com rosto humano, corpo de leão e cauda de escorpião. Histórias semelhantes eram narradas por viajantes como Nicolo, Matteo e Marco Polo, Giovanni Pián del Carpini ou Guilherme de Rubrouck, homens que cruzaram rotas de caravanas através da Ásia durante o século XIII. A introdução da imprensa favoreceu a disseminação de numerosas obras a respeito, como as *Viagens*, de Jean de Mandeville (*c.*1360). Ali temos as habituais referências a gigantes e criaturas fantásticas, além de uma menção à ilha de Taprobana, aquela que figura em *Os lusíadas* e na qual havia montanhas de ouro — ouro separado de suas impurezas por formigas enormes, do tamanho de cães (ficando pronto para ser levado). A *Terra incognita* dos mapas medievais era povoada, em imaginação, com as mais surpreendentes criaturas; afinal, como diziam muitos daqueles mapas, *Ibi sunt monstri*, ali existem monstros.

Os relatos prodigiosos foram endossados por ninguém menos que Ambroise Paré. Em *De monstres et prodiges* (1575), Paré diz que os monstros são testemunhos da cólera de Deus (ou de sua glória), mas resultam também de outros fatores, como a quantidade excessiva ou insuficiente de sêmen ou a imaginação da mãe: assim, uma mulher que tivera relações com o marido segurando na mão uma rã (o que era tratamento para alguma doença) dera à luz uma criança com cara de batráquio. Paré fala em um monstro com cornos, duas asas e uma pata de ave, e de animais com corpo de cão e patas de boi; menciona os astomes (grego: sem boca) que só se nutriam de perfumes; os ciápodes, que tinham um único e imenso pé.[194] As criaturas fantásticas ou deformadas excitavam a imaginação renascentista, como mostram as obras de um Bosch e de um Bruegel.

Tais relatos, tais pinturas, tais livros cumpriam uma função. Em primeiro lugar, correspondiam a uma natural e mórbida curiosidade, a curiosidade que há muito tempo faz pessoas freqüentarem feiras e circos para ver gigantes, anões, mulheres barbadas.[195] Mas a "imaginação monstruosa" serve a outras funções. Político-religiosas, por exemplo. A Reforma protestante, com sua disposição iconoclasta, via uma associação entre a presença de imagens nos templos e o nascimento de crianças deformadas. Funcionava aí um mecanismo análogo àquele designado pelo termo francês *envie*, que, literalmente, significa desejo. Aquilo que a grávida desejasse fortemente, uma fruta, por exemplo, apareceria como marca no corpo do recém-nascido. Da mesma maneira, diziam teólogos protestantes, quando uma grávida apresenta uma fixação numa imagem, mesmo que de um santo, um monstro pode estar em gestação.[196, 197]

O Novo Mundo revelou-se uma fonte inesgotável de relatos sobre seres fantásticos. sir Walter Raleigh dizia ter avistado na Guiana, no final do século XVI, homens sem cabeça e com olhos no tórax. Pero de Magalhães Gândavo fala (1576) da Ypupiara, aparecida em São Vicente: cabeça e focinho de cão, seios de mulher, patas de ave de rapina. O jesuíta Fernão Cardim descreve como esses monstros liquidavam suas vítimas: "Abraçam-se com a pessoa tão fortemente, beijando-a e apertando-a, que a deixam feita toda em pedaços". José de Anchieta mencionava o Curupira, com seus pés voltados para trás, como os ciápodes de outras lendas.[198] Em *Diálogo das grandezas do Brasil* (1618), de Ambrósio Fernandes Pinto, lemos sobre o fétido odor emitido pelo cangambá (gambá): homens ou cavalos atingidos pela "ventosidade" do animal perderiam os sentidos por três ou quatro horas. O texto sugere a possibilidade de se usar o animal como arma de guerra: treinados, soltariam a "ventosidade" no momento oportuno, derrotando exércitos. E temos também o relato de bugios que se barbeiam mutuamente, de cobras monstruosas que renascem como a Fênix.

Aos textos de viajantes estrangeiros também não falta a credulidade: falam de peixes que têm pedras no lugar de cérebro, moluscos que menstruam como mulheres. A expressão "singularidades" aparecia com freqüência, tanto para celebrar a opulenta natureza, a fertilidade do solo, como para falar nas criaturas fantásticas. E singularidade tanto pode ser causa de deslumbramento como de terror. Uma gravura da obra *Grandes viagens*, do artista belga Theodor de Bry, é muito sugestiva: chama-se *O inferno brasileiro* e mostra seres humanos atormentados por monstruosos demônios.

Na Europa havia muito interesse por tais relatos. E não só pelos relatos. Datam dessa época os "gabinetes de curiosidades", coleções particulares de objetos estranhos trazidos pelos viajantes que retornavam do Novo Mundo. As histórias sobre criaturas estranhas constituíam uma espécie de gabinete de curiosidades do imaginário. *A tempestade*, de Shakespeare, encenada pela primeira vez em 1611, teria sido em parte inspirada no relato *O descobrimento das Bermudas*, de Sylvester Jourdain, aparecido no ano anterior. Entre os personagens temos Caliban (anagrama de canibal), escravo do desterrado Próspero, duque de Milão, que vive na ilha com sua filha Miranda. Caliban é um ser monstruoso, malcheiroso, infantil e traiçoeiro. Filho de uma bruxa, é, na verdade, uma criatura da natureza, mais dominado pelo instinto que pela razão — em contraste com o inefável Ariel, o espírito do ar, que ali também habita. Caliban, que, cheio de admiração por Próspero, revelara a seu senhor os recursos da ilha, sente-se espoliado, perdido. É verdade que Miranda lhe ensinou o uso da linguagem, mas a única vantagem que ele tirou disso foi, em suas palavras, "aprender a praguejar". E ele deseja que a "peste rubra" — tinha de ser a peste, naturalmente — liquide Próspero.

Caliban transformar-se-ia, para os intelectuais latino-americanos, em um personagem paradigmático, objeto de numerosos livros e ensaios. O uruguaio José Enrique Rodó viu nele a personificação dos Estados Unidos, com seu agressivo capitalismo em expansão, enquanto Ariel simbolizaria a América Latina, a Europa — a civilização, enfim. Para o argentino Aníbal Ponce, Caliban é a expressão das "massas oprimidas". Roberto Fernandez Retamar concorda: "Nosso símbolo não é Ariel, como pensou Rodó, mas Caliban. Isso se torna particularmente claro para nós, mestiços que habitamos as mesmas ilhas onde morou Caliban: Próspero invadiu as ilhas, matou nossos antepassados, escravizou Caliban e lhe ensinou sua língua para poder se entender com ele. Não conheço outra metáfora mais adequada para a nossa situação cultural, para a nossa realidade".[199]

A fantasia européia a respeito do Novo Mundo era, pois, como a época que estamos descrevendo, ambivalente: melancólica e entusiasta, maníaca e depressiva. De um lado, os perigos: monstros, canibais. De outro a possibilidade de uma riqueza infinita: ouro, prata, pedras preciosas — na América ficaria a misteriosa Ofir, para onde iam as naus do rei Salomão em busca de ouro para a construção do templo de Jerusalém. E lá estavam também o

Eldorado, o Grande Paititi, as Sete Cidades de Cibola, com seus fabulosos tesouros.

A população indígena também tinha suas fantasias, que resultaram funestas. Os europeus foram confundidos — dentro da concepção de um tempo cíclico, de um passado que volta — com figuras míticas, poderosas.[200] Os cavalos eram particularmente aterradores: equivaliam aos monstros temidos pelos europeus, só que eram reais. Explica-se, assim, ao menos em parte, o fato de dezenas de milhares de indígenas não terem conseguido resistir aos conquistadores e seus reduzidos bandos de soldados.

## EXPERIMENTEM OS SABORES DO EXÓTICO

O fim da Idade Média e o Renascimento constituem uma época de gula. Dentro do clima de hedonismo que passou a caracterizar os novos tempos, a mesa farta ocupava um lugar de destaque. Os poemas dos goliardos cantavam os prazeres do sexo e do jogo, da comida e da bebida. Dizem versos espanhóis da época: "*Desque te conoci nunca te vi ayunar;/ almuerzas de mañana, no pierdes la yantar/ sin mesuras meriendas, mijor quieres cenar*" [Desde que te conheço, nunca te vi jejuar,/ fazes a refeição da manhã, não perdes o almoço,/ sem medidas fazes a merenda, e melhor queres jantar].

Essas quatro refeições por dia contrastavam com as duas que haviam sido hábito na Idade Média. Uma nova classe mercantil tinha agora recursos para comer mais e melhor; o próprio intercâmbio comercial ampliara os cardápios, fornecendo novas iguarias, novos condimentos. Gurmês proliferam; livros de culinária estão entre os primeiros livros impressos, sobretudo na Itália e na França. Assim, já em 1474 aparecia *De honesta voluptate* [A voluptuosidade honesta], de Bartolomeo Sacchi, intelectual que se escondia sob o pseudônimo de Platina de Cremona. Baseada no famoso Apicius, da Roma antiga, a obra teve grande sucesso.[201] Na Espanha do Século de Ouro, eram comuns os festins palacianos — em contraste, naturalmente, com a miséria do povo. O conde de Benavente ofereceu a Filipe II uma "merenda" de pescados e doces que incluía mais de quinhentos pratos. O marquês de Heliche promoveu um banquete para o qual foram preparados um bezerro inteiro, quatro carneiros, duzentas galinhas, duzentos pombos, duzentos coelhos, duzentas perdizes, quinhentos chouriços, mil pernis... Isso apesar dos conselhos médicos e dos provérbios que recomendavam comer pouco: *De hambre a nadie vi morir, de mucho comer, cien mil* [De fome, não vi ninguém morrer; de muito comer, cem mil].[202] Rabelais tinha em que se inspirar, para descrever refeições pantagruélicas.

Não se tratava só de quantidade. Tratava-se também de variar as receitas, os ingredientes. Entre estes, as especiarias — pimenta, cravo, canela — desempenhavam papel especial: em nenhuma época da história européia foram tão procuradas quanto no período que vai dos séculos XIV a XVI. Especiarias figuravam em cerca de três quartos das receitas usadas pelos *chefs* da época. Nunca, também, elas tiveram tanto peso no comércio internacional, cujo monopólio era disputado pelas grandes potências da época, mesmo porque as especiarias representavam uma vantagem do ponto de vista do transporte: eram, como o ouro e os diamantes, uma carga de valor alto em relação ao volume. Os comerciantes de especiarias tornaram-se muito ricos; na Alemanha, pessoas de posses eram chamadas de *Pfefersack*, saco de pimenta. Quando, no século XVI, os portugueses se apoderaram dos portos mais rentáveis da África oriental, da costa ocidental da Índia e do golfo Pérsico, uma de suas primeiras providências foi impor o monopólio da pimenta. O comércio de especiarias era a principal fonte de ingressos para a Coroa portuguesa.[203]

Por que essa "fome" pelas especiarias? A explicação clássica é de que elas serviam para preservar os alimentos. Mas esse raciocínio não é muito convincente: as especiarias seriam caras demais para tal finalidade e também não eram conservantes habituais, como o sal, o vinagre, o óleo. Carne conservada era, aliás, pouco comum: os animais costumavam ser consumidos no dia do abate. Se alguém comia carne estragada não eram os ricos, os únicos que poderiam pagar pelas especiarias. Mas quem sabe o fato de as especiarias serem raras tornava-as tão desejáveis? De novo, é pouco provável. Havia lugares em que a cerveja era mais rara do que o vinho, mas nem por isso o vinho perdia seu status.

Uma razão para a procura de especiarias eram suas supostas virtudes medicinais. Baseados no ensinamento da medicina árabe, que gozava de grande prestígio, os europeus acreditavam que tais substâncias curariam doenças e prolongariam a vida — tanto que os próprios médicos, ao visitar doentes durante os surtos de peste, protegiam-se segurando um cravo junto ao nariz. À época havia a hipótese de que a doença era causada por miasmas, emanações, que seriam neutralizados pela especiaria. Dizia *Le Thresor de la santé* [O tesouro da saúde], publicado em 1607: "A pimenta-do-reino conforta o estômago, dissipa os gases, faz urinar, cura os calafrios das febres intermitentes, neutraliza o veneno da cobra". O cravo-da-índia era considerado bom para os olhos, para o fígado, para o coração e para o estômago, auxiliando a digestão. Como vimos antes, o processo da digestão era considerado análogo ao processo de cocção — e seria ajudado pelo "calor" das especiarias. Substâncias — algumas das quais depois se tornaram aditivas — como o açúcar, o café, o chá, o tabaco, o álcool e a coca foram introduzidas por recomendação médica.[204]

As especiarias também eram consideradas substâncias afrodisíacas,[205] O que remete a seu outro e importante uso: o estímulo psicológico, em que o alimento desempenha um papel importante. Alimentos "sem graça" tornam a vida "sem graça". "É provável", diz Keith Thomas, "que a apatia gerada por uma dieta composta basicamente de cereais criasse maior demanda de estimulantes."[206] As especiarias tinham tudo para funcionar como estimulantes. Para começar, sua origem apelava ao imaginário: vinham do misterioso Oriente e, mais tarde, de um Novo Mundo supostamente paradisíaco. A isso se acrescentava a simbologia peculiar dos alimentos, o que possibilitava sua utilização de acordo com a doutrina da simpatia, segundo a qual nozes, por exemplo, deveriam fazer bem para o cérebro — a noz é parecida com o cérebro. Já o vinho tinto deveria ser bom para o sangue.

De acordo com esse enfoque, havia alimentos considerados melancólicos: a carne de coelho, por exemplo, por tratar-se de um animal tímido. E, como vimos, alimentos frios e secos também induziriam à melancolia, contra a qual as quentes especiarias representavam um antídoto. Um antídoto que titilava o paladar, como até hoje lembra a linguagem corrente: história "picante" é aquela que as pessoas ouvem de olhos arregalados, boca aberta, salivando até.

Tratar a melancolia dessa maneira não era novidade. Sendo a bile negra malcheirosa (daí o mau hálito dos melancólicos), substâncias aromáticas, como o limão, eram colocadas no quarto dos melancólicos. Como já mencionado, o vinho era recomendado para estimular o componente sangüíneo do temperamento; além disso simbolizava o sangue de Cristo nos rituais de exorcismo. As especiarias simplesmente deram continuidade, numa escala muito maior, à tendência de mudar os humores através da comida.

Paralelamente ao aumento da demanda por essas substâncias, cresciam as taxas alfandegárias impostas por cidades-Estado como Veneza. A isso juntou-se o bloqueio, pelos turcos, das tradicionais rotas de transporte. Surgia assim um poderoso estímulo para as navegações marítimas, que também visavam a um produto de importância crescente: o açúcar, aliás, também considerado especiaria. Não se pode falar em Novo Mundo sem falar no açúcar, que foi decisivo na economia das Américas nos primeiros séculos, depois de seus descobrimentos.

O açúcar — a sacarose — é componente de numerosas plantas, mas na prática é extraído da cana-de-açúcar ou, em menor escala, da beterraba. Na Antiguidade clássica, a principal substância edulcorante era o mel de abelhas — a cana-de-açúcar era denominada *mel in cannis*. Ela foi inicialmente cultivada na Nova Guiné, e depois nas Filipinas e na Índia, onde aparecem as primeiras referências ao uso alimentício do açúcar, por volta do século IV antes da era cristã. Os árabes aprenderam a utilizar o açúcar e, em suas conquistas, disseminaram-no pelo mundo; assim, a cana começou a ser cultivada em regiões do Mediterrâneo europeu. De outra parte, as cruzadas também resultaram em conhecimento maior da substância. Veteranos da Primeira Cruzada (1096-99) contavam que nas planícies de Trípoli era comum o uso de uma substância doce ali conhecida como *zuchra*, muito apreciada — e à qual se devia a resistência à fome dos habitantes de cidades sitiadas.[207] Os cruzados não tardaram em arrebatar aos árabes plantações de cana localizadas no Oriente Médio. Veneza tornou-se um centro de comercialização do açúcar. De imediato, o produto entrou no cardápio europeu, sobretudo no cardápio aristocrático: mesas de banquete eram até decoradas com esculturas de açúcar.

A que se deve a rápida e entusiástica adesão ao açúcar? Em primeiro lugar, à doçura (convenhamos: a própria palavra já seduz). Dos quatro sabores, três têm conotação nem sempre agradável, como podemos constatar até por expressões do cotidiano. Dizemos que uma conta é "salgada", quando ela representa um choque em nosso orçamento; dizemos que fulano é "amargo" ou "azedo" quando se trata de uma pessoa de difícil relacionamento. Há uma razão biológica para essa aversão. Muitas substâncias tóxicas são amargas, muitas substâncias deterioradas ficam azedas — ou seja, o organismo precisa estar atento a esses sabores, como precisa estar atento para o excesso de sal.[208] Mas com respeito ao açúcar, a vigilância não é tão estrita; trata-se de substância familiar, amiga, protetora, até: remete-nos ao primeiro alimento, o leite materno.

O açúcar não fornece matéria-prima para a formação de tecidos — trata-se de caloria vazia —, mas pode ser importante fonte de energia. E energia era algo muito valorizado numa época de conquistas e empreendimentos. Atualmente a obesidade resultante da ingestão excessiva de hidratos de carbono é vista como um problema, mas na época não era assim. Gordura era sinônimo de saúde. Isso ficou mais evidente quando a tísica tornou-se um espectro a amedrontar as comunidades. A tuberculose era uma condição popularmente associada à magreza.

O açúcar tinha ainda outras vantagens: tornava mais palatáveis as substâncias progressivamente adotadas como estimulantes, o café, o chá, o chocolate. E, muito importante, era considerado medicinal. Dióscorides, médico grego do século I da era cristã e cujo conhecimento das plantas medicinais era lendário, recomendava o *sacharon* como remédio em problemas abdominais e urinários.[209] Nos tratados médicos (*O tesouro dos pobres, Tratado das febres*) atribuídos a Pedro Hispano (*c.*1205-77), o açúcar é mencionado freqüentemente. Mestre Ascenso, médico de Afonso X, prescrevia o açúcar como tônico para os cavaleiros durante a guerra. Indicação semelhante encontra-se no *Livro dos conselhos do rei dom Duarte.*[210] Açúcar aparecia nas receitas destinadas a combater o frenesi, a dor nos olhos, as doenças do peito, a síncope, a inanição, a náusea, o soluço.[211] Na França, o produto só era encontrado nas *drogueries* e *épiceries.* À semelhança do que acontecia com as especiarias, acreditava-se que o frio e seco humor melancólico era neutralizado pela doçura quente e úmida do açúcar. Crença não totalmente destituída de fundamento: existe uma correlação entre estado emocional e nível de açúcar sangüíneo. A ansiedade pode levar a uma diminuição da taxa de glicose no sangue. Já os carboidratos elevam o nível sangüíneo de serotonina: o diabetes, situação na qual o organismo não pode utilizar adequadamente o açúcar, não raro se associa a estados depressivos.

Havia ainda outra razão para o cultivo da cana-de-açúcar: a produção de bebida alcoólica. No Caribe, o rum tornou-se de imediato um item básico no comércio triangular entre Europa, África e América. Na verdade eram dois triângulos. No primeiro, produtos manufaturados europeus eram vendidos na África, escravos africanos eram embarcados para a América e açúcar da América ia para a Europa. No segundo triângulo, escravos africanos iam para as plantações das Índias Ocidentais, de onde o melado era enviado para a Nova Inglaterra, que, por sua vez, produzia o rum para a África. A bebida alcoólica era utilizada como moeda de troca e também desempenhava papel importante na submissão dos colonizados.

Para o Brasil, o açúcar foi trazido pelos portugueses, que já cultivavam a cana em outras colônias — e dominavam o comércio açucareiro internacional. As mudas vinham da Madeira, Cabo Verde e São Tomé. O processo de colonização foi impulsionado pelo cultivo da cana e pela fabricação de açúcar; engenhos, os primeiros dos quais datando de meados do século XVI, surgiram em Itamaracá, em São Vicente, em Pernambuco, na Bahia. No Brasil colonial, era enorme o consumo de açúcar, sob a forma de caldo de cana, de doces, de frutas em calda. Diz Gilberto Freyre: "Não admira, diante dessas pirâmides de açúcar, que as iaiás de engenho fossem senhoras tão gordas; que os próprios senhores e sinhô-moços fossem, muitos deles, enormes de gordos". Da obesidade resultava a lentidão no falar e no andar, além das cáries: "moças bonitas mas com dentes podres".[212]

A base da economia açucareira era a mão-de-obra escrava. A África tornou-se o vértice sofredor do triângulo açucareiro, e o padecimento dos escravos logo seria um componente importante na tristeza brasileira.

Depois do açúcar, três outras substâncias chegaram à Europa: o chocolate, o chá e o café. O chocolate originou-se no México e chegou à Espanha ainda no século XVI. O chá vinha da China e começou a ser usado pelos europeus no século XVII. O café provavelmente se originou na Etiópia, passou pela península arábica, chegou à Turquia e dali seguiu para os países da Europa Ocidental, que faziam dessas substâncias um uso diferente daquele que elas haviam tido em seus locais de origem. Os astecas esmagavam os grãos de cacau, misturavam-nos com pimenta e adicionavam água quente: uma bebida amarga e picante que só podia ser consumida de vez em quando, e de forma cerimonial. Os europeus resolveram misturar açúcar ao chocolate, e com isso criaram, de imediato, um hábito.

O café correspondia inteiramente à ética protestante que serviu de suporte espiritual para o capitalismo nascente: bebida estimulante, capaz de manter as pessoas despertas, ativas. Mais: era considerado substância medicinal, própria para purificar o sangue, curar a hidropisia, fortalecer o fígado. Sobretudo, era um antídoto contra a bebedeira, contra a ociosidade e a inércia associadas ao álcool — e bebidas alcoólicas, sobretudo o vinho e a cerveja, haviam tido amplo uso no medievo. Os puritanos ingleses celebravam o café. Dizem versos da época: "Quando o sedutor veneno da traiçoeira vinha/ afogou a nossa razão e nossas almas/ quando a nebulosa cerveja, no rastro de lamacentos vapores/ sitiou nossos cérebros/ o café chega, esse sério e íntegro extrato/

que cura o estômago, torna a mente ágil/ desperta a memória/ estimula o triste".[213]

Estimula o triste. Combater a tristeza, a melancolia, a depressão, é, de novo, um objetivo prioritário. E o uso do café tinha outro e vantajoso efeito aos olhos dos puritanos: o estímulo intelectual substituía o estímulo erótico. O uso da bebida comportava um ritual, com um cenário apropriado, que era o das casas de café: lugares de reunião em que se discutia política e negócios. Em fins do século XVII havia em Londres cerca de 3 mil desses estabelecimentos, um para cada duzentos habitantes. E eram cafés "especializados": no Lloyd's, por exemplo, reuniam-se pessoas ligadas a empreendimentos navais. Homens, naturalmente: aquele não era lugar para mulheres. Não deve causar surpresa, portanto, o título de um panfleto que circulou na cidade em 1764: *Petição das mulheres contra o café, trazendo à consideração do público as grandes inconveniências para o sexo feminino do uso excessivo dessa bebida enfraquecedora e esgotante.*[214] Enfraquecedora para a prática sexual, alentadora para a prática comercial.

O café e o chá energizam por meio da cafeína. Essa substância não está presente no chocolate, que se impôs como nutriente, fortificante. De início ele era usado unicamente sob a forma de beberagem, o que representou — para os católicos — uma vantagem: como o líquido não rompe o jejum (*Liquidum non frangit jejunium*), podia ser usado nos períodos de abstinência obrigatória de alimentos. A trajetória européia do chocolate começou na Espanha e outros países católicos; era a bebida da Contra-Reforma, não da Reforma. Tratava-se de uma bebida matinal, freqüentemente servida no quarto de dormir, e com a finalidade de despertar suavemente para a vida os aristocratas — como o açúcar e as especiarias, o chocolate dava status —[215] ou eclesiásticos. As damas gostavam de servir o chocolate no *boudoir*, o que implica certas conotações, reforçadas pela fama de afrodisíaco da bebida.[216]

Enquanto o café e o chocolate chegavam à Europa, a bebida alcoólica se disseminava na América, resultando em desastre para o elo mais fraco da cadeia colonialista, os indígenas. O alcoolismo logo se tornou prevalente entre eles, colaborando para minar-lhes a energia física e mental. Ou seja: a América mandava para a metrópole substâncias estimulantes, mas foi induzida pelos europeus a um hábito que resultava em abulia, em adinamia.

Outros produtos vegetais do Novo Mundo — o fumo e, mais recentemente, a coca — seriam usados intensivamente nas regiões ditas desenvolvidas. Para os indígenas da América, o tabaco tinha fins rituais — o cachimbo da paz é um exemplo; as folhas de coca eram e são usadas para acalmar a fome e como leve estimulante. E tratava-se do produto *in natura*, em que a quantidade das substâncias capazes de provocar adição é relativamente pequena. A concentração da substância aumenta muito pelos processos tecnológicos que resultam no cigarro e na cocaína em pó. A dependência é, pois, resultado da ânsia de obter o prazer, como aquele fornecido pelas especiarias — mas agora um prazer concentrado pela indústria e pelo tráfico.

## POR FALAR EM DESCOBRIMENTOS: A MELANCOLIA PORTUGUESA

Os portugueses foram dos primeiros europeus a empreender a aventura marítima. Povo em busca de afirmação, vivendo num país pequeno e à sombra de um vizinho poderoso, os lusos buscaram no comércio transoceânico e na colonização de regiões distantes uma forma de subsistência e também de auto-afirmação nacional, empreendimento que envolvia cristianização e comércio de especiarias: "Jesus e pimenta", nas palavras de Oliveira Martins.[217] Jesus e pimenta: o espiritual e o material, o inefável e o picante. Uma combinação que moveu muitas frotas oceanos afora. Foi uma epopéia admirável, em termos de arrojo, de coragem, de persistência.

Os descobrimentos marítimos correspondiam, de certa forma, a um projeto modernizador. Portugal viveu seu tempo assincronicamente — ou anacronicamente: "Em plenos séculos XIV e XV, conduzindo sua história pelo modelo paradigmático dos romances de cavalaria, modelo de há muito esgotado no resto do Ocidente; vivendo e morrendo ainda nos séculos XV e XVI pelo ideal da cruzada, também extinto muito antes; formulando e usando em pleno século XVI, em Coimbra, o seu pensamento pelo aristotelismo escolástico [...] fóssil cultural desse Ocidente".[218] Os navegadores iam em busca de novos horizontes, de um Novo Mundo. É verdade que o faziam em navios que tinham "ao leme a saudade", nas palavras de Teixeira de Pascoaes; porque a nostalgia era um componente importante da cultura portuguesa e reapareceria logo após os descobrimentos sob a forma do sebastianismo, a ardente expectativa pela volta de dom Sebastião (1554-78).

Conhecido como "O Desejado" e herdeiro de um trono precário, um trono que podia a qualquer momento ser incorporado a Castela, dom Sebastião "seria o depositário de todas as esperanças de retomada do ímpeto desbravador e guerreiro que caracterizara a história do povo português, desde pelo menos o início do século XV.[219] E, de fato, tão logo assumiu o trono, dom Sebastião deu mostras de que pretendia continuar o projeto de expansão ultramarina apoiado pela força das armas. Mas desapareceu misteriosamente na batalha de Alcácer Quibir, contra os mouros. Nasceu daí a esperança: um dia o rei voltaria, para devolver a Portugal a antiga grandeza — esperança que passou a funcionar como um elemento mítico, antimelancólico, na tradição lusa. Assim, Fernando Pessoa viu surgir num mar "sem tempo nem espaço" o vulto do monarca.[220]

Tratava-se de esperança de fundo messiânico, como a que transparece nas trovas de Gonçalo Anes Bandarra, o sapateiro de Trancoso, nascido por volta de 1500, que anunciava a chegada do Encoberto, "Rei das passagens do mar e de sua riqueza". Uma nova era teria início então. Portugal se transformaria no Quinto Império mencionado por Daniel a Nabucodonosor, interpretando um sonho do rei: quatro grandes impérios seriam destruídos, mas um quinto desfrutaria de eterna glória.

De similares anseios messiânicos era depositária a relativamente grande comunidade judaica portuguesa, reforçada pelos judeus expulsos da Espanha em 1492. A nostalgia de Sião — a palavra nostalgia é significativa: vem do grego *nostos*, regresso, e *algia*, dor — começa a aparecer na história judaica quando do exílio na Babilônia. Essa nostalgia, aliás, encontra eco na poesia de Camões: "Sôbolos rios que vão/ por Babilônia me achei/ Ali assentado chorei/ alembrando-me de Sião." O ardente desejo de retorno à Terra Prometida traduziu-se em movimentos liderados por figuras messiânicas e/ou carismáticas. Em 1527 chegou a Portugal um desses personagens, David Reubeni, propondo ao rei dom João uma aliança contra os turcos que então dominavam a Palestina. Reubeni fez vários adeptos, entre eles o marrano Diogo Pires, que decidiu assumir seu judaísmo. Mudou o nome para Salomão Molcho — alusão ao monarca bíblico famoso por seu poder, riqueza e sabedoria, sendo o sobrenome uma variante do hebraico *melekh*, rei — e viajou para a Palestina, onde estudou a Cabala. Regressando à Europa ao lado de David Reubeni, tentou conseguir o apoio do imperador Carlos V, mas foi preso pela Inquisição e queimado na fogueira em Mântua. Não se sabe ao certo o que aconteceu com Reubeni, mas provavelmente teve destino semelhante.[221]

O sebastianismo, que não chegou a ter conseqüências tão trágicas, seria uma expressão do "permanente refluxo do cristianismo para o seu berço judaico", de que fala Euclides da Cunha em *Os sertões*. Da mesma maneira, são fontes do milenarismo não apenas o judaísmo bíblico (o Livro de Daniel, as profecias de Ezequiel, Isaías e Joel) e o Novo Testamento (o Apocalipse), como ainda a Cabala e lendas como a do mago Merlin.[222]

A melancolia se expressa também naquele mais luso dos sentimentos, a saudade. Que é, na expressão de Almeida Garrett, um "desejo melancólico". E o Burton português, um Burton *avant la lettre*, foi dom Duarte, o "rei-filósofo", na expressão de Eduardo Lourenço, e que teve uma precoce experiência de poder: aos 22 anos recebe do pai, então entregue a uma campanha militar, a tarefa de conduzir os negócios de Estado, missão a que se dedica por inteiro, abdicando do ócio e do lazer. "Apesar do sentimento de fazer bem o que acha seu dever fazer, assalta-o uma tristeza inexplicável, tristeza que logo se converte em melancolia [...] que não era, aos seus olhos ou aos de seus contemporâneos, uma doença provocada pela angústia, mas um autêntico pecado".[223] Ou seja: dom Duarte passa a fazer parte da linhagem dos príncipes melancólicos. Paradoxalmente, a peste salva-o dessa condição. Quando a mãe, a quem venera ainda mais que ao pai, contrai a temível doença, dom Duarte dedica-se a cuidar da enferma até que ela se recupere. E o faz sem temor, numa época em que a doença era considerada contagiosa. Esse duro mas vitorioso transe transforma-o por completo: "Redescobre o gosto do mundo e sente-se pouco a pouco liberto dessa estranha melancolia".[224] *O leal conselheiro*, sua obra mais conhecida e que data do início do século XV, está baseada nessa experiência pessoal. Em interessante passagem do capítulo XXV, dom Duarte antecipa a tendência classificatória da psiquiatria no século XIX e faz uma espécie de taxonomia dos sentimentos de perda: "nojo, pesar, desprazer, avorrecimento [aborrecimento] e suidade [saudade]". Diz ele: "A tristeza, por qualquer parte que venha, assim embarga sempre continuadamente o coração, que não dá espaço em [...] bem pensar nem folgar. E o nojo é a tempos, assim como se vê na morte dalguns parentes e amigos". No caso do nojo (luto), há pessoas que "passado o dia, logo riem, e falam despachadamente no que lhes praz [apraz] pensar". Quanto ao desprazer, diz-nos o autor, com certa confusa redundância: "é já menos, porque toda a cousa que se faz, de que não nos praz [apraz], podemos dizer com verdade que nos despraz dela, ainda que seja tão ligeira que pouco sintamos". "Avorrecimento" é aquilo que "havemos dalgumas pessoas que desamamos ou de que havemos inveja, posto que em nossa secreta câmara do coração". Ou seja: aborrece-nos alguma pessoa que está presente em nossa vida; nojo ou luto sentimos por alguém que já morreu.

Mas é sobre a "suidade", a saudade, que dom Duarte mais se estenderá. O termo provavelmente vem do latim *solitatem*, solidão, que deu soedade, soidade, suidade e depois saudade.[225] Dom Duarte começa dizendo que "é um sentido do coração que vem da sensualidade, e não da razão". Sensualidade, aqui, não tem, evidentemente, o sentido que hoje damos à palavra; é algo que se contrapõe a razão, ou seja, é emoção. O autor dá um exemplo: se alguma pessoa que, estando a seu serviço, se ausenta e faz falta, não se trata de nojo nem de desprazer, nem de aborrecimento. É uma outra coisa, diz dom Duarte, sobre a qual os livros não falam, mas sim o coração, "mais que do sizo [juízo, racionalidade]". E acrescenta seu famoso comentário: "E porém me parece que este nome de suidade, tão próprio, que o latim nem outra linguagem não é para tal sentido semelhante". Ou seja: saudade, só em português.

Afirmativa não totalmente exata, notam vários autores. Carolina Michaëlis de Vasconcelos (em *A saudade portuguesa*) mostrou-o com exemplos de outros idiomas, embora reconhecesse que tais exemplos: "não correspondem plenamente ao termo português". Porque "não têm nem de longe, na economia dos respectivos idiomas-irmãos, a importância e a freqüência da saudade na língua portuguesa; nem tão pouco o quid, o não-sei-quê de misterioso que lhe adere".[226] A autora fala da "melancólica psique portuguesa" e chama a atenção sobre o número e a qualidade dos autores que se debruçaram sobre o tema: "A saudade e o morrer de amor (outra face do mesmo prisma de terna afetividade e da mesma resignação apaixonada) são realmente as sensações que vibram nas melhores obras da literatura portuguesa", de autores como Bernadim Ribeiro, Samuel Usque, Gaspar Frutuoso, Camões, Almeida Garrett, sem falar no cancioneiro popular.[227] E certamente serão raras em outros idiomas definições como: "Mimosa paixão da alma", "Suave fumo do fogo do amor", "Mal de que se gosta e um bem que se padece", de dom Francisco Manuel de Melo, em *Epanaphoras de varia historia* (1660); ou "Finíssimo sentimento de um bem ausente, com desejo de o lograr", de Rafael Bluteau, 1720; ou "Desejo da coisa ou criatura amada, tornado dolorido pela ausência", de Teixeira de Pascoaes (1912). Também na poesia portuguesa são numerosas as referências à saudade. Em Camões, diz Eduardo Lourenço, a visão neoplatônica cristianizada instaura a verdadeira mitologia da saudade:[228] *"Não é logo a saudade/ Das terras onde nasceu/ A carne, mas é do Céu,/ Daquela santa cidade/ de onde esta alma descendeu".*

Mas dom Duarte destaca outro aspecto da saudade. Ela envolve "afeição e deleitação". "Um delicioso pungir, um gosto amargo", para usar mais uma expressão de Almeida Garrett. Temos saudade daquilo de que gostamos e gostamos de ter saudade, sentimos prazer nisso. Mas onde há prazer pode haver pecado, no qual muitos incorrem, traídos até por "cantigas, cheiros", que evocam pessoas com as quais os saudosos tiveram "algumas folganças com as quais não deviam". Essas lembranças espúrias podem ser neutralizadas com orações e "admoestando a si", nas palavras de são Paulo: "Que fruto houvestes daquelas cousas, de que agora sentis vergonça[vergonha]?".[229]

Essa concepção especial de saudade resulta das várias experiências culturais pelas quais passou o povo luso na formação de sua identidade, a começar pelo cristianismo que, diz Teixeira de Pascoaes, "é a mais alta e nobre expressão da Saudade".[230] Mas não se trata só de nobreza cristã. Trata-se também de um mecanismo de defesa contra as vicissitudes pelas quais passaram os portugueses: "Talvez só um povo permanentemente distraído de sua existência como tragédia, ou imbuído e inebriado dela a ponto de a esquecer, pudesse tomar por brasão da sua alma a figura da saudade".[231]

Como a melancolia, ela remete à contemplação, à inação; mas enquanto desejo nutrido por imagens idealizadas, pode dar origem a uma causa, a um objetivo, ao entusiasmo expresso nas palavras arrebatadas da carta de Pero Vaz de Caminha. Não por acaso, aliás, More faz de seu Rafael Hitlodeu um português. Não apenas a riqueza é o objetivo dos navegadores, mas também a Utopia. A viagem é uma reação contra a passividade melancólica. Assim como dom Duarte reagiu contra a sua tristeza patológica enfrentando a doença da mãe, a perspectiva de novas terras funciona como um estímulo para os portugueses. A saudade, diz Silvio Lima, é "retrotensa, intensa e protensa". Retrotensa porque nos envia ao passado. Intensa, no sentido de "esticada", "retesada"; é intensa, ainda, por ter uma intenção. E é protensa porque projeta a pessoa para um futuro, mas um futuro que contém o passado nostálgico.[232, 233]

A imagem da saudade, em Portugal, teria longa vida e emigraria para o Brasil, junto com as visões messiânicas. O sebastianismo aqui chegaria trazido por "gentes impressionáveis que afluiram para a nossa terra depois de desfeito no Oriente o sonho miraculoso da Índia. Vinham cheias daquele misticismo feroz em que o fervor religioso reverberava à candência forte das fogueiras inquisitoriais", como diz Euclides da Cunha em *Os sertões*.

# Notas

1. Watts, 1999, p. 3.

2. Nisso Burton não era exceção. O mesmo conhecimento enciclopédico vamos encontrar nos *Ensaios* de Montaigne. Era um traço que vinha do Renascimento: o intelectual renascentista fora educado para assinalar e copiar sentenças ou passagens memoráveis — o que era freqüentemente feito em um caderno especial, o *Enchiridion*. Com a invenção da imprensa, muitas dessas coletâneas foram publicadas, como foi o caso do *Pandectus locorum communium* [Abrangente coleção de lugares-comuns], de John Foxe.

3. Uma idéia comum à época e que aparece em livros como *The Fall of Man, or: The Corruption of Nature* (1616), do reverendo Godfrey Goodman. Esse pessimismo, característico do início da Reforma protestante (Baumer, 1990, p. 140), deve ter alimentado as reflexões dos melancólicos.

4. Jackson, 2001, p. XVII.

5. Burton, 2001, pp. III-290.

6. Oliveira, 2002, pp. 64-77.

7. Romero, 1987, pp. 47-8.

8. Cipolla, 1978, pp. 36-48.

9. Whitrow, 1989, pp. 115-21.

10. Rotman, 1993, pp. 1-16.

11. Jay, 2002, p. 136.

12. Crosby, 1997, p. 19.

13. Um dos métodos de tratamento usados no medievo era o chamado to-

que real: reis, em geral na França ou na Inglaterra, impunham as mãos a um doente, dizendo "Eu te toco, Deus te cura". A doença mais comumente "tratada" por esse meio era a escrofulose, a tuberculose dos gânglios linfáticos, transmitida por vacas com mastite tuberculosa, e que afetava principalmente as crianças. A escrofulose tinha remissões espontâneas, de modo que o toque aparentemente funcionava. Mas tinha de ser toque, e não olhar. "Bom"- olhado não existia, só o mau-olhado.

14. Abundam, na época, as referências a labirinto. *O labirinto do mundo e o paraíso do coração* é o título de um poema do tcheco Comenius (Jan Amos Komensky, 1592-1670). Baltasar Gracián (1601-58), no romance alegórico *Criticón*, descreve uma grande cidade em decadência (Madri, possivelmente), concebendo-a como um verdadeiro labirinto. E o heterodoxo Paracelso é o autor de uma obra sobre medicina intitulada *Labyrinthus medicorum* (Hocke, 1974, pp. 163-8).

15. Marx & Engels, 1976, pp. 51-6.

16. Enterline, 1995, p. 2.

17. Elias, 1982, pp. 86-97.

18. Princeton University Press, 1966.

19. Yates, 1964, pp. 360-7.

20. Shumaker, 1972, p. 16.

21. Garin, 1991, p. 127.

22. Butler, 1948, p. 161.

23. Thomas, 1991, pp. 21-2.

24. Cantor, 2002, p. 75.

25. Cantor, op. cit., p. 24.

26. Cantor, op. cit., p. 100.

27. Ortiz, 1991, p. 123.

28. Gottfried, 1983, pp. 129-49.

29. Gilman, 1994, p. 80.

30. Rosebury, 1976, p. 46.

31. Rosebury, op. cit., p. 52.

32. Watts, op. cit., p. 130; Quétel, 1990, p. 63.

33. Shumaker, op. cit., p. 203.

34. Huizinga, 1952, p. 124.

35. Kristeva, 1989, p. 113.

36. Exemplos desses livros são o *Tractatus de arte bene moriendi*, de Jacob de Jüterbogk, *De doctrina moriendi*, de Josse Clichtove, e *De preparatione ad mortem*, de Erasmo. Lutero, que se descrevia como um melancólico, acreditava no sofrimento como forma de atingir a salvação.

37. Perniola, 2000, pp. 170-83.

38. "*Plaine de dueil et de melancolye/ voyant mon mal qui tousjours multi-*

*plye,/ et qu'en la fin plus ne le puis porter,/ contraincte suis pour moy reconforter,/ me rendre'a toy le surplus de ma vie*" ["Cheio de luto e melancolia,/ vendo meu mal sempre a crescer, / e vendo que até o seu fim não posso levá-lo,/ sou forçado, para me reconfortar,/ a dar-te o excesso de minha vida"].

39. Alvarez, 1979, p. 173.

40. MacDonald, 1991, p. 132.

41. É verdade que os males de então não são os mesmos de agora. Montaigne cita — aprovadoramente — Plínio, para quem a dor resultante de obstrução urinária por cálculo é motivo suficiente para procurar a morte (Montaigne, 1962, vol. II, pp. 108-18), afirmação com a qual um urologista atual certamente não concordaria.

42. Burton, op. cit., I-438-9.

43. Minois, 1995, pp. 103-8.

44. Nessa concepção, Milton não estava sozinho. Na Europa Central, e desde o século XIV, a morte era conhecida como "*Der Schwarze Mann*", evocação dos cadáveres escurecidos das vítimas da peste ou dos ameaçadores mouros. Aliás, no inglês antigo "mouros" era grafado como *moores* e pronunciado de maneira semelhante a *mors*, designação em latim para a morte — coincidência significativa (Engel, 1995, p. 72).

45. Elias, 1994, pp. 130-1.

46. Heller, 1982, p. 165.

47. Morris, 1987, pp. 79-80; Heller, op. cit., pp. 190-1.

48. O espelho, aliás, salvou Kircher de um trote, um dos vários dos quais foi vítima. Alguém lhe mandou uma folha de papel da China com um texto em misteriosos caracteres, solicitando uma tradução. Por acaso Kircher viu o texto no espelho, constatando que eram letras latinas escritas ao contrário. Mandou então um bilhete ao solicitante: "*Noli vana sectari et tempus perdere nugis nihil proficientibus*" [Não procures coisas vãs nem percas tempo em coisas sem proveito].

49. Hocke, op. cit., pp. 29-31.

50. Courtine & Haroche, 1994, p. 9.

51. Courtine & Haroche, op. cit., pp. 37-54.

52. Melchior-Bonnet, 2002, p. 271.

53. Não por outra razão desconfia Jorge Luis Borges do espelho, "muda e impenetrável superfície, onde tudo é evento e nada é memória". Melhor a memória, mesmo melancólica (e que pode ser transformada em texto), do que o enigma do momento.

54. Pewzner, 2000, p. 181.

55. Cianchi, 2001, p. 5.

56. A obra de Vesálio não deixa de ter um componente filosófico. Uma

das ilustrações alude a Hamlet: ali temos um esqueleto que, como o príncipe dinamarquês, contempla, na típica postura melancólica (queixo apoiado na mão esquerda), um crânio.

57. Em Abdera, a cada ano, alguém era sacrificado como bode expiatório para aplacar a fúria dos deuses — costume que certamente contribuía para aumentar o ceticismo de Demócrito.

58. A menção ao filósofo sem dúvida traduzia uma afinidade eletiva, mas não completamente original: em 1607 Samuel Roland havia publicado *Democritus, or Doctor Merry Man: His Medicine against Melancholy*; e em 1649, apareceu em Amsterdã um trabalho intitulado: *Democritus ridens: sive campus recreationum honestarum, cum exorcismo melancholiae.*

59. Garin, op. cit., p. 125.

60. Leon Battista Alberti, que viveu um século e meio antes de Burton, tem uma interpretação um pouco diferente: Demócrito estaria em busca da origem da "causa de todos os males", a *iracundia*, a raiva sem causa aparente, inimiga, portanto, da serenidade que deve caracterizar os espíritos superiores (Garin, op. cit., p. 176).

61. Isso não impede que o próprio Burton vá coletando citações; ele cita Didacus Stella, numa frase que também foi atribuída a Newton: um anão que está sobre os ombros de um gigante vê mais longe que o próprio gigante.

62. Enriquecida com pitorescas referências. Ao falar sobre fenômenos meteorológicos, menciona chuva de rãs — e de camundongos, e de ratos (Burton, op. cit., pp. II-48).

63. Babb, 1959, p. 75.

64. Kleinman & Good, 1984, p. 3.

65. Também os óbitos por suicídio, o trágico clímax de uma situação depressiva, variam amplamente de lugar para lugar. Inclusive porque este é um diagnóstico problemático. Certos acidentes são suicídios mascarados. Ou então o suicídio não é mencionado no certificado de óbito, a pedido da família.

66. Tiger, 1979, pp. 160-2.

67. Lourenço, 1999, p. 96.

68. Eisendrath & Lichtmacher, 2001, p. 1055.

69. O suicídio, que representa o desfecho mais sombrio da depressão grave, também não é uma situação rara; dados da Organização Mundial da Saúde mostram que em 2000 ocorrem 825 mil óbitos no mundo por essa causa.

70. Styron, 1992, pp. 36-8.

71. Goldston, 1928, pp. 12-27.

72. Beck, 2000, pp. 318-23.

73. Greenberg et al., 1993, pp. 405-18.

74. Borgna, 2001, p. 102.

75. Jamison, 1994, p. 8.

76. O próprio Peter Kramer ficou surpreso com o sucesso do livro, conforme me contou em 1993. Aspirante a escritor, havia levado a um editor vários projetos de textos ficcionais, todos rejeitados. Desanimado, já pensava em desistir da literatura quando o editor sugeriu que escrevesse algo relacionado com a psiquiatria. Ele o fez. Não apenas os originais foram aceitos como recebeu um substancial adiantamento, evidência de que o editor previa boa aceitação para a obra. O que, de fato, aconteceu. Quando conversamos, o lançamento já datava de vários meses e em todo aquele período raramente se passara um dia sem que Kramer fosse solicitado a dar entrevistas ou palestras.

77. Kramer, 1993, pp. 270-300.

78. Nesse momento, Saul desmaia, em parte por causa do choque, em parte porque, diz o relato bíblico, estava sem comer. Diante disso, a bruxa assume as funções de mãe judia: prepara uma vitela gorda, assa-a e serve-a a Saul, com o que o rei em parte se refaz.

79. Curiosamente, nas primeiras obras de Hipócrates, ou a ele atribuídas, os humores são três, todos de existência comprovável objetivamente: sangue, linfa, bile amarela. O quarto humor, a bile negra, pode ter sido postulado por influência dos pitagóricos, para quem o número quatro tinha propriedades especiais. Com base nesse número, os pitagóricos construíram a figura geométrica da *tetrakys*, que era inclusive invocada quando de juramentos. O número quatro remete a ciclos naturais: quatro são as estações do ano, quatro as idades do homem (infância, juventude, maturidade, velhice). Quatro eram os elementos do universo, listados por Empédocles, ar, água, fogo, terra e, com eles, foram estabelecidas analogias: o sangue, como o ar, é quente e úmido; a bile amarela, como o fogo, é quente e seca; a linfa, como a água, é úmida e fria; a bile negra, como a terra, é fria e seca, o que a torna hostil à vida, cujas preferências vão para o calor e a umidade. O sangue corresponde à primavera, a bile amarela ao verão, a bile negra ao outono, a linfa ao inverno.

80. Klibansky, Panofsky & Saxl, 1964, p. 14.

81. Roccatagliata, 1997, p. 386.

82. Aristóteles, 1998, p. 81.

83. Klibansky, Panofsky & Saxl, op. cit., p. 30.

84. Em Aristóteles, op. cit., p. 49.

85. O que é interessante, e não apenas pelo aspecto simbólico da iluminação a espantar as trevas da doença. Descreve-se, atualmente, uma síndrome conhecida como SAD, *Seasonal Affective Disorder*, Desordem Sazonal Afetiva (os norte-americanos adoram acrônimos que por si só descrevem uma situação; assim, um estudo sobre fatores de risco para doença cardiovascular, o *Multiple Risk Factor Intervention Trial*, ficou conhecido como *Mr. Fit*, o Senhor Apto —

apto do ponto de vista circulatório, claro. SAD é outro exemplo: corresponde à palavra inglesa "triste". De fato, a Desordem Sazonal Afetiva é um tipo de depressão associada aos longos meses de inverno). É, por assim dizer, uma "carência de luminosidade" e melhora com fototerapia.

86. Que resumiam praticamente toda a terapêutica até o começo da modernidade.

87. Não passavam despercebidas as semelhanças entre a melancolia e a embriaguês, mas isso só seria uma contra-indicação à bebida em excesso; em doses menores, seu uso seria um exemplo de "o semelhante curando o semelhante", como diria mais tarde a homeopatia.

88. Klibansky, Panofsky & Saxl, op. cit., pp. 140-7.

89. Licantropia era também mencionada pelo médico persa do século X, Haly Abbas, igualmente traduzido por Constantinus. Abbas, por sua vez, baseava-se num dos maiores médicos do islã, Rhazes (850-923).

90. A emergência de Saturno como planeta (e deus) da melancolia deu-se aos poucos e sob várias versões. Na versão grega temos uma divindade contraditória, que, de um lado, abençoava as colheitas, de outro, devorava carne humana, inclusive a de seus filhos. Já os romanos cultuavam o deus Saturno, ligado à semeadura; ao final desta, em dezembro (à época em que depois seria celebrado o Natal), ocorria a Saturnália, uma ruidosa e alegre festividade com abundante comida e bebida e que, como o Carnaval, caracterizava-se pela permissividade: as barreiras sociais eram transitoriamente eliminadas, os escravos podiam até jogar dados com seus senhores. Dentro do sincretismo greco-romano, houve uma fusão de divindades, com o que aumentaram as qualidades "positivas" de Saturno: a ele se atribuía agora até a invenção da cunhagem de moedas.

91. A origem desta denominação não é muito clara. Talvez venha da Bíblia — o Salmo 90 fala do "terror da noite" e da "mortandade do meio-dia". Quando o Antigo Testamento foi traduzido do hebraico para o grego — a versão dos Setenta, pois foi obra de setenta sábios —, um enigmático erro surgiu: a ameaça do meio-dia foi expressa pelo termo *daimon*, que, em latim, tornou-se *daemonium meridianum*.

92. Jackson, op. cit., pp. 172-85.

93. Uma conduta semelhante à adotada em relação ao leproso, tanto pelos sacerdotes do Templo de Jerusalém como pela Igreja.

94. Lourenço, op. cit., p. 102.

95. A "absolvição" da acédia — e da melancolia — não ocorreria tão facilmente. A idéia de pecado que acompanhava estas situações ainda persistiria por algum tempo. Um saturnino, dizia Marsílio Ficino (1433-99), ou é um anjo ou é um demônio (Batra, 2001, pp. 151-61). A melancolia pode ser utilizada pe-

lo demônio para apossar-se de uma alma, advertia santa Teresa de Ávila, preocupada com o uso cada vez mais freqüente da palavra "melancolia" (Radden, 2000, p. 111). O eclesiástico renascentista Furio Cerol sustentava que o melancólico é um vil enganador, um malicioso, um ser venenoso, incapaz de pensamentos nobres. Em suma: a melancolia podia ser uma virtude de grandes almas, mas podia ser uma expressão do mal.

96. Hefferman, 1995, p. 21.

97. O termo aparece pela primeira vez nos textos de Rudolf Göckel (1547-1628), conhecido como Goclenius, e Otto Casmann (1562-1607), autor da *Psychologia anthropologica* (1594).

98. Pela melancolia se interessarão, entre outros, autores como o médico, filósofo e humanista francês Jean Fernel (1497-1558) e Giovani da Monte ou Montanus (1498-1551). Em 1534 aparece *The Castell of Health*, de sir Thomas Elyot, um sumário das idéias derivadas da medicina galênica. Em 1535 é traduzido o texto do monge do século XIII, Bartholomaeus Anglicus, *De propriatibus rerum*, uma versão da teoria humoral, e na qual melancolia é classificada como doença separada da loucura, esta rotulada como "frenesi". Em 1599 aparece o estudo sobre as doenças melancólicas, de André du Lauren e, em 1602, *Praxeos Medicae*, de Felix Platter, professor de medicina da Universidade de Basiléia, que, de novo, assinala as características principais da melancolia: tristeza e medo. Em 1635 é publicado o *Traité de la mélancolie*, de La Mesnadière.

99. Entre outros, Gomez Pereira (1500-*c.*52), e o médico Juan Huarte de San Juan (*c.*1530-89). Em *Examen de ingenios para las ciencias* (1575), de Huarte de San Juan, inclui um ensaio sobre a teoria humoral dos temperamentos. A alma, diz Huarte, tem três capacidades: a da memória, a da imaginação e a da razão. Elas são, por sua vez, condicionadas por quatro fatores básicos, que são também os dos humores: calor, frio, secura, umidade. A umidade do cérebro favorece a memória, que pode nele ficar "grudada" por mais tempo. Um cérebro quente é imaginativo, um cérebro seco é engenhoso, pronto para o raciocínio rápido. Por isso, entendimento e memória são excludentes, afirmativa que desagradou à censura inquisitorial — afinal, a "matéria-prima" da Inquisição eram os pecados do passado. O livro só pôde reaparecer em versão expurgada (Weinrich, 2002, pp. 83-4). Já Pereira pode ser visto como um precursor de Descartes: os organismos, ao menos os organismos animais, são vistos como mecanismos. Não é preciso dizer que a Contra-Reforma impôs severas limitações a esse tipo de obras.

100. Schneck, 1960, p. 38.

101. Lyons, 1971, p. 5.

102. Babb, 1951, p. 66.

103. Schleiner, 1991, pp. 26-7.

104. Beecher & Ciavolella, 1990, pp. 83-125.

105. Ghirardi, 2002, pp. 14-22.

106. Skultans, 1979, p. 19.

107. Yates, 1992, p. 102.

108. Milton diz que a *Divinest Melancholy* é aquela "*whose saintly visage is too bright*", cujo santo rosto é demasiado brilhante. A Melancolia de Dürer não ostenta este excesso de brilho, o que, ao menos, a torna mais humana.

109. Faltaria um detalhe a essa face: a peculiar ruga na testa, cujo desenho lembra a letra grega ômega, o "ômega melancólico". O ômega é a última letra do alfabeto grego, por isso "alfa e ômega" é expressão que designa o começo e o fim de alguma coisa. Que a ruga tome o formato da letra é uma coincidência, mas significativa coincidência, porque a melancolia não é um começo, é o fim, é um beco sem saída, sem perspectiva. É por isso que a melancolia rumina. "Ruminação" foi incorporada ao vocabulário psicológico para designar um processo mental característico da depressão. Assim como nos ruminantes o alimento volta à cavidade bucal para ser mastigado, o deprimido "mastiga" sempre os mesmos tristes e obsessivos pensamentos. Ele não consegue digerir a realidade externa e interna; corre por isso o risco da desnutrição emocional. Este processo também tem expressão orgânica, como se verifica nos exames do cérebro utilizando-se ressonância magnética. A leitura de palavras deprimentes aumenta, em pessoas depressivas, a atividade na amígdala, região do cérebro encarregada do processamento das emoções (Siegle et al., 2002, pp. 693-707).

110. Uma das técnicas consistia em dividir os elementos de um discurso previamente preparado colocando-os em "aposentos" de uma casa imaginária, de modo a relembrá-los no momento de proferir a alocução. Havia a esperança, até, de criar com isto uma linguagem visual, universal. Giordano Bruno (1548-1600), que Frances Yates descreve como grande mnemonista, recorria a formas, cores e aos astros como formas de auxílio à memória. Giulio Camillo (1480-1544) imaginou o "teatro da memória" — título de um livro de Yates —, em cujos compartimentos, numerosos, o conhecimento ficaria à espera de ser mobilizado para o palco da consciência. Não se tratava somente de truques para lembrar coisas na era pré-computador; o cultivo da memória, como aperfeiçoamento pessoal, era parte da filosofia neoplatônica, peça basilar da cultura renascentista. O surgimento da arte da memória na Antiguidade era associada à figura do poeta Simonides de Ceos. Contava-se que, tendo sido contratado para fazer o elogio do anfitrião em um banquete, Simonides começou recitando um poema em honra aos mitológicos Castor e Pólux. Mostrou assim que tinha boa memória, mas irritou o dono da casa, que, sentindo-se "roubado", resolveu reduzir os honorários do poeta: que Simonides cobrasse de Castor e Pólux a diferença. Nesse momento um criado avisou que dois jovens estavam à

porta, querendo falar com Simonides. O poeta saiu, mas não encontrou ninguém. Exatamente nesse momento o teto do salão em que se realizava o banquete desabou, matando todos os que lá estavam: Castor e Pólux tinham indenizado o poeta — e homenageado sua capacidade de memorizar. Que logo seria de novo, e tristemente, testada: os cadáveres das vítimas do desabamento estavam tão deformados, que os familiares não podiam identificá-los. Simonides que, graças à prodigiosa memória, lembrava onde estavam sentados, resolveu o doloroso problema. A partir daí, o poeta criou a Arte da Memória.

111. Yates, 1974, p. 68.

112. Yates, op. cit., p. 69.

113. Jackson, op. cit., p. 318. A licantropia era parte do chamado delírio melancólico, um delírio que, diferentemente de outros (causados, em geral por doenças febris), não se acompanhava de aumento da temperatura corporal. Melancólicos às vezes referiam estar grávidos; ou imaginavam que tinham engolido uma cobra; ou diziam-se feitos de vidro. Tais delírios às vezes eram agressivos: em Pádua, em 1541, um licântropo matou várias pessoas (Babb, op. cit., p. 43). O lobo afinal é um predador. Neste sentido poderia caracterizar-se como símbolo de um novo regime econômico baseado na competição, em que *homo hominis lupus*, o homem é o lobo do homem. O dito de Plauto (século II a.C.) seria recuperado por Thomas Hobbes (1588-1679) para quem, sem um Estado forte, os seres humanos acabariam por se massacrar mutuamente.

114. Préaud, 1982, p. 6.

115. Klibansky, Panofsky & Saxl, op. cit., pp. 284-90; Panofsky, 1995, pp. 159-71.

116. Benjamin, ele próprio um melancólico, era um acumulador, um colecionador de livros raros. Lembravam-lhe as cidades por onde tinha andado, Paris, Nápoles, Moscou, Dantzig (Sontag, 1981, p. 120). *Flâneur*, dizia que o importante era não se achar em uma cidade, era perder-se nela, desta forma descobrindo coisas como livros raros.

117. Rossi, 2000, p. 72.

118. Lambotte, 1999, p. 7.

119. "Havia momentos em que tudo o que eu queria era deitar e dormir", diz um deprimido personagem de Philip Roth. Um desabafo comum a muitos melancólicos.

120. Klibansky, Panofsky & Saxl, op. cit., p. 45.

121. Hurley, 1999, pp. 30-2.

122. Lambotte, op. cit., p. 41.

123. Panofsky, 1995, p. 163.

124. Burke, 1981, p. 51.

125. Screech, 2000, p. 65.

126. Benjamin, op. cit., p. 202.

127. Skultans, op. cit., p. 19.

128. Lyons, op. cit., p. 111.

129. Ortega y Gasset, 1967, p. 147.

130. Midelfort, 1994, pp. 144-55.

131. Campbell, 2001, pp. 176-90.

132. Benjamin, 1977, p. 138.

133. Elias, op. cit., p. 275.

134. Mesmo que ele não entrasse em um mosteiro, mesmo que sua melancolia fosse considerada doentia, isto não significava que teria de se afastar da família, da comunidade: na Idade Média era muito pequeno o número de loucos reclusos e eles em geral ficavam em conventos ou em estabelecimentos ligados aos conventos, os *morothropa*. Na maior parte das vezes o cuidado do doente mental ficava a cargo da família ou da comunidade (Postel & Quétel, 1993, p. 101).

135. Foucault, 1961, p. 54.

136. Bloch, 1974, p. 6.

137. Lepenies, 1992, pp. 14-5.

138. Roccatagliata, 1986, pp. 224-32.

139. Jamison, op. cit., pp. 34-5.

140. Cuja origem é incerta. Pode ter aparecido em 1278: um grupo de cerca de duzentas pessoas dançava numa ponte sobre o rio Maas, na Alemanha. A ponte desabou e os sobreviventes foram levados para uma capela próxima, dedicada a são Vito, e aí puseram-se a celebrar, dançando. Ou então, em junho de 1428, quando, durante uma festa em homenagem ao santo, as pessoas começaram a dançar.

141. Rosen, 1968, pp. 201-4. A hipótese de veneno de aranha não tem comprovação científica. É verdade que o veneno da *Latrodectus tarantula*, aranha comum na Apúlia (Itália), pode produzir espasmos musculares e agitação psíquica; mas daí à dança — e aos surtos de dança — vai uma distância grande. Além disso, trata-se de acidente raro, pois a aranha é pouco agressiva. De qualquer forma, a dança era vista como uma forma de tratamento; bater com o pé fortemente no chão ajudaria a expulsar o veneno. Também levantou-se a hipótese de que os surtos fossem causados por intoxicação com o esporão do centeio, um fungo comum em plantações e que, ingerido, pode provocar o ergotismo. De fato, tal intoxicação acompanha-se de alucinações e comportamento bizarro. Mas plantações de centeio, apesar de comuns no Norte da Europa, eram raras na Itália, onde os surtos de dança surgiam com maior freqüência. E intoxicações maciças pelo ergot são excepcionais.

142. Kristeva, 1989, p. 118.

143. Perniola, op. cit., pp. 181-2.

144. Ariès, 1974, pp. 55-9.

145. Shumaker, op. cit., p. 60.

146. Muchembled, 2001, p. 18.

147. Minois, 1994, pp. 266-77.

148. Levack, 1988, p. 27.

149. Batra, 2000, pp. 51-65.

150. Levack, op. cit., p. 146; Rosen, 1968, pp. 195-207.

151. Batra, op. cit., pp. 66-9.

152. À época, muitos médicos, sobretudo na península Ibérica, eram judeus. Tratava-se de profissão de prestígio — sobretudo quando o médico estava ligado à corte — bem paga e, sobretudo, portátil, já que representada basicamente pelo conhecimento. Um conhecimento que o médico levava consigo quando tinha de fugir precipitadamente, o que era comum entre os judeus (muitos dos quais eram, providencialmente, poliglotas). A tradição judaica era, de certa forma, uma introdução à medicina. Preceitos higiênicos figuram no Antigo Testamento; e a prática médica da época consistia sobretudo em – analogamente à religião — dar conselhos.

153. Bloch, op. cit., pp. 44-6.

154. O termo charivari foi incorporado ao idioma português significando barulho imoderado, manifestação ruidosa, balbúrdia, confusão.

155. Burke, 1989, pp. 210-1.

156. Heers, 1987, pp. 170-1.

157. Ponce de León não achou fonte nenhuma, mas explorou a Flórida, sede — séculos mais tarde — de outra espécie de Fonte da Juventude, Disneyworld.

158. Bakhtin, 1999, p. 11.

159. Sobre esta subversão no Carnaval brasileiro, ver DaMatta, adiante.

160. Bakhtin, op. cit., p. 42.

161. Baumann, 1997, p. 1.

162. Não foi o único texto médico lançado sobre o assunto à época. Em 1546, Girolamo Fracastoro abordara a questão do riso em seu *De sympathia*. Apareceram a seguir: *De risu, ac ridiculis* (1598) de Celso Mancini, *De risu* (1603) de Antonio Lorenzini, *Phisici et philosophi tratactus de risu* (1603) de Elpidio Berrettario (Skinner, 2002, pp. 24-5). Também escreveram sobre o assunto Descartes, Hobbes e Espinosa, entre outros.

163. Skinner, op. cit., p. 51.

164. Skinner, op. cit., p. 29.

165. Skinner, op. cit., pp. 5-11.

166. Sacudir os doentes mentais, sobretudo os deprimidos, os catatôni-

cos, logo se transformaria numa forma de tratamento. Para isso, colocava-se o paciente numa roda que girava muito rápido; ou ele era levado para o alto de uma torre, onde, com movimento brusco, simulava-se que seria arrojado para baixo; ou ainda baldes de água fria eram jogados no infeliz.

167. De Diéguez, 1991, p. 20.

168. Bakhtin, op. cit., p. 63.

169. Buchan, 2000, pp. 123-4.

170. Gross, 1992, p. 54.

171. Crosby, op. cit., pp. 71-2.

172. Chancellor, 2001, pp. 21-5.

173. Schama, 1992, pp. 348-60.

174. Kindleberger, 1996, p. 28.

175. Chancellor, op. cit., pp. 43-4.

176. Greenson, 1975, p. 214.

177. Schleiner, 1991, p. 134.

178. Kappler, 1986, p. 334.

179. Wilson, 2002, pp. 23-4.

180. E é uma idéia que atravessa os séculos. A expressão "luta final" figura no hino da Internacional Comunista: "De pé, famélicos da terra/ da idéia a chama já consome/ a crosta bruta que a soterra [...] Bem unidos façamos/ nesta luta final/ uma terra sem amos/ a Internacional".

181. Wilson, op. cit., pp. 70-98.

182. Campos, 2002, p. 16.

183. Appelbaum, 1998, pp. 1-17.

184. Franco Jr., 1992, p. 46.

185. Greenblatt, 1996, p. 106.

186. Diegues, 1998, pp. 167-8.

187. More, 2002, p. 27.

188. O que é simbólico: a ilha é um lugar distante, isolado, difícil de encontrar e perdido no *sea of troubles* de que fala Shakespeare, mas pode ser um reduto paradisíaco. Não são poucas as ilhas que, como Bali, se constituem em *resorts* turísticos, inspirando admiração e ressentimento, como mostrou o ataque terrorista a Bali em 2002.

189. Szachi, 1972, pp. 1-29.

190. Lepenies, op. cit., p. 15.

191. Buarque de Holanda, 1959, p. 178.

192. Magasich-Airola & De Beer, 1994, pp. 49-50.

193. Subirats, 2001, pp. 64-7.

194. Del Priore, 2000, pp. 56-8.

195. Incluem-se aí enfermos como John Merrick (1862-90), o Homem-

elefante, cujo caso foi descrito pelo médico Frederick Treves num livro famoso (adaptado para o cinema por David Lynch).

196. Huet, 1983, p. 29.

197. Do ponto de vista psicológico, os monstros imaginários representam a projeção de fantasias mórbidas, melancólicas. Para o médico português Braz Luís de Abreu (1726), a licantropia resultava de um delírio melancólico (Del Priore, op. cit., p. 100). Quanto às deformidades, já tinha afirmado Montaigne: "Os que denominamos monstros não o são perante Deus" (Montaigne, op. cit., vol. II, pp. 392-3).

198. Del Priore, op. cit., pp. 77-91. Em *Monstros e monstrengos do Brasil*, Afonso d'Escragnolle-Taunay faz um estudo da zoologia fantástica (a expressão dava o título à primeira edição do livro) do país. Esta zoologia é um misto de realidade e de imaginação.

199. Retamar, 1988, pp. 17-29.

200. Greenblatt, op. cit., p. 28.

201. Franco, 2001, p. 144.

202. Capel, 1996, pp. 145-8.

203. Jay, op. cit., p. 167.

204. Flandrin, 1998, pp. 478-88.

205. Ritchie, 1986, p. 116.

206. Thomas, op. cit., p. 29.

207. Mintz, 1985, p. 28.

208. Farb & Armelagos, 1983, p. 25.

209. Mintz, op. cit., p. 20.

210. Tavares & Pereira, 2000, pp. 57-8.

211. Tavares & Pereira, op. cit., pp. 117-9.

212. Freyre, 1985, p. 98.

213. Schivelbusch, 1993, p. 34.

214. Schivelbusch, op. cit., p. 37.

215. Albala, 2000, pp. 1206-7.

216. De Lemps, 1998, pp. 611-4.

217. Cit. em Barreto, 1983, p. 36.

218. Costa, 1986, p. 354.

219. Hermann, 1998, p. 73.

220. Costa, op. cit., p. 356.

221. Roth, 1979, p. 107.

222. Chaui, 1998, p. 476.

223. Lourenço, op. cit., p. 105.

224. Lourenço, op. cit., p. 105.

225. Ferreira, 1986, p. 337.

226. Vasconcelos, 1990, p. 45.

227. Vasconcelos, op. cit., pp. 52-3.

228. Lourenço, op. cit., p. 110.

229. Duarte, 1986, pp. 13-7.

230. Pascoaes, 1986, p. 190.

231. Lourenço, op. cit., p. 117.

232. Lima, 1986, p. 235.

233. Mais adiante, a nostalgia perderia muito de seu encanto, ao menos em outros países europeus: passou a ser, como a melancolia, objeto de estudos médicos: em 1688, Johannes Hofer publica, na Suíça, uma monografia sobre a "dor causada pela perda do encanto da terra natal" (Jackson, op. cit., p. 341).

# II. A MELANCOLIA CHEGA AO TRÓPICO

## A HISTÓRIA (QUASE) SE REPETE

A segunda parte deste livro poderia começar de maneira semelhante à primeira parte. Seria assim:

Em 1849 um navio americano procedente de New Orleans e Havana chegou a Salvador, na Bahia. O que seria um acontecimento comum, festivo até, acabou tendo conseqüências trágicas. Ou porque havia a bordo o mosquito transmissor, ou porque alguém estava enfermo, o certo é que a chegada desse navio (que, por ironia, chamava-se *Brazil*) trouxe a febre amarela para o Brasil. Não era uma estréia, era uma reestréia. Epidemias da doença se haviam registrado no país no século XVII, mas desde então ocorreram apenas casos esporádicos. Agora, porém, um novo surto tinha início e resultou em 2800 óbitos.

Não foi, de outra parte, um episódio isolado. Viagens marítimas ocorriam com freqüência cada vez maior, a população brasileira continuava concentrada em cidades litorâneas — e a associação navios—doenças tornou-se relativamente comum. Em

1855 o cólera é reintroduzido, na mesma cidade de Salvador, pelos passageiros do navio *Imperatriz*, vindo de Belém do Pará. Em 1895 acontece o contrário: a tripulação do navio italiano *Lombardia*, então em visita ao Rio de Janeiro, foi acometida de febre amarela. Dos 340 homens a bordo, 333 adoeceram e 234 morreram, fato que teve repercussão internacional.

Isso, quanto a doenças viajando em navios. O livro, agora. Em 1928 é publicada em São Paulo uma obra chamada *Retrato do Brasil*, tendo como subtítulo *Ensaio sobre a tristeza brasileira*. Já no início dizia o autor, Paulo Prado: "Numa terra radiosa vive um povo triste. Legaram-lhe essa melancolia os descobridores que a revelaram ao mundo e a povoaram".[1] Ou seja: trezentos anos depois de Burton, melancolia volta a ser tema de um livro.

Guardadas as proporções, existem aqui analogias — e diferenças. Peste e febre amarela são doenças transmissíveis, epidêmicas. E melancolia, ou tristeza, é o denominador entre *A anatomia da melancolia* e *Retrato do Brasil*. Como Burton, Paulo Prado (1869-43) era um intelectual. Sua posição social era, comparativamente, mais elevada: vinha de importante família de cafeicultores paulistas, empresários e políticos. Seu pai, Antonio Prado, foi conselheiro do Império, senador, ministro da Agricultura — e um dos grandes incentivadores da imigração européia para o Brasil. O tio, Eduardo Prado, homem de grande cultura, tinha apartamento em Paris, na rue de Rivoli, onde Paulo se hospedava; e era amigo de Eça de Queiroz (que teria se inspirado nele para o personagem Jacinto de Thormes), Oliveira Martins, Ramalho Ortigão, Graça Aranha, José Veríssimo. O círculo de amizades de Paulo era também muito grande, uma lista que representa um verdadeiro "quem é quem" da vida cultural brasileira à época: Afonso Celso, Domício da Gama, Olavo Bilac, Joaquim Nabuco, o barão do Rio Branco, Tristão de Athayde, Graça Aranha, Capistrano de Abreu, Mário de Andrade, Anita Malfatti, Monteiro Lobato, Oswald de Andrade, Antonio de Alcântara Machado, Sérgio Milliet, Tarsila do Amaral... Foi um dos organizadores (o "principal fautor", segundo Mário de Andrade) da Semana de Arte Moderna de 1922.

Burton fala do tema da melancolia de maneira geral; Paulo Prado concentra-se no Brasil. *A anatomia da melancolia*, como vimos, é uma obra extensa, caudalosa, recheada de citações. Paulo Prado é sintético; a edição original tem escassas 216 páginas. Citações existem — erudição é coisa que não lhe falta —, mas não são tão freqüentes como em Burton (e o latim é deixado de lado). A preocupação maior do livro não é com informações; o autor compara o texto a um quadro impressionista. Assim como no impressionismo, que Prado por razões óbvias conhecia bem, as linhas nítidas dissolvem-se em "tonalidades imprecisas", em *Retrato do Brasil* a "cronologia e os fatos" dão lugar às "emoções, à representação mental dos acontecimentos".[2] Burton falava em tese; Prado estava dando um recado ao Brasil, fazendo um diagnóstico sombrio da situação do país.

Apesar disso — ou por causa disso — a repercussão da obra foi, como no caso de Burton, grande. No prefácio à quarta edição, de 1931 (quatro edições em três anos, naquela época, era coisa rara), Paulo Prado mencionava o "inesperado acolhimento" do livro. Mais: *Retrato do Brasil* inaugurou a série dos grandes ensaios que, sobre o país, apareceriam a partir dos anos 1930, a começar por *Casa grande & senzala*, de Gilberto Freyre, que teria iniciado o livro à época em que foi hóspede de Paulo Prado em São Paulo; e também *Raízes do Brasil*, de Sérgio Buarque de Holanda, e *História econômica do Brasil*, de Caio Prado Jr. (outro membro da família Prado, aliás). Há uma afinidade eletiva entre o livro e *Macunaíma*, de Mário de Andrade, dedicado a Paulo Prado (as duas obras foram publicadas no mesmo ano). O "herói sem nenhum caráter" personifica, ficcionalmente, muitas das idéias de Prado.

Os quase oitenta anos que medeiam a reintrodução da febre amarela e o lançamento da obra de Paulo Prado são, como os anos que vão da chegada da peste à Itália até a publicação de *A anatomia da melancolia*, um período de profundas transformações no mundo — e no Brasil. Quase exatamente no meio desse período, a realeza brasileira chegará ao fim e será proclamada a República. Um novo ciclo econômico inicia-se, o do café, e terá início a industrialização. Chega ao país a onda de otimismo europeu, gerada pela modernização e pelo progresso que acompanharam a segunda Revolução Industrial. As ferrovias se expandem, surgem o automóvel, o motor a diesel e o avião; o telégrafo e o telefone; o cinema e a psicanálise; a teoria quântica e a revolução pasteuriana. Novas correntes de pensamento, novas formas de expressão artística e cultural emergiam então. Em 1859, Charles Darwin publica *A origem das espécies;* em 1862, aparece *First Principles*, de Spencer; em 1867, surge o primeiro volume de *O capital*, de Karl Marx. É a época do impressionismo, do expressionismo e do cubismo, a época em que Proust e Joyce começam a renovar a ficção. Em 1922, ano da Semana de Arte Moderna, é publicado *Ulysses*, de Joyce, e *The Waste Land* , de T. S. Eliot.

É o período da Belle Époque — no Brasil, vivida sobretudo na capital federal, o Rio de Janeiro —, com seu clima de diversão e de boa vida, época em que ricos cavalheiros tomavam champanhe nos sapatinhos de cetim das *cocottes*. Época de humor e de sátira, gênero que, no Brasil, teve expressão num Bastos Tigre e num Emílio de Menezes, mas também num Machado de Assis e num Lima Barreto.[3] Mas, na Europa, esta alegria terminará, em meio a lama e sangue, nas trincheiras da Primeira Guerra Mundial.

A euforia quase maníaca das classes média e alta contrastava com a crescente miséria urbana — um fenômeno que não se restringia ao Brasil. Por causa da industrialização as cidades européias cresciam, concentrando a população que vinha do campo e que vivia em miseráveis habitações. As condições de higiene e habitação freqüentemente eram precárias; em Londres, o cólera era tão comum quanto o era em Bombaim. Por causa do confinamento, a tuberculose grassava, e se transformou no "mal dos românticos". A concentração da riqueza fez com que os conflitos sociais se agudizassem. O período começa com as revoltas de 1848, que se propagaram pela Europa. Sindicatos e movimentos obreiros reivindicavam mudanças, inclusive através da revolução; nisso eram inspirados por Karl Marx, para quem a história da humanidade era a história da luta de classes. Essas idéias nortearam a Revolução Russa de 1917, um acontecimento que teria repercussão por quase todo o século XX.

A vida pessoal e a vida familiar mudaram muito. O casamento era, até então, freqüentemente arranjado. Agora predomina o ideal do amor romântico; aliás, o romance consagra-se como gênero literário. Ainda no período, o romantismo dará lugar ao realismo, ao naturalismo: é o caso de um Émile Zola na França, de um Eça de Queiroz em Portugal. A literatura incorpora o papel da psicologia, da sociologia: as pessoas lêem para aprender a viver. Novos horizontes se abrem, mas esta não é a regra geral. Em resposta ao relaxamento sexual e à ameaça da sífilis, muito bem ilustrada em *Os espectros*, de Ibsen, surge um rígido moralismo, do qual a Inglaterra vitoriana era o expoente. Os conflitos sexuais resultantes da repressão emergiam sob a forma de doença psíquica: essa é a época da neurastenia, a "fraqueza dos nervos", e da histeria, uma enfermidade que se manifestava sob a forma de falsas paralisias e de "ataques". Estudando a histeria, Sigmund Freud concluiu que era a expressão de conflitos acumulados num escuro compartimento da mente, o inconsciente. Foi um grande avanço, porque nessa época a psiquiatria pouco sabia do mecanismo das doenças mentais. Nem tinha tratamento para elas: o doente era classificado como portador de tal ou qual enfermidade e, conforme a gravidade de seu caso, ia para o hospício. O sofrimento não era só o dos pacientes. O *fin-du-siècle* foi, para muitos intelectuais, sinônimo de tristeza, de depressão — de melancolia. "Pergunto-me se não estamos caminhando para um cataclismo final. Acredito realmente no fim de tudo", escreveu Émile Zola a um amigo.

Essas transformações repercutiam no Brasil. O fim do século XIX foi turbulento para o país. A proclamação da República encerrou o longo reinado de dom Pedro II. Muitos fatores contribuíram para desestabilizar a monarquia. O primeiro deles foi a Guerra do Paraguai, da qual o Brasil saiu vitorioso mas cheio de dívidas com bancos ingleses. A isso acrescentou-se a abolição da escravatura. A atividade econômica, essencialmente agrícola, dependera em grande parte do trabalho escravo. Por muito tempo os negros haviam sido explorados e tratados com impressionante crueldade. Isto não impedia o "convívio sexual" dos senhores com as escravas; dava-lhes prazer e aumentava o plantel de escravos. Os filhos, mulatos, já nasciam estigmatizados. Não é de admirar que muitos deles tenham lutado arduamente para conseguir seu lugar ao sol. Foi o caso de Luiz Gama, líder abolicionista e conhecido intelectual que, na infância, fora vendido pelo próprio pai, um português que precisava de dinheiro para jogar.

Mas a escravatura estava no fim. Não fornecia a mão-de-obra adequada para operar as máquinas da Revolução Industrial que estavam chegando também ao campo. A Inglaterra proibiu a escravidão — e, para impedir que outros países se apoderassem do tráfico negreiro, declarou guerra ao "infame comércio". Pressionado, o governo brasileiro foi adotando várias medidas antiescravagistas, até chegar à libertação de todos os escravos. Na verdade, estes já estavam sendo substituídos, principalmente na lavoura de café, pelos imigrantes vindos da Europa.

Os primeiros governos republicanos caracterizaram-se pelo autoritarismo: queriam ordem e progresso e, por causa desta postura autoritária, enfrentaram forte oposição.

O Rio de Janeiro era o cenário preferencial para as mudanças que ocorriam no país. Em 1902 Rodrigues Alves entregou a prefeitura da capital, cargo de confiança do presidente, a Francisco Pereira Passos. Filho de um rico proprietário rural, Pereira Passos estudara engenharia e fora nomeado adido da legação brasileira em Paris, onde completara sua formação de engenheiro e observara a reforma empreendida na capital francesa por Georges Eugène, barão Haussmann: bairros inteiros eram arrasados para dar lugar a largas avenidas e praças, o que facilitava o trânsito e evitava as barricadas das revoltas populares — a Comuna de Paris ainda era uma lembrança recente. Esse foi o modelo seguido por Pereira Passos em sua gestão como prefeito da capital da República. Para implantá-lo, recebeu do governo amplos poderes. Como em Paris, ruelas estreitas foram alargadas, amplas avenidas foram construídas. Mas Pereira Passos tomou outras medidas contra "velhas usanças": por exemplo, lojas não poderiam mais pendurar artigos em umbrais de portas, teriam de exibi-los em vitrines (como em Paris). Uma verdadeira guerra foi movida contra os quiosques que vendiam café, cachaça, broas de milho, fumo, e eram considerados anti-higiênicos. Era proibido, por decreto, urinar e cuspir nas ruas. O candomblé e a capoeira foram severamente reprimidos. O Rio civiliza-se, dizia o cronista João do Rio, mas nem todos estavam felizes com o processo civilizatório em curso. Houve protestos, houve revolta.O proprietário de um casebre que ia ser demolido recusou-se a deixar o local. A demolição foi feita com o homem lá dentro.

O centro da cidade passou a se caracterizar pelo luxo e pela ostentação: todas as tardes havia um desfile de elegância na rua do Ouvidor. Mas nas favelas (o termo é dessa época) e nos cortiços — imensas habitações coletivas — a rede de esgotos era precária, o abastecimento de água tratada também; o lixo se acumulava e nele proliferavam os ratos e insetos. Era alta a incidência de doenças transmissíveis, como febre amarela, peste, varíola. O que também tinha conseqüências econômicas. Notícias como a referente às mortes de tripulantes do *Lombardia* se espalhavam e criavam a imagem do Brasil como um país perigoso. As agências européias anunciavam viagens de navio diretas para Buenos Aires, sem escala no Brasil. Privado do transporte marítimo, o país não conseguia exportar café, principal fonte de divisas. Não havia dinheiro para pagar a enorme dívida externa, contraída sobretudo com bancos ingleses — a Inglaterra chegava a falar em intervenção militar. Os emigrantes eram particularmente vulneráveis à febre amarela — o que também ameaçava a economia cafeeira.

Este quadro de pestilências é semelhante àquele do início da modernidade, inclusive porque, como à época do Renascimento, a sífilis grassava. Tinha, claro, surgido bem antes, ao tempo da colônia. "A sífilis sempre fez o que quis no Brasil patriarcal", diz Gilberto Freyre. "No ambiente voluptuoso das casas-grandes, cheias de crias, negrinhas, mulecas, mucamas as doenças venéreas se propagaram. Em princípios do séculos XVIII já o Brasil é assinalado em livros estrangeiros como a terra da sífilis por excelência."[4] No fim do século XIX, a vida fácil e alegre dá impulso adicional à disseminação da doença. É preciso pensar sifiliticamente, diziam os médicos brasileiros de então. Surgiu uma especialidade, a sifilografia, ainda que não houvesse tratamento específico para a doença. Sífilis era um estigma, uma espécie de maldição que se transmitia de forma hereditária e que estava associada à "degeneração".[5]

Durante o governo Rodrigues Alves foi designado para o cargo de diretor de Saúde Pública, equivalente ao de ministro da Saúde, um jovem microbiologista que havia estagiado em Paris: Oswaldo Cruz. Sua missão: sanear o Rio de Janeiro. Oswaldo enfrentou a tarefa com extrema competência — era um notável cientista e grande administrador — e também com muito autoritarismo, o que era tanto uma característica da época como parte do perfil do sanitarista.

Sanitarista. O termo tinha à época um significado peculiar, como alienista, este o médico que tomava conta dos "alienados", os doentes mentais, recolhendo-os ao hospício, instituição que teve no século XIX a sua época áurea. O alienista cuidava de doentes; o sanitarista, não. Ele era, por assim dizer, o médico do corpo social — e corpo social foi um conceito que ganhou força na modernidade. Hobbes, no *Leviatã*, diz que o soberano é alma desse corpo, os magistrados e oficiais de justiça são as articulações. Para Rousseau, o comércio, a indústria e a agricultura são o aparelho digestivo, enquanto o tesouro público é o sangue. Para que o corpo social funcionasse, todas as partes deveriam colaborar para o desenvolvimento do todo, mediante uma hierarquia — e esta hierarquia representava, para o sanitarista, um dilema, uma faca de dois gumes. Sua função inevitavelmente ligava-o ao poder e quanto mais centralizado esse poder, teoricamente mais fácil seria o seu trabalho. Mas hierarquia era também política, e a política, não raro, preparava armadilhas para o sanitarista. Ademais, o sanitarista não podia se restringir aos círculos do poder; tinha de pensar na sociedade como um todo. No seio da sociedade enfrentaria seu inimigo, o micróbio. E o enfrentaria como se guerra fosse, com campanhas organizadas ao estilo militar. Um modelo para tal fora estabelecido por médicos militares norte-americanos em países como Cuba (então sob tutela estadunidense). Esse modelo, aplicado em regiões de plantação (em Porto Rico, por exemplo), visava a proteger populações, mas também a aumentar produtividade.

Nesse conflito, ninguém poderia ficar neutro: seres humanos muitas vezes podem, involuntariamente, abrigar o inimigo. Daí o uso da quarentena, do isolamento, do cordão sanitário, defendido por Adrien Proust, pai do romancista (sim, o sensível Marcel tinha um pai que era a própria imagem do autocrata). Conhecimento e autoridade resumiam a postura do cientista Oswaldo Cruz. E também entusiasmo; saúde pública é *páthos*, paixão. Uma paixão quase religiosa. Oswaldo e seus colaboradores conviviam fraternalmente, quase em irmandade.

Mas havia um outro Oswaldo Cruz: o leitor de Baudelaire, Gide, Anatole France e, depois, membro da Academia Brasileira de Letras; o melancólico que costumava retirar-se para um estúdio em sua casa, onde, à luz de duas lâmpadas, uma em forma de coruja, outra em forma de morcego, meditava, junto a um quadro mostrando um ancião de barbas brancas que, dedo sobre os lábios, pedia silêncio. Melancólico recolhimento alternado com febril atividade: a bipolaridade típica dos modernos.

As primeiras campanhas foram dirigidas à febre amarela, com a formação das brigadas de mata-mosquitos, e à peste bubônica. Apesar do ceticismo da imprensa — Oswaldo tornou-se alvo predileto para os chargistas e humoristas — e de boa parte da população, tiveram êxito: os casos das duas doenças diminuíram consideravelmente. O alvo seguinte seria a varíola, para a qual existia, havia mais de cem anos, uma vacina vista com desconfiança e temor pela população. Oswaldo não hesitou: a vacinação foi tornada obrigatória. Medida mal recebida por políticos de oposição, por sindicalistas (sem o atestado de vacina, que era pago, não se conseguia emprego) e pela população em geral. Dizia uma canção da época: "Chega o tipo e logo vai/ enfiando aquele troço,/ lanceta e tudo mais [...]/ A lei manda que o povo,/ o coitado do freguês,/ vá gemendo pra vacina,/ou então va pró xadrez./ Eu não vou neste arrastão/sem fazer o meu barulho".

E barulho houve: conflitos se sucederam, inclusive e principalmente no plano político, e acabaram culminando na chamada Revolta da Vacina (1904), uma espécie de Comuna de Paris no Rio de Janeiro, com os revoltosos resistindo em barricadas. Depois de vários dias de furiosos combates, que deixaram numerosas vítimas, o movimento foi dominado pelas forças armadas. Mas estava claro que Oswaldo Cruz já não teria o mesmo poder, ainda que posteriormente, e graças a um prêmio internacional, houvesse recuperado o prestígio. Acabou deixando o cargo de diretor de Saúde Pública, para fundar o instituto de pesquisas que hoje leva o seu nome.

A Revolta da Vacina foi o equivalente urbano de outros movimentos ocorridos no interior do Brasil, inclusive, e principalmente, o de Canudos, magistralmente descrito por outro grande nome do período, Euclides da Cunha.

Nascido em 1866, num lugar com o significativo nome de Fazenda da Saudade (Rio de Janeiro), Euclides cursou engenharia. Na Escola Militar da Praia Vermelha foi influenciado pelo espírito científico da época, que unia ao positivismo de Comte o evolucionismo de Darwin e de Spencer. Esta ciência desafiava os princípios estabelecidos pela religião, e, ao mesmo tempo, induzia a uma visão pessimista da espécie humana, uma visão em que conceitos como "tara hereditária" e "degenerescência" figuravam com destaque (mais sobre isto daqui a pouco).

Como muitos, Euclides via em Canudos o resultado de uma conspiração monarquista. Mas então, o *Estado de S. Paulo*, do qual era colaborador, enviou-o como correspondente para a região, onde ficou de agosto a outubro de 1897. Logo se deu conta de que a seita de Conselheiro era um fenômeno de grande complexidade — e muito revelador da realidade brasileira. Escreveu sobre o tema uma série de reportagens e depois *Os sertões*, publicado em 1902.

No início do livro descreve o cenário em que vai se desenrolar o drama — o sertão — e o tipo humano que nele habita, o sertanejo. Passa depois a rememorar a gênese de Canudos. Evoca esse singular personagem, o cearense Antônio Vicente Mendes Maciel, Antônio Conselheiro. O que transformara o jovem filho de um comerciante, tímido e retraído, em líder carismático? Resposta: a "tara hereditária", claro, somada a um casamento errado. Abandonado pela mulher, Antônio desaparecera no sertão. Dez anos depois "surgia na Bahia o anacoreta sombrio, cabelos crescidos até aos ombros, barba inculta e longa; face escaveirada; olhar fulgurante; monstruoso, dentro de um hábito azul de brim americano; abordoado ao clássico bastão, em que se apóia o passo tardo dos peregrinos [...] Vivia de esmolas, das quais recusava qualquer excesso, pedindo apenas o sustento de cada dia. Procurava os pousos solitários. Não aceitava leito algum além de uma tábua nua, e, na falta desta, o chão duro".[6]

Em suas pregações, faz Antônio Conselheiro profecias apocalípticas ("Em 1896 hão de rebanhos mil correr da praia para o sertão; então o sertão virará praia e a praia virará sertão"; "Há de chover uma grande chuva de estrelas e aí será o fim do mundo"), por vezes aludindo expressamente ao sebastianismo ("Em verdade vos digo, quando as nações brigam com as nações, o Brasil com o Brasil, a Inglaterra com a Inglaterra, a Prússia com a Prússia, das ondas do mar dom Sebastião sairá com todo o seu exército").[7] Essas mesmas profecias inspiravam as canções entoadas por seus seguidores, e que faziam ameaças àqueles que estivessem "na Lei do Cão".

Sua fama foi se espalhando. Os fiéis, em número cada vez

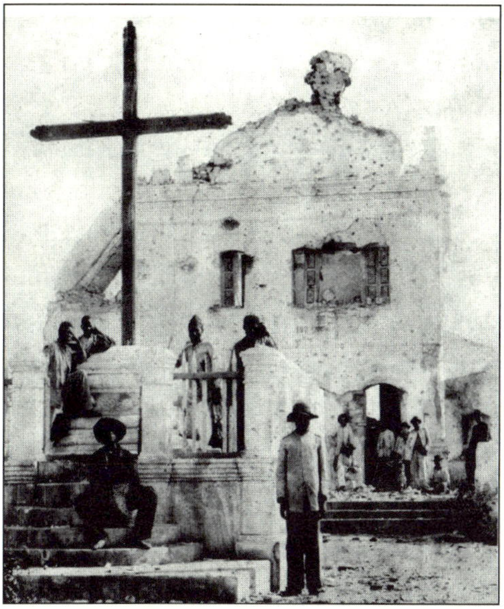

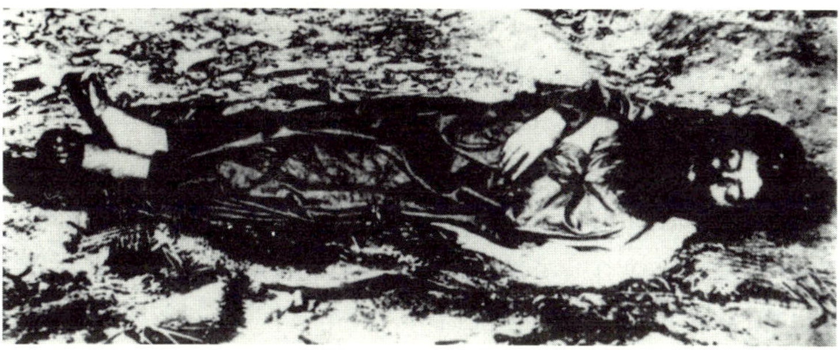

maior, seguiam-no em peregrinação. É assim que surge Canudos. O arraial preenchia uma necessidade na vida dos sertanejos pobres, desamparados. Não era só uma questão de crença. Em Canudos, havia trabalho, inclusive para os negros e para os índios. Em Canudos havia uma escola. Em Canudos havia um código de conduta — eram proibidos o álcool e a prostituição. Resultado: a população do lugar cresceu e chegou a 25 mil habitantes — Canudos era o segundo núcleo populacional da Bahia, perdendo só para Salvador. O que inspirava temores. O governo federal desencadeou uma campanha militar que mobilizou 10 mil soldados e terminou, ao cabo de um ano, com a destruição do arraial e o massacre da população.

Canudos foi o mais conhecido dos movimentos milenaristas, mas não o único. Outros haviam ocorrido, como o de Serra Talhada (Pernambuco), em 1837. Ali um pregador anunciava à população dos arredores que, quando a Pedra Bonita se quebrasse, dela emergiria o rei dom Sebastião, para restaurar no sertão o seu reino encantado. Mas a pedra só seria quebrada mediante o sangue humano nela derramado, o que levou ao sacrifício ritual de crianças. A fantasia muitas vezes cobra seu preço em vidas humanas.

Os movimentos messiânicos não eram apenas resultado da herança sebastianista, mas sim conseqüência da pobreza e do desamparo, como o comprova o episódio dos muckers. Tratava-se de uma pequena comunidade de fanáticos religiosos, habitantes do município de São Leopoldo, hoje Sapiranga, no sopé do morro Ferrabrás (Rio Grande do Sul). Ali viviam imigrantes alemães (que, portanto, nada sabiam de dom Sebastião) chegados a partir de 1824, dentro de um projeto de colonização agrícola, e que, sem amparo governamental, passavam por grandes dificuldades. Os muckers eram liderados por uma mulher, Jacobina Mentz Maurer, que desde a infância passava por transes, durante os quais diagnosticava doenças. Jacobina se afirmava reencarnação de Cristo e prometia construir a "cidade de Deus" para seus discípulos. Milenarismo típico, semelhante ao movimento dos taboritas e dos adamitas. Os muckers, cada vez mais numerosos, reuniam-se na casa de Jacobina e de seu marido, João Maurer. Entre esses discípulos, Jacobina escolheu seus "apóstolos". O código de conduta do grupo era severo: era proibido beber, fumar, ir a festas, o que era motivo de deboche para os *spotters*, apelido que os seguidores de Jacobina davam para os adversários. Os muckers tiraram os filhos das escolas e recusavam-se a pagar impostos. Jacobina e João acabaram presos, mas foram soltos por ordem do presidente da Província.

O movimento ganhou força. Os muckers foram atacados e começaram também a atacar os inimigos: casas eram incendiadas, pessoas eram mortas. Houve então nova intervenção militar (28 de junho de 1874). Cerca de cem soldados, comandados pelo coronel Genuíno Sampaio, cercaram o reduto dos muckers. Na batalha que se seguiu, as forças legalistas, mal treinadas para esse tipo de confronto, foram derrotadas, o que reforçou consideravelmente o prestígio de Jacobina. Em 18 de julho, ocorreu um segundo ataque, novamente comandado pelo coronel Genuíno. A casa foi incendiada; os muckers, porém, não se entregaram — preferiram morrer, crentes na ressurreição prometida por Jacobina que, com alguns seguidores, conseguiu escapar. Na mesma noite o coronel Genuíno foi baleado por um dos muckers e veio a morrer. Um novo ataque das tropas do governo não teve resultados, mas em 2 de agosto, guiados por um mucker que havia abandonado o grupo, os soldados chegaram ao reduto do morro Ferrabrás. No confronto que se seguiu, morreram Jacobina e vários seguidores. Os sobreviventes foram presos e aguardaram julgamento por oito anos, quando foram perdoados e soltos — mas tiveram de enfrentar, daí em diante, a hostilidade dos outros imigrantes.

Essa é a época do padre Cícero e do Contestado. Este último movimento teve como cenário uma região de cerca de 40 mil quilômetros quadrados entre os atuais estados de Santa Catarina e Paraná, disputada por ambos. Tratava-se de uma área de latifúndios, pouco povoada e controlada por coronéis. Em 1908 a empresa norte-americana Brazil Railway Company recebeu, ali, do governo federal, uma faixa de terra de trinta quilômetros de largura, para a construção de uma ferrovia que ligaria o Rio Grande do Sul a São Paulo. Ao mesmo tempo, outra empresa, a ela vinculada, exploraria e comercializaria a madeira da região. Ambas mobilizaram grande número de trabalhadores braçais, que ficaram desempregados, e marginalizados, com o término da ferrovia em 1910. Terreno propício, portanto, para movimentos messiânicos. No Contestado tais movimentos foram liderados por "monges", dos quais o mais importante foi o monge João Maria, que serviu de modelo para outros líderes carismáticos. Assim, em 1912 surgiu na cidade de Campos Novos, no interior de Santa Catarina, o monge José Maria. Aconselhando e curando doentes a fama do "monge" cresceu; era protegido de um dos mais importantes coronéis da região, Francisco de Almeida, em cujas terras vivia. José Maria organizou uma comunidade denominada Quadro Santo; posteriormente fundou, para comandá-la, a Monarquia Celestial. Um rival de Almeida, o coronel Francisco de Albuquerque, alertou as autoridades estaduais sobre o desenvolvimento de uma "comunidade de fanáticos" na região. Os primeiros choques envolveram tropas estaduais, que foram derrotadas. Morto em combate José Maria, seus seguidores e alguns fazendeiros, acreditando que o líder ressuscitaria, reorganizaram o Quadro Santo e a Monarquia Celestial. No final de 1913, novo ataque. Tropas federais e estaduais foram derrotadas, perdendo armas e munição. Outros ataques foram igualmente repelidos. A liderança do movimento estava agora com uma jovem de quinze anos, Maria Rosa, que dizia receber mensagens de José Maria. Foi lançado um Manifesto Monarquista e iniciada uma "Guerra Santa", com saques e invasões de propriedades. Em dezembro de 1914 tropas federais, comandadas pelo general Setembrino de Carvalho, e reforçadas por soldados do Paraná e de Santa Catarina, cercaram a região. A fome e uma epidemia de tifo fizeram o resto. Por fim, os redutos rebeldes foram arrasados. Seu último líder,

Deodato Manuel Ramos, preso e condenado a trinta anos de prisão, morreu em uma tentativa de fuga.

Os movimentos messiânicos têm óbvios traços em comum; também existem semelhanças entre eles e a Revolta da Vacina. De maneira geral, trata-se de uma reação contra uma modernidade que as pessoas não compreendiam e da qual desconfiavam. Assim, em Canudos, o fundamentalismo opunha-se ao modelo social em implantação no Brasil, modelo que privilegiava a liberdade individual, a separação entre religião e Estado e certa liberação dos costumes. O Conselheiro oferecia aos sertanejos uma seita baseada numa estreita vivência comunitária e numa prática religiosa intensa: o entusiasmo, no sentido mais religioso da palavra, seria o antídoto contra o desespero. Era um líder, um guia espiritual e uma figura paterna. Não alimentava, porém, projetos políticos; talvez fosse anti-republicano, mas não conspirava para restaurar a realeza, nem teria condições para tal. Atacados, os sertanejos lutaram até o fim — e Euclides não deixa de manifestar sua admiração por essa resistência, junto com seu horror pela violenta repressão. Repressão feita em nome da ciência, da ordem, do progresso.

## EM BUSCA DE CAUSAS PARA A "INFERIORIDADE" BRASILEIRA

Quando, em 3 de outubro de 1897, as tropas federais entraram em Canudos para o ataque final, Antônio Conselheiro já não estava à frente de seus fiéis. Havia falecido em 22 de setembro. A causa da morte não foi bem esclarecida, mas bem pode ter sido aquilo que na região era conhecido como "caminheira", diarréia. Uma prosaica e deprimente condição que vitimava, e ainda vitima, milhares de brasileiros (crianças, sobretudo), e que está ligada à má higiene dos alimentos e à deficiente qualidade da água.

O cadáver foi desenterrado e decapitado, mas a cabeça não foi, como a de Tiradentes, exibida em público para escarmento da população. Não, esses tempos já haviam passado, mas foi enviada a um cientista, para ser estudada: era preciso descobrir o que havia ali, que poder misterioso — capaz de mobilizar multidões — residira naquele cérebro. Medir e estudar crânios era uma obsessão de uma época muito influenciada pela teoria do "criminoso nato" (formulada pelo médico e criminologista italiano Cesare Lombroso), cujas características manifestar-se-iam no tipo da face e na conformação do crânio.

O cientista era Raimundo Nina Rodrigues (1862-1906). Nascido em Vargem Grande, Maranhão, formado em medicina no Rio de Janeiro, era catedrático na Faculdade de Medicina da Bahia. Lecionava Medicina Legal, especialidade que se constituía então em freqüente reduto do preconceito, como mostrou Jorge Amado em *Tenda dos milagres.*

Como outros doutores de sua geração, Nina Rodrigues era também etnólogo, autor de obras como *O animismo fetichista dos negros na Bahia* e *O alienado no direito civil brasileiro.* O trabalho desses cientistas havia sido fortemente influenciado pelas idéias de Joseph Arthur, conde de Gobineau, que veio para o Rio de Janeiro em 1869 como chefe da missão francesa. Gobineau interessou-se pela mestiçagem no Brasil. Considerado hoje um dos precursores do racismo nazista, sustentava que a mistura de raças acabaria levando à extinção da população brasileira. Suas idéias coincidiam com o pensamento político brasileiro da época, voltado para o branqueamento e europeização do país e foram seguidas, em maior ou menor grau, por instituições voltadas ao estudo antropológico: a Faculdade de Medicina da Bahia, o Museu Nacional e a Escola Militar, no Rio de Janeiro.

As teorias raciais surgidas no Brasil nas últimas décadas do século XIX não eram necessariamente hostis aos grupos que formavam a nacionalidade. Nina Rodrigues não desprezava as manifestações culturais dos negros, que aliás estudou detalhadamente. O problema, para ele, era a miscigenação, que resultaria inevitavelmente em desquilíbrio mental e — conceito importante — degenerescência. Nina Rodrigues teve seguidores entre os membros da chamada Escola Baiana, que conjugava medicina com antropologia.

Os mulatos estariam especialmente sujeitos a duas situações mórbidas: a tuberculose e a neurastenia. Este último termo é do século XIX, e foi muito popularizado nos Estados Unidos pelo conhecido médico George M. Beard. O quadro da neurastenia, que comportava mais de cem sintomas, era suficientemente amplo para coincidir, em alguns pontos, com melancolia: na adinamia, na incapacidade de concentração, na hipocondria. A palavra neurastenia, que vem do grego e quer dizer "fraqueza nervosa", tinha conotação especialmente sombria numa cultura que valorizava a energia, a força. Por isso, a neurastenia tinha de ser combatida, e existiam muitos "tônicos" para tal fim.

É possível que as afirmativas em relação aos mulatos se tenham apoiado em observação empírica; provavelmente tinham, mesmo, mais tuberculose e mais problemas emocionais. Isso não seria de espantar em se tratando de gente pobre, rejeitada, enfrentando, ademais, conflitos de identidade. Mas a concepção de uma constituição mórbida era mais fácil e certamente mais conveniente.

Como Nina Rodrigues, Euclides achava que Conselheiro seria portador dessa constituição mórbida, paranóica.[8] Seus seguidores não eram de estirpe melhor: "gente ínfima e suspeita", avessa ao trabalho, uns vencidos.

Euclides não estava sozinho nestas considerações. Ruy Barbosa falava nos habitantes de Canudos como *"idiotas e escravos de galés"*. Tais expressões não eram necessariamente formuladas como ofensas; pretendiam expressar uma verdade científica, partindo do conceito de degenerescência. À medida que se sucedessem as gerações, nervosos gerariam neuróticos, que gerariam psicóticos, que gerariam idiotas ou imbecis, até a extinção da linhagem.[9]

Tal teoria havia sido sistematizada pelo francês Benedict Morel no seu *Tratado das degenerescências*, de 1857. Já Henry Maudsley (1835-1918), psiquiatra inglês citado por Euclides na derradeira frase de *Os sertões* (*"É que não existe um Maudsley para as loucuras e os crimes das nacionalidades..."*), falava em "loucura moral" — expressão muito usada então. Nessa época começa a surgir o movimento alienista — e logo os hospícios estavam se enchendo de "degenerados". Tratava-se não de ciência, mas de racismo pseudocientífico. Para Paul Broca, fundador da Sociedade Antropológica de Paris, o tamanho do cérebro era diretamente proporcional ao grau de inteligência; as raças humanas ocupavam posições hierarquicamente distribuídas; o cérebro era maior no homem que na mulher, nos homens eminentes que nos medíocres, nas raças superiores que nas inferiores.

Baseado na teoria da degenerescência, Nina Rodrigues dedicou-se a formular regras para a avaliação de indivíduos considerados mentalmente doentes, decidir quanto à sua imputabilidade penal e, principalmente, a sugerir meios preventivos para evitar a loucura e o crime, no que era inevitavelmente condicionado por idéias preconcebidas. No seu laudo sobre Antônio Conselheiro, observou que, tratando-se de um mestiço, o morto era "muito suspeito de ser degenerado" (também notou a ausência quase total de dentes, o que, provavelmente, foi a única observação apoiada na realidade).[10]

Influenciado por tais idéias, Euclides seguramente poderia

ter evoluído para um racismo vulgar. Mas não foi o que aconteceu. Ao longo de *Os sertões*, vamos acompanhando a própria metamorfose do autor. Euclides não deixa de manifestar admiração pela resistência dos sertanejos, que lutaram até o fim, junto com seu horror pela violenta repressão. O livro, escrito depois da Campanha, traduz o seu respeito pelos humildes habitantes do sertão. Louco, o sertanejo? Inferior? Não. O sertanejo é, antes de tudo, um forte.

### A VISÃO DE PAULO PRADO

O quadro histórico no Brasil, antes mencionado, tem aspectos em comum com aquele período de extraordinárias e perturbadoras mudanças, o Renascimento. A isso se referirá Paulo Prado já no começo de seu livro. No Renascimento surge, diz Prado, um "novo homem", que conquistará "a liberdade consciente do espírito humano" e substituirá a obediência medieval pelo individualismo. Mas, do Renascimento, o Brasil recebeu, trazido pelos primeiros povoadores, o pior: "A ambição do ouro e a sensualidade livre e infrene que, como culto, o Renascimento fizera ressuscitar". [11] Levar as riquezas e, na ausência de mulheres brancas, possuir as índias era o *primum mobile* dos povoadores — raros de "origem superior e passado limpo"[12] — que aqui chegavam.

Como outros, Paulo Prado compara a forma de colonização nos Estados Unidos e no Brasil. Evoca a chegada do *Mayflower* às costas americanas. Diferente do navio que trouxe a febre amarela a Salvador, este conduzia colonos que acreditavam em uma ética de esforço persistente e de austeridade. Prado cita as palavras de John Smith, da London Company, colonizadora da Virginia: "Aqui nada se obtém senão pelo trabalho", uma afirmativa que contrapõe à de Hernan Cortés: "Eu não vim para cultivar a terra como um camponês, mas para buscar ouro".[13] Existe uma ética do trabalho, diz Sérgio Buarque de Holanda, e uma ética da aventura.[14] A ética do trabalho valoriza a persistência, a rotina, a disciplina, a estabilidade. Na aventura os elementos são outros: o sonho (ou a fantasia), o otimismo, a impaciência; o objetivo é a riqueza fácil, mesmo à custa de riscos elevados.[15] Num plano já não tão ético, à cobiça junta-se, muito freqüentemente, a luxúria — os termos são do próprio Prado, que faz um relato escandalizado da promiscuidade sexual no novo país, resultado de um "sensualismo exaltado pela ardência do clima".[16] Mas disso, o resultado final é tristeza.

## A TRISTEZA LUSA

Por que haveriam de ser tristes os portugueses chegados ao Brasil? Por que teria desaparecido o entusiasmo que, no passado, os tinha feito atravessar mares nunca dantes navegados?

Uma explicação reside na mudança cultural. O "português heróico" do século XV desaparecera: a derrota na África, a morte de dom Sebastião, a união com a Espanha, a crescente influência da Inquisição, os governos despóticos e incapazes, o luxo, a desmoralização dos costumes, a corrupção — o padre Vieira dizia que a palavra furtar se conjugava de todas as formas na Índia portuguesa, uma escola de cobiça e luxúria.[17]

Tudo isso alterara o perfil dos colonizadores. Diz Gilberto Freyre em *Casa grande & senzala*: "O português, já de si melancólico, deu no Brasil para sorumbático, tristonho".[18] Para estes, o Brasil não deixava de ser um exílio, "um degredo, um purgatório";[19] aqui padeciam da lusa saudade que acabava se transformando em doentia tristeza.[20] Laura de Mello e Souza atribui à colônia brasileira uma nova imagem: não o Paraíso das utopias, mas

Purgatório (à época, uma invenção ainda recente) onde a metrópole portuguesa lançaria a sua gente indesejável. O degredo transformava o Brasil no lugar de depuração dos pecados do Reino; lá, colonos desviantes, hereges e feiticeiros eram "duplamente estigmatizados por viverem em terra particularmente propícia à propagação do Mal".[21]

De outra parte, a metrópole não parecia dar muita importância às novas terras. É possível que esta tenha sido uma atitude deliberada — aquilo que Jaime Cortesão denomina de "sigilo nacional sobre os descobrimentos", e que visava a manter à distância estrangeiros gananciosos — mas o fato é que o Brasil é escassamente mencionado nos textos portugueses publicados no século XVI. Só 76 anos depois da viagem de Cabral aparecerá a *História da província de Santa Cruz a que vulgarmente chamamos Brasil*, de Pero de Magalhães Gandavo. Gil Vicente fala do Brasil no *Auto da Barca do Purgatório*, mas como região de desterrados.[22]

Desterro. Freud conceitua melancolia como luto prolongado, patológico; não se trata de uma perda simples — saudade do país natal —, mas sim de uma verdadeira ferida narcísica, agravada, na cultura ocidental, pela hipertrofia do ego, esta, por sua vez, conseqüência da afirmação da individualidade. É preciso outro antídoto para tal: a "busca voraz" de novos objetos para investimento emocional,[23] busca esta que pode tomar a forma de cobiça, de luxúria, mas que funciona apenas como paliativo. Cobiça e luxúria são, na verdade, causa de doença. A cobiça, garante Paulo Prado, é uma entidade mórbida que absorve toda a "energia psíquica" da pessoa; uma "mania". Esta mania, insaciável, dá lugar à "melancolia dos que vivem na idéia fixa do enriquecimento".[24] Uma bipolaridade, portanto. Também resultam em esgotamento o "erotismo exagerado", "os abusos venéreos". Não só dos brancos. O indígena era um "animal lascivo".[25] Com a chegada dos escravos, a coisa piorou: "A vida dissoluta do africano e do mestiço invadia a melhor sociedade. As negras e mulatas viviam na prática de todos os vícios".[26] Resultado: mais tristeza, diz Prado, citando o adágio atribuído a Galeno: *Post coitum animal triste est*, depois do coito, o animal fica triste.

Estamos diante de doença mesmo: mania, de um lado, depressão física e moral — os termos são do próprio Paulo Prado — de outro. Depressão: não se trata da melancolia de um Burton ou de um Montaigne; não se trata de passar os dias na biblioteca ou de escrever livros. Nada de aura intelectual. Não, é coisa para Prozac, numa época pré-Prozac. E, pior, essa patológica tristeza tenderá a se perpetuar. Continuará existindo mesmo com a riqueza resultante do ciclo do ouro, mesmo depois de a vida sexual se tornar "normal", institucionalizada pelo matrimônio. Triste é o clima emocional da família brasileira: "pai soturno, mulher submissa, filhos aterrados".[27]

A tristeza nascida do sexo desbragado, entre os portugueses, talvez seja parte da retórica moralizante de Prado. Mas havia outros motivos para tristeza no Brasil.

## A TRISTEZA INDÍGENA

Os brancos tinham do índio uma visão ambivalente. Havia o bom selvagem e o mau selvagem, o "gentio" e o "bárbaro". O termo bárbaro, que vem da Grécia clássica — era usado por Aristóteles para designar os estrangeiros —, foi recuperado no Renascimento e utilizado pelos colonizadores como juízo de valor: o indígena era um ser infantil, dado a perversões, que precisava ser tutorado, dominado.

Já o termo "gentio", semelhante a "gente", tinha distinta conotação. Embora vivendo em condições primitivas, o gentio era recuperável: podia se transformar em fiel cristão, em aliado do colonizador. O bárbaro, selvagem e demoníaco, só servia para o trabalho agrícola, a lavoura, o corte de cana.[28] O bom selvagem está presente na carta de Pero Vaz de Caminha ("gente boa, e de boa simplicidade"), nos relatos de Américo Vespúcio, que elogiou a "bondade e a inocentíssima índole" dos índios, de André Thevet, de Jean de Léry, que via nos tupinambás o elo perdido entre a natureza e a civilização.[29] A Lery chamava a atenção a aparência robusta dos indígenas, a espontaneidade, o apego das mães às crianças, tudo isto resultando de um modo natural de viver.

Mas a visão de Simão de Vasconcelos e Manuel da Nóbrega era nitidamente pessimista. A condição indígena é resultado de um duplo castigo. O primeiro é um castigo comum a toda a humanidade: a perda do Paraíso como resultado do pecado original. O segundo é a degeneração, manifesta na coloração escura da pele e nos costumes: a nudez, os hábitos sexuais, o canibalismo, que deixavam Nóbrega e Anchieta horrorizados. Nisto os missionários não eram exceção. Para os viajantes europeus, a antropofagia remetia diretamente ao primitivismo, à barbárie (ainda que canibalismo tivesse ocorrido nas guerras movidas pelos cruzados). E sem dúvida evocava os relatos da Antiguidade: o Polifemo de Homero comendo seus inimigos. Ou Saturno — ainda uma vez Saturno — devorando os próprios filhos. Eram raras as opiniões diferentes, como as de Montaigne no famoso ensaio *Dos canibais*: "Não vejo nada de bárbaro ou selvagem no que dizem daqueles povos; e, na verdade, cada qual considera bárbaro aquilo que não se pratica em sua terra". Montaigne é taxativo: pior do que comer um homem morto é "esquartejá-lo entre suplícios e tormentos e o queimar aos poucos, ou entregá-lo a cães e porcos, a pretexto de devoção e fé",[30] uma clara alusão à Inquisição e ao fundamentalismo. Diz Antônio Vieira no *Sermão aos peixes*: os peixes comem-se uns aos outros, e também os tapuias, mas não só eles: "Muito maior é o açougue de cá, muito mais se comem os brancos. Vedes todo aquele bulir, vedes todo aquele andar, vedes aquele concorrer às praças e cruzar ruas?". E explica: "Pois tudo aquilo é andarem buscando os homens como hão de comer, e como hão de se comer". Basta alguém morrer, continua Vieira, e "vereis logo tantos sobre o miserável a despedaçá-lo e comê-lo. Comem-no os herdeiros, comem-no os testamenteiros, comem-no os legatários, comem-no os credores; comem-no os oficiais dos órfãos e os dos defuntos e ausentes; come-o o médico, que o curou ou ajudou a morrer".[31]

Os jesuítas esperavam transformar os indígenas, convertendo-os ao cristianismo. Apesar de experiências como a das Missões guaranis — uma grande e complexa sociedade organizada em moldes comunitários —, esta não foi a regra. As tribos tinham uma dinâmica psicossocial própria. Desta dinâmica faziam parte as guerras tribais, a antropofagia e os surpreendentes movimentos migratórios que às vezes envolviam milhares de pessoas: "Inerente à atitude de enfrentamento era a possibilidade de ser capturado e devorado pelos contrários, fato que constituía a morte honrosa, ou a boa morte, para os tupinambás. Uma segunda atitude frente ao inimigo era bater em retirada, rumar para o lugar de interdição ao Outro, uma terra de onde todo mal fora banido".[32] Uma terra onde havia o binômio segurança — solo fértil: a Terra Sem Males. As migrações tupi-guaranis em busca do mítico lugar apresentavam, pois, uma curiosa analogia com os motivos edênicos dos descobridores. Estas migrações chamaram a atenção dos primeiros povoadores do Brasil (delas deixou Manoel da Nóbrega uma longa descrição). "Feiticeiros" garantiam o advento de tempos extraordinários, em que as flechas voariam sozinhas em busca da caça (ou de inimigos), os velhos rejuvenesceriam, os instrumentos agrícolas trabalhariam a terra sem que ninguém os manejasse. Nas migrações em busca dessa versão da

Terra Prometida participavam milhares de índios que percorriam longas distâncias, de início no sentido interior—litoral, às vezes os índios fugindo das missões jesuíticas. A Terra sem Males seria um refúgio capaz de proteger os índios da doença e da morte — um refúgio mais do que desejável quando se pensa nas epidemias que dizimaram os indígenas nas Américas.[33] O relativo isolamento em que viviam as tribos protegera-as dos surtos de enfermidades, comuns na Europa. Mas a essas enfermidades os índios eram muito suscetíveis: exatamente por causa do isolamento, apresentavam grande homogeneidade genética, o que agravava a falta de imunidade natural: até gripe podia matá-los.

Como resultado das epidemias geradas pelas doenças trazidas pelos brancos, regiões inteiras das Américas virtualmente se despovoaram já no primeiro século do descobrimento. Segundo várias estimativas, a população indígena de Honduras caiu de 1,2 milhão para 18 mil; a do Peru, de 1 milhão para 600 mil; a do México, de 22 milhões para 1 milhão. Escaparam as comunidades dos altiplanos andinos, onde os colonizadores, por causa dos problemas de altitude, chegavam com menor freqüência e onde as condições fisiológicas dos indígenas podem lhes ter proporcionado maior resistência.

Havia ainda o problema nutricional. Ao introduzir a criação extensiva do gado, os europeus dificultavam a plantação de milho e feijão, produtos de subsistência básica para os nativos.[34]

Além das doenças trazidas pelos brancos (incluindo os missionários, alguns dos quais eram tuberculosos), havia aquelas introduzidas pelos negros e pelos animais domésticos. E essas doenças eram legião: varíola, rubéola, escarlatina, sarampo, tuberculose, lepra, cólera, disenterias, verminoses. A varíola — enfermidade hoje erradicada, graças a uma campanha mundial de vacinação — era particularmente letal, fato de que se aproveitavam os brancos que queriam se apossar de terras indígenas: deixavam nas trilhas roupas de variolosos. Os índios vestiam-nas, adoeciam e morriam como moscas. As horrendas lesões da doença — Anchieta falava em uma "lepra mortal" — contribuíam para agravar o sofrimento dos doentes. Os missionários interpretavam-nas como sombria advertência contra o pecado, à semelhança do que ocorrera com a lepra no contexto bíblico.[35]

Os índios passaram pela mesma situação que aterrorizou os europeus na peste de 1348, situação que, como no Velho Mundo, reforçou as expectativas milenaristas.[36] As migrações em busca da Terra Sem Males agora dirigiam-se, não para o litoral — ocupado pelo homem branco — mas para o sertão, que se transformava também em refúgio para escravos fugidos. Mais recentemente a desesperança indígena traduziu-se também no sombrio, ainda que não disseminado, fenômeno do suicídio, visto por guaranis como resultado de "feitiço", ou seja, uma morte provocada pelo inimigo[37] mas que é conseqüência da miséria, da anomia, da desorganização resultante da aculturação. O suicídio é conseqüência da depressão, à qual os indígenas, obviamente, não eram, e não são, imunes.

## A TRISTEZA NEGRA

Não faltavam aos negros motivos para tristeza. Arrancados brutalmente à sua terra, transportados nos infames navios negreiros, submetidos ao humilhante trabalho escravo, seria um milagre se não fossem tristes. A isto se acrescentava o banzo, a saudade da África, que não raro também os levava ao suicídio. Detalhe: a melancolia do negro era uma situação considerada, nas sociedades escravistas, "normal". Anormal era o desejo de fugir, rotulado como manifestação maníaca: a drapetomania (do grego *drapetes*, fugitivo), termo cunhado em 1854 pelo médico norte-americano Samuel A. Cartwright. Não era a única doença que os médicos diagnosticavam nos negros. A cor escura da pele era, segundo o grande médico americano do século XVIII, Benjamin Rush, resultado de uma espécie de lepra; e sofriam também de "diestesia etiópica", uma enfermidade que consistia em ignorar a importante noção de propriedade. A drapetomania era "tratada" pela amputação de artelhos; a "diestesia", pelo trabalho duro sob sol forte.[38]

A tristeza dos negros tinha continuidade nos mulatos. Como outros, Paulo Prado estava absolutamente convencido da influência deletéria da mestiçagem: "É o ponto mais sensível do caso brasileiro", afirma, citando o dito americano segundo o qual "Deus fez o branco, Deus fez o negro, mas o Diabo fez o mulato".[39] O cruzamento, afirma, "enfraquece" biologicamente as raças.

Não só negros e mulatos eram tristes. Diz Freyre que o caboclo, calado, desconfiado, era "quase um doente em sua tristeza".[40] Mas Freyre não acredita na inferioridade do mestiço; ao contrário, é um entusiasta da miscigenação. Em *Casa grande & senzala,* procurou demonstrar que o colonizador português era tolerante, que a escravidão no Brasil foi relativamente moderada, que havia relações harmoniosas entre brancos e negros e que o cruzamento racial não teve os efeitos catastróficos que outros descreviam. No que contrariava boa parte do pensamento antropológico e político de então; significativamente, *Casa grande & senzala* foi publicado em 1933, ano em que Hitler ascendeu ao poder.

Depois de listar os antagonismos da economia e da cultura no Brasil ("A cultura européia e a indígena. A européia e a africana. A africana e a indígena. A economia agrária e a pastoril. A agrária e a mineira. O católico e o herege. O jesuíta e o fazendeiro. O bandeirante e o senhor de engenho. O paulista e o emboaba. O pernambucano e o mascate. O grande proprietário e o pária. O bacharel e o analfabeto. Mas predominando sobre todos os antagonismos, o mais geral e o mais profundo: o senhor e o escravo"), Freyre diz que a miscigenação harmonizou tais antagonismos, amortecendo os choques e criando "condições de confraternização e de mobilidade social peculiares ao Brasil".[41] A miscigenação atenuou "antagonismos contundentes, amortecendo-lhes o choque ou harmonizando-os". Vai mais longe: "Três raças e três culturas se fundem em condições que, de modo geral, são socialmente democráticas". É verdade que esta última afirmativa foi feita em conferência dirigida ao público norte-americano, o que pode explicar a ênfase nas "condições socialmente democráticas", prudentemente moderadas por um "de modo geral".[42]

Paulo Prado seguia uma vertente tradicional do pensamento político no Brasil, segundo a qual seria o brasileiro fruto dessas três raças tristes, o português, o índio e o africano. Raça era então uma palavra muito em voga. Eram os anos que antecediam imediatamente o surgimento do nazismo, que levaria a idéia de superioridade racial às últimas, e terríveis, conseqüências. Não se pode dizer que Paulo Prado, homem de pensamento liberal, tenha sido racista; mas ele não recusa os estereótipos. Como assinala Octavio Ianni,[43] Prado faz parte de um grupo de pensadores (Ribeiro Couto, Graça Aranha, Cassiano Ricardo, Menotti del Picchia, Sílvio Romero, e vários integrantes do movimento modernista de 1922) que vêem a história do país desenvolvendo-se em termos de signos, símbolos e emblemas, ignorando mecanismos e estruturas de dominação. Entre tais figuras simbólicas, Ianni lista o homem cordial, de Buarque de Holanda — cordial, porque dominado pela emoção, pelo coração (*cor, cordis*) —, o desbravador, o aventureiro, Macunaíma, Martim Cererê, Jeca Tatu.

Prado acredita na existência de "povos alegres e povos tristes", dando até exemplos: "chins do norte, sérios e refletidos, chins do sul, alegres como crianças".[44] No Brasil, porém, reina a tristeza. A epígrafe do livro é o trecho de uma carta de Capistrano de Abreu, mestre de Paulo Prado, falando do jaburu, "ave que para mim simboliza nossa terra. Tem estatura avantajada, pernas grossas, asas fornidas, e passa os dias com uma perna cruzada na outra, triste, daquela austera, apagada e vil tristeza".

O "problema racial" era apenas uma faceta daquilo que Dante Moreira Leite denominou "ideologia do pessimismo" e que teve entre seus expoentes Sílvio Romero: o brasileiro é um ser inferior, sobretudo quando comparado aos habitantes das regiões industrializadas da Europa. Além da mistura racial, havia outro fator prejudicial: "A natureza, até então considerada benéfica e privilegiada, será agora acusada de muitos males, seja à saúde, seja à vida psicológica do brasileiro".[45] Trópico era lugar de doenças, e não só no Brasil. Havia uma especialidade para estudá-las e tratá-las, a medicina tropical, muito prestigiada numa época em que ainda existiam grandes impérios coloniais. Mas era o trópico que gerava as doenças, ou as condições de vida no trópico? Esta pergunta, em geral, ficava sem resposta, mesmo porque era mais fácil lidar com o micróbio do que com a miséria.

## MAIS TRISTEZAS

E o emigrante era triste? Paulo Prado não o inclui em sua lista, provavelmente por motivos até pessoais. À época, o governo estimulava a vinda dos estrangeiros e uma grande colaboração para isso foi dada pelo pai de Paulo Prado, o conselheiro Antônio Prado, que, em 1885, se tornou titular do ministério então denominado, significativamente, da Agricultura e dos Estrangeiros. E em 1887 Paulo Prado participa com o pai e com o tio, Martinho Prado Júnior, na criação da Sociedade Promotora de Imigração.

Nessas iniciativas o Brasil não era exceção. A política de estímulo à vinda dos estrangeiros era então comum a muitos países da América Latina, um continente de vastas extensões despovoadas. Dizia o intelectual argentino Juan Alberdi: "governar é povoar". Povoar com brancos, bem entendido; índios e negros já havia demais. Até mesmo anarquistas eram bem-vindos, como o demonstrou o episódio da Colônia Cecília.

Em 1888, na Itália, dom Pedro II tomou conhecimento da obra de Giovanni Rossi, filósofo anarquista, cujo ideal era a criação de uma nova sociedade. O imperador resolveu oferecer a Rossi a oportunidade de transformar o sonho em realidade. É claro que atrás disso havia interesses governamentais. Dom Pedro não estava satisfeito com a política de emigração no país, sobretudo no Paraná, onde o governo pagava caro por terras para os colonos que estavam sendo maltratados — muitos deles haviam sido repatriados a pedido, o que prejudicava a imagem do país. Aceitando elementos "perigosos" — os anarquistas — o imperador mostrava que o país era receptivo à imigração. Assim, em fevereiro de 1890 partiram de Gênova cerca de 150 anarquistas, que constituiriam o núcleo da Colônia Cecília, no Paraná. Aqui, procuraram manter os princípios ideológicos da comuna, mas as dificuldades se acumulavam: excessiva tributação, uma epidemia que matou várias crianças. Como se isso não bastasse, um escroque apossou-se do dinheiro ganho com a colheita.

Os emigrantes eram pessoas sofridas que, fugindo da guerra, da miséria, da perseguição, tinham abandonado o país natal e empreendido a longa e penosa viagem nos precários navios de emigrantes que Lasar Segall retratou. Vinham movidos por um sonho — o sonho de "fazer a América", aquela América que dizia, segundo os versos de Emma Lazarus, gravados no pedestal da Estátua da Liberdade: "Dá-me teus exaustos, teus pobres, tuas confusas massas ansiosas por respirar liberdade".

Podemos imaginar que este contingente migratório era o resultado de uma seleção; ficavam os resignados, os conformados, os apáticos, aqueles que não tinham condições para mudar a vida; vinham os ousados, os empreendedores.[46] Gente que talvez experimentasse tristeza, mas que dificilmente se entregaria a ela.

No Brasil, os emigrantes recebiam alguma ajuda das companhias de colonização que os traziam: um lote de terra, animais, instrumentos agrícolas. Isto não quer dizer que a vida deles fosse fácil, pelo contrário. Para começar, eram especialmente vulneráveis à febre amarela — uma das razões que levou o governo a combater a doença, como veremos adiante. Depois, nem sempre a experiência de colonização dava certo. Quando não dava, os colonos não raro se revoltavam e até pegavam em armas, como foi o caso dos muckers. Havia ainda o choque cultural, o problema de identidade, que se fazia (e se faz) sentir inclusive, e principalmente, nos descendentes dos emigrantes, que, em casa, ouvem ou falam um idioma, seguem um tipo de tradição, comem certo tipo de alimento; na rua, na escola, no trabalho, é outro o idioma, outro o alimento, outros os hábitos. Por outro lado, este conflito pode ser um desafio, um estímulo à auto-afirmação, e não é de admirar que filhos de emigrantes tenham tido, sobretudo nos Estados Unidos, mas também na América Latina, uma presença significativa na literatura, nas artes, na cultura em geral.[47]

Numerosos sucessos assinalam a história da emigração nas Américas. E isso ajuda a explicar a falta do emigrante na listagem dos "tristes".

Paulo Prado não é o único autor latino-americano a abordar o tema da tristeza, mesmo porque a América hispânica viveu uma realidade semelhante à do Brasil. Lá os indígenas foram igualmente exterminados ou dominados por conquistadores vindos de um país em que a autocracia era regra, e a Inquisição, uma presença constante. Esta conjuntura persistiu por séculos e foi reforçada pelas transformações socioeconômicas decorrentes da industrialização. No México, Roger Bartra fala no "arquétipo de Janus", a bipolaridade que opõe um nostálgico passado agrário em extinção a um futuro industrial explosivo e caótico. A gravidade do índio e a solenidade do espanhol geraram uma melancolia que, transformando-se num símbolo da cultura, serve como identificação com a história do Ocidente.[48] É melancólica a imagem (verdade que estereotipada) do camponês mexicano sentado no chão, o chapelão tapando o rosto. E é melancólica, na cultura mexicana, a fixação na morte e no morrer, fixação para a qual contribuem tanto a tradição indígena pré-colombiana, com suas deusas da morte, como a herança européia do *memento mori*.[49] Trata-se de uma forma de elaborar o luto, como também o testemunham as *calaveras*, gravuras, brinquedos e doces com formato de esqueleto, usadas como oferendas à memória dos mortos no Dia de Finados — tema que serviu de inspiração para o notável ilustrador José Guadalupe Posada (1852-1913). Também é costume, desde a época colonial, retratar (em quadros e mais recentemente em fotos) as crianças precocemente falecidas, como parte da cerimônia conhecida como *velorio de angelitos*. Quando da morte de uma criança, os padrinhos encarregam-se de vestir o pequeno cadáver com roupas que lembram estampas de santos, de Jesus ou de Maria, e que é assim fotografado.[50] "O tratamento que o México dá à morte inscreve-se perfeitamente no arquétipo melancólico que inspira a especulação de seus filósofos, a ansiedade de seus poetas, a ficção de seus romancistas, as análises de seus sociólogos, as patrióticas exortações de seus políticos."[51,52]

Na Argentina fala-se da "tristeza criolla". Uma tristeza que aparece constantemente em letras de canções: há até um gênero musical conhecido como *triste*. Nem mesmo o Carnaval escapa a esse clima emocional: é, disse Martínez Estrada, a "festa de nossa tristeza",[53] celebrada nos acordes melancólicos do *Carnabalito* (e há coisa mais melancólica que o tango?). Na Argentina de um passado ainda recente, não podia haver alegria, diz Bunge, pois esta é filha da liberdade, a qual, por sua vez, descende do individualismo e da disciplina. Na tríade preguiça—arrogância—tristeza ele vê a causa dos males argentinos,[54] uma visão à qual não falta, claro, a influência de pensadores racistas. À tristeza remete também a própria (ainda que discutida) etimologia da palavra *gaucho* que derivaria do quéchua, significando órfão, abandonado, desamparado, errante.[55]

## OS ANTÍDOTOS DA TRISTEZA BRASILEIRA

Podemos ver nos movimentos messiânicos brasileiros uma versão do entusiasmo religioso antes mencionado. Não por acaso tais movimentos ocorrem com maior intensidade a partir de meados do século XIX, período de mudanças em que as transformações sociais de um mundo já em globalização chegaram ao Brasil. Os núcleos urbanos agora faziam o papel da metrópole, acentuando o contraste progresso—atraso e o conflito campo—cidade;[56] aumentando o desamparo das populações marginalizadas e, portanto, sua tristeza e seu pessimismo. Os movimentos messiânicos respondiam a isso introduzindo outros modelos de convivência, fornecendo uma causa para a rebeldia e, sobretudo, prometendo um futuro glorioso, nesta vida ou em outra. Isso explica a feroz resistência de Canudos, dos muckers, do Contestado.

Mas havia formas menos violentas de neutralizar a melancolia — inclusive a melancolia de intelectuais como o próprio Paulo Prado. Porque a "ideologia do pessimismo" não era, de forma alguma, generalizada no Brasil. À época, vários escritores buscavam o lado positivo da condição brasileira, chegando ao que Dante Moreira Leite denomina "reação ingênua e patriótica". O principal porta-voz desta corrente é, naturalmente, Afonso Celso, que, com seu *Porque me ufano de meu país* (1900), chegou a criar uma corrente de opinião, o "ufanismo". O brasileiro não é fisicamente degenerado — ao contrário, pode ser alto, vigoroso. É indepentente, é hospitaleiro, é caridoso, é tolerante, é honrado.

Já Vianna Moog vê tendências contraditórias na vida brasileira. Há tristeza, sim; estaria ligada ao mazombismo, à consciência das raízes européias e da dolorosa separação destas. O termo mazombo, muito usado (satiricamente) por Gregório de Matos, tem um duplo significado: designa, de forma depreciativa, o indivíduo nascido no Brasil, de pais portugueses, e quer dizer também sorumbático, macambúzio, mal-humorado. O mazombo não se sente feliz por ser brasileiro; falta-lhe um sentimento de comunidade. Mais que isso, carece de iniciativa, de inventividade, não acredita no aperfeiçoamento do ser humano e é profundamente cético em relação a tudo que não represente a possibilidade de enriquecimento rápido. Mas isso não é uma fatalidade: "Tomemos esses mesmos mestiços e esses mesmos mazombos e coloquemo-los num time de futebol. Assistiremos logo a grandes transformações. Mazombos e mulatos [...] cuja energia parecia nenhuma, correm noventa minutos em campo, lutam como bravos, não se poupam e não esmorecem um segundo. Por que o contraste? Porque o futebol é algo que eles aprenderam a amar desde a infância e desde a escola, se é que a tiveram, ao passo que o trabalho orgânico foi sempre diminuído a seus olhos".[57]

Vianna Moog está aqui falando de uma polaridade: a alegria e a energia do futebol contraposta à tristeza, à melancolia do cotidiano. A propósito, é interessante lembrar que, no Ocidente, as primeiras menções ao futebol, ou pelo menos a um esporte análogo ao atual futebol, coincidem com o advento da modernidade — e com o Carnaval. Assim, um documento de 1540 refere que, na terça-feira do Carnaval, era costume em algumas cidades italianas os fabricantes de sapatos desafiarem os negociantes de tecidos para um jogo com uma bola de couro. A prática vinha desde a Idade Média, e foi estimulada pelo crescimento das cidades — embora não raro tivesse de ser proibida por causa da violência,[58] que, pelo jeito, não é nova nessa área.

De início o futebol era visto no Brasil com estranheza: tratava-se de um esporte de estrangeiros, trazido por Charles Miller, paulista do Brás, filho de pai inglês e mãe brasileira. Em 1874 Miller foi estudar na Banister Court School, de Southampton. Lá, aprendeu a jogar o *soccer*, tornando-se um bom *center-forward*. Ao regressar, trazia consigo uma bola — e o firme propósito de introduzir o esporte no Brasil. Há outras versões para o surgimento do futebol brasileiro, mas todas coincidem na época, final do século XIX — e todas destacam o papel dos ingleses na disseminação do esporte. Os britânicos tinham então vários empreendimentos no país, notadamente a construção de ferrovias. Havia times da Companhia de Gás, da São Paulo Railway, do London Bank. Os nativos olhavam com espanto aqueles homens muito brancos correndo como malucos atrás de uma bola. Lima Barreto se indignava: para ele, tratava-se de estrangeirismo antinacionalista e racista. O futebol, dizia, é coisa de "arrogantes e rubicundos caixeiros dos bancos ingleses". Chegou a fundar, em 1919, uma Liga contra o Futebol. Não deixava de ter certa razão: em

1921 o governo recomendou que não fossem incluídos negros nem mulatos na seleção de futebol que viajaria à Argentina para disputar um torneio. Isso logo mudou: a partir de 1925, quando times como o Corinthians e o Vasco da Gama começaram a aceitar jogadores vindos de camadas mais pobres — negros, inclusive —, o esporte se democratizou e passou a fazer parte da cultura popular. Carnaval e futebol foram canibalizados, dentro do processo de antropofagia preconizado por Oswald de Andrade em seu *Manifesto*: trata-se da "absorção do inimigo".

Uma canibalização cordial. Sérgio Buarque de Holanda diz que a cordialidade não é necessariamente amável; mas, em todo caso, ela se contrapõe ao ritualismo social.[59]

Não deixa de ser curioso que o Brasil tenha feito seu um esporte que, afinal, veio da Inglaterra. E por que o *soccer*? Por que não outros esportes lá praticados? Há várias explicações para isso. Para começar, o futebol é um esporte simples de jogar — e de improvisar. Diferentemente do futebol americano, do beisebol, do basquete, do hóquei, não exige equipamento especial nem espaço fechado. O basquete, que foi criado nos Estados Unidos mais ou menos na mesma época em que o futebol surgia no Brasil, correspondeu exatamente a essa necessidade: encontrar uma modalidade esportiva que pudesse ser praticada em ginásios fechados, no longo e rigoroso inverno da Nova Inglaterra. O futebol, não: é jogado em qualquer terreno baldio com uma bola de trapos.

E temos a antinomia mão—pé. O beisebol, o basquete, o golfe fazem sucesso nos Estados Unidos porque, como foi dito, requerem equipamento — e usam as mãos, o que é parte da tradição americana, na qual o trabalho com as mãos é base da tecnologia e do progresso. A "elite" brasileira herdou a repulsa da aristocracia medieval ao trabalho manual. Até há algum tempo era costume deixar crescer a unha do dedo mínimo até atingir dimensões grotescas e que servia para mostrar que aquela mão não

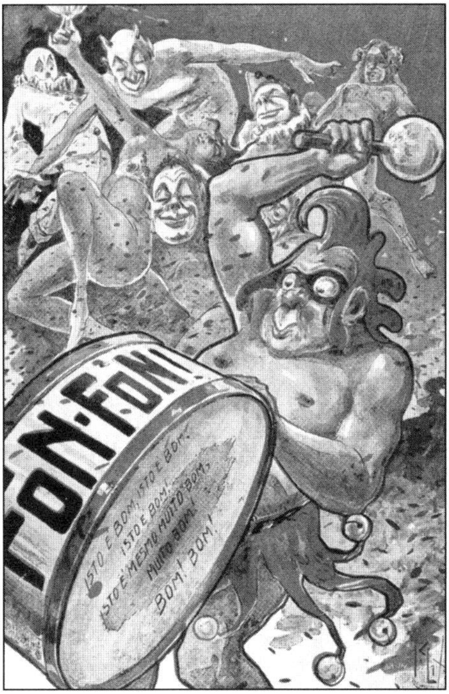
FON-FON!
ISTO É BOM, ISTO É BOM!
ISTO É BOM!
ISTO É MESMO MUITO BOM,
MUITO BOM
BOM! BOM!

*Desenho de K. Lixto*

era usada para trabalhar. Trabalho era coisa para escravo, que para isso permanecia preso. Libertava-o o pé: correndo, fugia para o quilombo. A capoeira (comparar com o boxe, que usa as mãos), o samba de breque, reforçaram essa importância do pé. Que, com o futebol, atingiu a glória. Não por acaso, esse esporte representou a forma de ascensão social para negros e pobres. Uma forma de ascensão que não se fez pacificamente: houve época em que, como foi dito acima, clubes de futebol não aceitavam negros, assim como houve época em que a capoeira era proibida pela polícia. Quando a polícia cansou de apanhar e quando os clubes racistas cansaram de perder, o talento negro foi reconhecido.

Outro elemento importante na cultura popular eram as festas — o bumba-meu-boi, o cavalo-marinho, a festa de Reis —, nas quais a risada do negro quebrava "a apagada e vil tristeza" que aos poucos tomara conta das casas-grandes.[60]

Em matéria de festa, nada batia o Carnaval. De origem européia, como vimos, o Carnaval brasileiro é herança sobretudo das mascaradas italianas e do entrudo (lat. *introitus*, entrada, lembrando o começo das solenidades da Quaresma). O entrudo no Brasil teve início no Rio de Janeiro em 1641.[61] Era uma grosseira brincadeira de rua que envolvia abusos e agressões. Escravos jogavam-se uns nos outros ovos, farinha, cal, restos de comida e frutas podres, enquanto as famílias brancas divertiam-se, derramando das janelas e balcões baldes de água suja nos transeuntes. Mais tarde, surgiram os limões de cheiro e, em 1885, os lança-perfumes. Máscaras, em geral de procedência francesa, apareceram por volta de 1834, e as fantasias pouco depois disso. O primeiro baile de máscaras teria ocorrido no Hotel Itália, no Rio, em 1840, cujos donos, italianos, seguiam o modelo do Carnaval de Veneza. Ou seja: o Carnaval civilizou-se — e também dicotomizou-se, socialmente falando: de um lado, a popular festa de rua, de outro, o carnaval de salão, destinado sobretudo à classe média emergente no país.

Em 1846 aparece, no Carnaval carioca, o tocador de bumbo, o Zé Pereira (ao que parece, apelido de um cidadão português chamado José Nogueira de Azevedo Paredes). Ele dava ritmo à festa de rua. Já a música dos salões hoje soaria estranha: era a polca — primeiro gênero de música carnavalesca no Brasil —, a quadrilha, a valsa, o maxixe. Este último era visto com suspeição. A exemplo do lundu, do qual é originário, tinha, dependendo da maneira como os pares dançavam, uma forma "civilizada" e outra "marginal", esta reprimida pela polícia. A música era apenas instrumental. Somente por volta de 1880 os bailes passaram a incluir a versão cantada. A primeira música exclusivamente carnavalesca foi a marcha "Ó abre alas" (1899), de Chiquinha Gonzaga.

Em meados do século XIX surgem os clubes carnavalescos (o primeiro deles foi o Congresso das Sumidades Carnavalescas, que teve entre seus fundadores José de Alencar) e, no começo do século XX, os desfiles de carros alegóricos. São também dessa época os blocos e cordões que, integrados principalmente por negros e mulatos, animavam o Carnaval com instrumentos de percussão e originariam depois as escolas de samba. Os ranchos, também formados por gente pobre, tinham origem em festejos religiosos — de início desfilavam no dia de Reis, fantasiados de pastores e pastoras. Inauguraram assim um gênero de música cadenciada e de muita riqueza melódica, a marcha-rancho, mas, a partir da segunda década do século XX, entraram em declínio. Deles são lembrança figuras como o mestre-sala e o porta-estandarte. O corso surgiu no carnaval de 1907, quando as filhas do presidente Afonso Pena fizeram um passeio no automóvel presidencial em meio ao Carnaval. Foram imitadas por foliões que tinham carro, e que à época não eram muitos. O corso acabou sumindo, por causa dos problemas de trânsito e do desaparecimento dos carros sem capota.

O Carnaval, portanto, evoluiu muito e num período relativamente curto. Sofisticou-se, sem deixar de ser popular; tornou-se uma celebração da alegria, ainda que limitada a um curto período de tempo; uma inversão social e psicológica, em que, como diz Roberto DaMatta, o dia dá lugar à noite, a realidade à fantasia.[62] Pobres transformam-se em reis e rainhas, roupas modestas dão lugar a costumes luxuosos. A propósito, o livro de DaMatta sobre o tema é *Carnavais, malandros e heróis*. Título apropriado, inclusive por evocar uma outra forma brasileira de neutralizar a tristeza (e arranjar dinheiro): a malandragem.

Transgressão? Decerto. Mas transgressão risonha, amável, até. O bom malandro é esperto, é finório, é simpático. Ele não agride, convence: como o vigarista, que invoca em seu apoio a respeitável figura de um religioso. O mesmo deve ser dito do meliante, que difere do assaltante, este uma figura violenta, quando não cruel. O meliante, o batedor de carteiras, é um artista da transgressão. Os dedos que, nos coletivos, se introduziam sub-repticiamente nos bolsos em busca das carteiras tinham a destreza e a habilidade dos dedos de um pianista. A agilidade de Amleto Gino Meneghetti, que atuava em São Paulo, valeu-lhe os apelidos de "Gato dos Telhados", "Homem de Borracha", "Rei dos Ladrões". Usando ternos elegantes, Gino fazia questão de tratar respeitosamente as pessoas. Uma imagem muito diferente dos sinistros barões do narcotráfico, que não hesitam em liquidar suas vítimas, não raro de forma cruel.

Entre os antídotos da tristeza deve-se incluir a gratificação oral, representada pela comida típica, quase sempre condimentada, sobretudo no Nordeste, e por aquela que é a mais brasileira das bebidas, a caipirinha. A cachaça da caipirinha é aguardente, semelhante, claro, a tantas outras aguardentes. Mas à cachaça adiciona-se o limão e o açúcar — dois clássicos antídotos contra a melancolia, como vimos. Também ajuda o contexto: caipirinha é uma bebida para ser tomada com amigos, conversando ou cantando.

Finalmente temos o humor brasileiro que, à semelhança do que acontece em outros países, é, não raro, um humor étnico, tendo como objeto grupos populacionais minoritários, mas suficientemente visíveis. É o caso das piadas de português, ainda incrivelmente disseminadas (há, na internet, mais de 27 mil sites com essas anedotas). Esta forma de humor obedece a dois tipos de motivação. Em primeiro lugar, trata-se da hostilidade do colonizado em relação ao colonizador, do dominado em relação ao dominador. É difícil recuperar historietas da época colonial, mas temos um notável exemplo da sátira antilusa em Gregório de Matos Guerra (1633-96). É verdade que ele tanto criticava os portugueses como seus compatriotas, mas é particularmente virulento contra os primeiros, descritos como gatunos, enganadores, aproveitadores.[63] Esta virulência teve uma pausa quando, em 1720, o governo português proibiu a emigração para o Brasil. Mas, no grande surto migratório que caracterizou o século XIX e o começo do século XX, os portugueses representaram parcela considerável: entre 1890 e 1940, cerca de 1,2 milhão de pessoas (mais de 80% do total de emigrantes) saíram de Portugal para se fixar no Brasil. Procuravam um país que lhes era em parte familiar, por causa do idioma, da religião, dos costumes. Agora não se tratava dos colonizadores que tinham vindo como donos do Brasil. Era gente pobre, originária do meio rural, com alta porcentagem de analfabetos. Essa migração se dirigia em grande parte para as cidades, onde o emigrante português adquire uma dupla imagem: é trabalhador, carregador de piano, mas é também avarento. Está em lugares de comércio visível: a padaria, o bar, a loja de armarinhos. Alvos preferenciais para a lusofobia, que aparece na literatura do período, fortemente influenciada pelo nacionalismo que vinha do romantismo.[64] Portugueses são personagens freqüentes nos romances naturalistas de Aluísio Azevedo. Em *O cortiço,* eles se distribuem por três categorias: 1) o recém-chegado, rústico e humilde emigrante; 2) o avaro "galego"; 3) o negociante-comendador. Os portugueses são vítimas, mas são também os vilões, os corruptos.[65]

As piadas, por outro lado, têm como foco principal o primeiro dos três tipos. A origem humilde e a falta de cultura explicam as piadas tipo "Manuel-Joaquim" que tratam o português como "burro" e derivam do contato com esse tipo de imigrante. É gozação, mas não isenta de inveja: apesar de tudo, aquele "burro" prosperava e ganhava dinheiro. E a entrada de Portugal na União Européia desmoralizou ainda mais o humor preconceituoso.

## MELANCOLIA NA LITERATURA BRASILEIRA: MACHADO DE ASSIS E LIMA BARRETO

A melancolia tem vasta representação na literatura brasileira. Trata-se, em grande parte, de uma herança do romantismo europeu, do qual a *Ode à melancolia* de John Keats ("Até mesmo no templo do Deleite/ tem a disfarçada Melancolia seu soberano relicário") é um clássico exemplo. Mas já não se trata da soturna, seca melancolia que Dürer retratou, resultante do excesso de bile negra, mesmo porque mudara a visão médica do assunto. No século XVIII surge a teoria dos vapores, inspiradas pelas primeiras experiências com máquinas a vapor. Os vapores ácidos, resultantes da "efervescência", da "fermentação", da "acrimônia", dissipam-se nas pessoas equilibradas, mas, nas doentes, sobem até o cérebro através dos nervos — outra palavra-chave — e lá provocarão lágrimas, mais ou menos como das nuvens cai a chuva. Diferentemente da antiga melancolia, que ressecava o coração (e os olhos), estamos diante de uma tristeza lacrimosa. O choro agora é livre: "No século XVIII a leitura provoca doces efusões. Aprecia-se chorar: mulheres na privacidade de seus aposentos elegantes, homens em seus gabinetes de trabalho, mas as lágrimas também são derramadas no momento de leituras feitas em comum".[66] Romances como *Pamela* (1740) do inglês Samuel Richardson, a história de uma humilde criada lutando por sua virtude, fazem enorme sucesso. O termo melancolia continuará presente no Baudelaire de *Spleen* ("Eu sou um cemitério"), no Flaubert de *Madame Bovary*, no Gautier de *Tristesse en mer*, e, graças à influência da cultura francesa, chegará ao Brasil.

Tristeza é um tema recorrente na poesia brasileira. "Minh'alma é triste como o grito agudo/ das arapongas no sertão deserto/ e como o nauta sobre o mar sanhudo/ longe da praia que julgou tão perto", suspira Casimiro de Abreu. Raimundo Correia, evocando a África de onde vieram os escravos, fala (em *banzo*) de "uma tristeza imensa, imensamente". Luís Guimarães faz uma *Visita à casa paterna* e volta triste: "Chorava em cada canto uma saudade". Os versos de Álvares de Azevedo, precocemente falecido — era a época em que a tuberculose dizimava os românticos —, falam de crepúsculos, de solidão, de saudade, da morte.[67]

Em *Música brasileira*, Olavo Bilac lembra que, atrás da cadência voluptuosa, está "a tristeza/ dos desertos, da mata, do oceano/ bárbara poracé, banzo africano,/ e os soluços da trova portuguesa", em acordes que são "desejos e orfandades/ de selvagens, cativos e marujos". É uma música feita de "nostalgias e paixões"; é "lasciva dor, beijo de três saudades,/ flor amorosa de três raças tristes".[68] Como nota Dante Moreira Leite,[69] temos aqui, sob forma poética, as idéias que Paulo Prado desenvolveria em seu ensaio: a superposição de tristeza e de volúpia, a alusão às "três raças tristes". Aliás, a própria natureza, tão decantada pelo Bilac de "Ama com fé e orgulho a terra em que nasceste", neste poema é vista como triste. Ao lado do desejo está a orfandade; ao lado da paixão, a nostalgia; ao lado da lascívia, a dor. Enfim: a soma de três saudades.[70]

Mais raras — e mais reveladoras da ciclotimia da modernidade — são as obras em que manifestações melancólicas e maníacas se alternam. Dois personagens paradigmáticos neste sentido aparecem em *O alienista,* de Machado de Assis, e *Triste fim de Policarpo Quaresma,* de Lima Barreto.

Os dois escritores têm muito em comum. Ambos nasceram no Rio de Janeiro, Machado em 1839, Lima Barreto em 1881, e ambos viveram num movimentado período da história da cidade. Ambos eram mulatos. Ambos perderam a mãe muito cedo, e nos dois casos, de tuberculose. Ambos tiveram vida difícil. Ambos ingressaram no serviço público, em que Machado chegaria a altos cargos. Ambos tinham problemas de saúde. Machado era epiléptico e disártrico — gaguejava.[71] Lima Barreto era etilista e foi internado várias vezes por doença mental.

Machado de Assis casou com Carolina Novais, irmã de seu amigo, o poeta Faustino Xavier de Novais. Uma escolha na qual psicanalistas poderiam ver um elemento edipiano: Carolina era três anos mais velha, branca, portuguesa, culta, versada em gramática — corrigia textos do escritor. Foi um casamento sem filhos, mas, aparentemente, feliz. Este tipo de apoio faltou a Lima Barreto, que permaneceu celibatário até a morte, em 1922. Em termos de carreira literária, Machado também teve mais sucesso do que Lima Barreto. Seu trabalho era reconhecido, foi fundador da Academia Brasileira de Letras, à qual Lima Barreto se candidatou três vezes, sem sucesso.

São numerosas as referências à melancolia na obra machadiana. Assim, em *Memórias póstumas de Brás Cubas* fala o narrador de uma idéia que lhe ocorreu: "a invenção de um medicamento sublime, um emplastro anti-hipocondríaco, destinado a aliviar a nossa melancólica humanidade".[72] Melancolia, que parece, contudo, inevitável, pois é parte do cotidiano: depois do "alvor do dia", vem "a melancolia da tarde".[73] Em *Um apólogo*, o narrador fala, no final, com "um professor de melancolia" (expressão que se aplicaria muito bem a Robert Burton). Em *O delírio*, encontramos de novo — e nas palavras da Natureza, que aqui nos fala como personagem — a "melancolia da tarde". Desta sofre um médico, o doutor Maciel (*O sainete*), mas só das duas às quatro — a modernidade, governada pelo relógio, tem horário fixo para a acédia. Em *Cantiga de esponsais*, mestre Romão, que tem vocação musical, não consegue compor — porque sofre, naturalmente, de melancolia. Melancolia também está presente em

*Anedota do cabriolet*. *A uma senhora que me pediu versos* escreve o poeta Machado: "Se já dei flores um dia/ quando era rapaz/ as que ora dou têm assaz/ melancolia". Em *Quincas Borba* descobrimos que "a melancolia da paisagem está em nós mesmos". *Dom Casmurro* começa melancólico no título. E Brás Cubas, defunto, recorre à "pena da galhofa e as tintas da melancolia", expressão célebre na obra machadiana.

Em *O alienista* a melancolia vai se alternar com a mania. Este conto, longo, foi primeiro publicado no jornal *A Estação*, sob forma de folhetim, entre outubro de 1881 e março de 1882.[74]

*O alienista* tem como cenário a modorrenta cidadezinha de Itaguaí, em "tempos remotos" e difíceis de caracterizar: há uma menção ao vice-rei, o que evoca o Brasil colônia, mas também alusões indiretas às revoltas do século XIX. Não se pode ter certeza de que tal "mix" seja deliberado,[75] mas não é impossível que Machado tenha procurado evitar confusões com seus contemporâneos, inclusive e principalmente os alienistas, a quem, como vimos, não faltava poder.

A Itaguaí chega o doutor Simão Bacamarte, que vinha de estudos em Coimbra e Pádua (onde houve, de fato, uma famosa escola de medicina). Decidido a dedicar-se à "saúde da alma", Simão Bacamarte funda um asilo de alienados, a Casa Verde, que logo recebe vários hóspedes. Bem dentro do espírito da psiquiatria de então, Bacamarte dedica-se a classificar as doenças de que são portadores: monomanias, delírios, alucinações, mas com um objetivo nada modesto: "descobrir enfim a causa do fenômeno e o remédio universal". Aos poucos, o alienista constata que o problema é muito maior do que pensava: "A loucura, objeto dos meus estudos, era até agora uma ilha perdida no oceano da razão; começo a suspeitar que é um continente".[76] A insânia deve ser combatida: o menor desvio da suposta normalidade é pretexto para uma internação. O alienista detém agora o poder em Itaguaí, o que gera uma revolta, a Revolta dos Canjicas, liderada pelo barbeiro Porfírio. Os dragões encarregados de reprimir o movimento aderem a Porfírio. Bacamarte, imerso na leitura de um texto de Averróis, célebre médico da Antiguidade, não se abala. Aos rebeldes, declara: "Não dou razão dos meus atos de alienista a ninguém, salvo aos mestres e a Deus".[77] Os chefes da rebelião discordam sobre a atitude a tomar em relação a Bacamarte; Porfírio quer unir-se a ele — afinal o médico tem poder, o poder que lhe dá a Ciência. Uma força enviada pelo vice-rei acaba com o debate — e com a rebelião.

O poder do alienista chega ao máximo: interna dezenas de pessoas, inclusive a própria esposa. E então algo lhe ocorre: se a loucura é tão disseminada, o hospício deveria ser reservado não para os enfermos mas para os sãos — no caso, ele próprio. Tranca-se na Casa Verde, agora vazia, entregando-se ao "estudo e à cura de si mesmo",[78] vindo a morrer.

Pergunta: estaria Machado, de alguma forma, antecipando os acontecimentos do começo do século no Rio? Seria a Revolta dos Canjicas um *thriller* fictício da Revolta da Vacina?

Há uma diferença muito grande entre o doutor Bacamarte e o doutor Oswaldo, entre o alienista e o sanitarista. Embora fale em ciência, a psiquiatria do alienista é muito pouco científica, ao passo que Oswaldo era realmente um cientista e sabia o que estava fazendo. Mas há, sim, um denominador comum nas duas situações. Em ambas, a questão não era apenas doença ou ciência, a questão era o poder. O que lembra o diálogo entre Alice e Humpty Dumpty em *Through the Looking Glass*, do contemporâneo de Machado e Oswaldo, Lewis Carroll. Humpty Dumpty está dizendo que, quando usa as palavras, elas adquirem o significado que ele quer dar. Mas a questão, pondera Alice, é se as mesmas palavras podem significar coisas diferentes. A questão, replica Humpty Dumpty, é saber quem manda.

Aí está. A questão, em *O alienista,* e, em parte, na Revolta da Vacina, era saber quem estava mandando. Machado está nos falando do poder, da arbitrariedade. É o poder que resulta de um suposto conhecimento. Mas este conhecimento — porque suposto — não dá ao doutor Bacamarte qualquer segurança. Ao contrário, seu estado de espírito oscila constantemente entre a onipotência e a impotência, entre a euforia e o desânimo. Ele crê na ciência, mas sabe que ciência tem limitações — daí sua melancolia. Que é contagiosa: quando Bacamarte enfurna-se nos estudos, dona Evarista cai em "profunda melancolia"; "magra, comia pouco e suspirava a cada canto".[79] Ela é o elo fraco na cadeia da loucura; num certo sentido, assume a doença do marido.

Bacamarte procura neutralizar a melancolia agindo, e agindo maniacamente, mandando gente para o hospício. Mas não consegue neutralizar os seus próprios impulsos autodestrutivos, e por fim se isola. Para morrer uma morte melancólica.

O espectro da doença mental rondou a vida de Lima Barreto desde a infância, começando pela figura do pai. João Henriques Lima Barreto era uma figura singular. Mulato, filho de uma escrava liberta e de um português que não reconhecera a paternidade, falava francês e queria ser médico; mas, premido pela necessidade, abandonou os estudos e aprendeu o ofício de tipógrafo, à época muito valorizado. Era um profissional competente, mas de temperamento rebelde, que trocava de emprego com freqüência. Um dos jornais para os quais trabalhou foi *A Reforma,* órgão do Partido Liberal, que defendia o fim da escravidão, e que tinha entre seus líderes o conde Afonso Celso, autor de *Porque me ufano de meu país.* Em homenagem a ele João Henriques batizou o filho — nascido numa sexta-feira 13 — como Afonso

Henriques.[80] Nome, a propósito, igual ao do governante português, coincidência que, mais tarde, um colega de estudos do jovem Lima Barreto consideraria "uma afronta".

João Henriques perdeu o emprego de tipógrafo. Mas tinha amigos no governo e estes arranjaram-lhe um cargo público. Tornou-se almoxarife das Colônias de Alienados na ilha do Governador. Etilista, foi internado várias vezes no hospício e acabou aposentado por doença mental.

Lima Barreto agora era o responsável pela família. Abandonou a Escola Politécnica que cursava e arranjou um emprego público, na Secretaria (depois Ministério) da Guerra: tornou-se, pois, um burocrata, morador de subúrbio ("O subúrbio é o refúgio dos infelizes", diria, em *Clara dos Anjos*).

Sua vida literária foi marcada por conflitos e insucessos. *Recordações do escrivão Isaías Caminha*, que conta a luta de um rapaz, mulato e pobre, para encontrar seu lugar ao sol, teve fria recepção, inclusive porque o autor satirizava figuras muito conhecidas. Em 1911 é publicado, sob a forma de folhetim, *Triste fim de Policarpo Quaresma*, texto no qual Lima Barreto trabalhou com verdadeiro arrebatamento. Como o pai, começou a ter delírios paranóicos; internaram-no no hospício, com o diagnóstico — comum à época, como vimos — de neurastenia.

Licenciado da repartição, em apenas 25 dias concluiu *Numa e a ninfa*, obra "encomendada", de novo ridicularizando figuras públicas. Mas as críticas agora eram entusiastas. Lima Barreto foi comparado a Machado de Assis, o que não deixa de ser irônico: ele fazia reservas ao autor de *Dom Casmurro*, a quem faltaria, em sua opinião, "uma grande, larga e ativa visão da humanidade e da arte"; Machado preferiria "conversa de menina prendada".

É também nessa fase da vida que Lima Barreto posiciona-se politicamente. Mais uma vez, havia nisso um efeito da conjuntura. O sindicalismo, o anarquismo, o socialismo penetravam no

Brasil, acompanhando a crescente agitação que, na Europa, culminaria com a Revolução Russa de 1917. Nesse mesmo ano (em que, por coincidência, morreu Oswaldo Cruz) estala uma greve geral em São Paulo. Conflitos entre policiais e trabalhadores deixaram a cidade em pé de guerra, mas ao final o governo teve de negociar com os grevistas, o que representou para eles uma vitória. Ainda em 1917 Lima Barreto passa a atuar na imprensa anarquista, onde critica acerbamente os Estados Unidos — inclusive por solidariedade aos negros que, nessa época, lá eram muito perseguidos: "Não dou cinqüenta anos para que todos os países da América do Sul, Central e o México se coliguem para acabar de vez com essa atual opressão disfarçada dos *yankees* sobre todos nós". Em 1918 publica o *Manifesto maximalista*, em que conclamava o povo à revolução. Defendia a revisão do conceito de propriedade, o confisco dos bens de certas sociedades religiosas, e o divórcio. Ou seja: uma concepção bastante pessoal de mudança da sociedade. Lima Barreto nunca fez política partidária; era independente demais para isso. Escolhia suas próprias causas, às vezes inusitadas, como aquela contra o futebol.

Em fins de 1919 Lima Barreto é mais uma vez levado — e de novo, num carro de polícia — para o hospício. O médico que o recebeu escreveu no prontuário: "É um indivíduo precocemente envelhecido, de olhar amortecido, face de bebedor. Diz-se escritor".

Dessa internação, Lima Barreto deixou um *Diário do hospício*. Nele, escreveu: "Cem anos que viva eu, nunca poderá apagar-se de minha memória essas humilhações que sofri". Estava convencido de que sua internação era o resultado de uma ação policial motivada por sua condição de anarquista. Falava agora freqüentemente de sua morte. Com menos de quarenta anos, parecia um velho, cabelos brancos, alquebrado. Teve alta, mas continuou bebendo. Os amigos de outrora evitavam-no; continuava a percorrer os cafés e as livrarias. Ou então vagava sem destino, falando sozinho. E depois voltava para a casa, a (irônica denominação) Vila Quilombo. Solteiro ("Nunca amei. Nunca tive amor."), quem cuidava dele era a irmã, que aliás se responsabilizava também pelo pai doente.

Em 1922, novo atrito literário, desta vez com os escritores e artistas que promoveram a Semana de Arte Moderna, a quem acusou de imitarem os futuristas europeus. Seu estado de saúde deteriorou-se; passava o tempo todo em casa, absorto em seus pensamentos, ou escrevendo, ou lendo. E foi lendo que morreu, provavelmente de um ataque cardíaco: a irmã encontrou-o na cama, abraçado a um exemplar da *Revue de Deux Mondes,* que era uma de suas leituras favoritas. Pouca gente em seu enterro: alguns escritores, alguns amigos. Era o dia de Todos os Santos daquele ano de 1922. Véspera de Finados.

João Henriques morreu dois dias depois. Pai e filho foram enterrados na mesma campa.

*Triste fim de Policarpo Quaresma*: o título representa, até certo ponto, um anticlímax, antecipando o final. Mas isso não é importante; importante é sabermos como ocorrerá esse final. É o que Lima Barreto, obcecado com a idéia do fim, diz em *Gonzaga de Sá*: "Para se compreender bem um homem não se procure saber como oficialmente viveu. É saber como ele morreu; como ele teve o doce prazer de abraçar a Morte e como Ela o abraçou". O autor grafa tanto a palavra Morte, como o pronome que a esta palavra se refere (Ela), com reverentes letras maiúsculas. A Morte é uma entidade respeitável — e era uma idéia constante para Lima Barreto, cujo comportamento tinha um inegável elemento suicida.

Simbólico é também o nome do personagem — tão simbólico como o Bacamarte, de Machado. Na botânica, "policarpo" é a planta que dá muitos frutos, uma alusão à fertilidade criativa. Mas em "policarpo" pode estar, associado ao *poli*, muito, o verbo carpir, aludindo a um sofrimento também evocado pela Quaresma — período de meditação e penitência. A Quaresma nos lembra que depois da festa — e há festa mais festa que o Carnaval brasileiro? — vem o sofrimento, a paixão de Cristo.

Desde o início sabemos que vamos ler um livro amargo. Já o revela a epígrafe, retirada de uma obra do pensador francês Ernest Renan (1823-92): "O grande inconveniente da vida real e o que a torna insuportável ao homem superior é que, se aplicados os princípios do ideal, as qualidades tornam-se defeitos, tanto que muitas vezes o homem íntegro consegue menos do que aquele que usa do egoísmo e da rotina vulgar".

A história se passa no Rio de Janeiro, em fins do século XIX. Policarpo Quaresma, mais conhecido como major Quaresma, é um funcionário público importante, trabalha no Arsenal de Guerra — a analogia com o emprego do próprio Lima Barreto é evidente. Solteirão, quadrado, todos os dias faz as mesmas coisas, segue a mesma rotina. Quaresma dá-se bem com as pessoas, mas não recebe ninguém — motivo pelo qual é visto como "esquisito e misantropo".[81] Convive, sim, com algumas pessoas, gente medíocre, como é o caso do general Albernaz, sempre preocupado em casar a filha, Ismênia.

Policarpo Quaresma lê muito; prefere autores brasileiros. É um nacionalista fanático, e mais que isso, um ufanista, como o conde Afonso Celso. Quaresma é daqueles para quem tudo, no Brasil, é maior, é melhor: "Defendia com azedume e paixão a proeminência do Amazonas sobre todos os demais rios do mundo. Para isso ia até ao crime de amputar alguns quilômetros ao Nilo e era com este rival do 'seu' rio que ele mais implicava. Ai de quem o citasse na sua frente! Em geral calmo e delicado, o major ficava agitado e malcriado, quando se discutia a extensão do Amazonas em face do Nilo".[82]

Em garoto, Policarpo sonhara ser soldado. Reprovado no exame médico, compensara a frustração com um cargo burocrático no Exército. E dedicava-se ao estudo do Brasil, cujas riquezas, o ouro, os diamantes, as espécies vegetais, não cessava de gabar. Mas seu objetivo era, na realidade, fazer um diagnóstico do país, para então, com pleno conhecimento de causa, propor soluções para os problemas.

Por causa do seu patriotismo, Policarpo Quaresma também resolve aprender tupi-guarani. Fica tão entusiasmado com a língua dos índios que manda um requerimento para a Câmara de Deputados: "Policarpo Quaresma, cidadão brasileiro, funcionário público, certo de que a língua portuguesa é emprestada ao Brasil; certo também de que, por este fato, o falar e o escrever em geral, sobretudo no campo das letras, se vêem na humilhante contingência de sofrer continuamente censuras ásperas dos proprietários da língua; sabendo, além, que, dentro do nosso país, os autores e os escritores, com especialidade os gramáticos, não se entendem no tocante à correção gramatical, vendo-se, diariamente, surgir azedas polêmicas entre os mais profundos estudiosos do nosso idioma — usando do direito que lhe confere a Constituição, vem pedir que o Congresso Nacional decrete o tupi-guarani como língua oficial e nacional do povo brasileiro".[83]

Num Rio ainda provinciano a atitude de Policarpo tem repercussão imediata. Publicado em todos os jornais, com comentários jocosos, o requerimento torna-se objeto de gozação geral.

A situação do Quaresma se complica quando recebe como tarefa passar a limpo um ofício sobre o Mato Grosso em que aparecem palavras em tupi. Distraído, acaba traduzindo todo o ofício para a língua indígena. O diretor, furioso, pune-o com uma suspensão. Quaresma, perturbado (por causa dos livros, segundo uma conhecida, que assim o iguala ao Quixote), acaba por ser internado no hospício. Que é, diz Lima Barreto, com base sem dúvida em sua própria experiência, "uma sepultura em vida". É o confronto com a loucura, cujo germe "está depositado em nós e por qualquer coisa ele nos invade, nos toma, nos esmaga [...] Cada louco traz em si o seu mundo e para ele não há mais semelhantes".[84]

Quaresma, aposentado, adquire uma propriedade chamada Sítio do Sossego (lembremos que o pai de Lima Barreto também morou num sítio, na ilha do Governador), próximo à cidadezinha de Curuzu, e para lá muda-se, acompanhado pela irmã mais velha, Adelaide. Quer dedicar-se à agricultura; entusiasma-se pelo empreendimento, como se entusiasmara pelo idioma indígena, por patriotismo. Com o que se torna objeto de deboche. No jornal de Curuzu aparecem versinhos dedicados a ele: "Quaresma, meu bem, Quaresma/ Quaresma do coração!/ Deixa as batatas em paz,/ Deixa em paz o feijão,/ Jeito não tens para isso, / Quaresma, meu cocumbi!/ Volta à mania antiga/ De redigir em tupi".[85, 86] De fato, agricultura era um empreendimento problemático. Como diz, no livro, um lavrador:[87] "Terra não é nossa... E frumiga?... Nós não tem ferramenta...". Uma queixa não isenta de fundamento porque à época o governo auxiliava os emigrantes, mas não os trabalhadores rurais brasileiros.

As "frumigas" acabam se revelando uma ameaça. Uma noite, Policarpo está lendo um livro sobre "as riquezas e opulências do Brasil" quando, de repente, ouve um ruído na despensa, próxima a seu quarto. Vai até lá: "Abriu a porta; nada viu. Ia procurar nos cantos, quando sentiu uma ferroada no peito do pé. Quase gritou. Abaixou a vela para ver melhor e deu com uma enorme saúva agarrada com toda a fúria à sua pele magra".[88]

As formigas destroem o milharal e o pomar. Ou seja: o mesmo problema que João Henriques teve na ilha do Governador, infestada de saúvas. O inseto adquire uma dimensão simbólica: sintetiza, pela voracidade, os problemas que o país enfrenta.[89] Às saúvas soma-se, naturalmente, uma peste, que liquida os animais da propriedade.

Estoura uma revolta da Marinha contra o governo de Floriano Peixoto. Revolta que, comenta Lima Barreto, conta com a simpatia da população. Mas Quaresma, admirador do presidente, não hesita e manda-lhe um telegrama: "Peço energia. Sigo já".[90]

Chegamos à terceira parte do livro. Quando esta começa, vamos encontrar Quaresma no palácio do governo. Ali está o presidente, para Lima Barreto um homem sem qualidades intelectuais, preguiçoso, que faz do governo uma "tirania doméstica".[91] Apesar disso, Quaresma confia em sua honestidade: acha que fará uma "reforma radical" no Brasil. Por isso está ali: para entregar a Floriano um documento em que propõe medidas para salvar a agricultura brasileira. Documento ao qual o presidente não dá muita importância, mesmo porque outra idéia já lhe ocorreu: incorporar Quaresma às tropas que defendem o governo. E é assim que Policarpo torna-se major.

No começo a coisa não parece muito uma guerra. Lima Barreto é irônico a respeito. Na rua do Ouvidor, lugar da moda, onde desfilavam socialites e cavaleiros elegantes, a vida continuava. Fortalezas e navios bombardeavam-se mutuamente, sem muita destruição. Os populares assistiam a tudo, mais curiosos que assustados: "Um cidadão qualquer chegava ao oficial e muito delicadamente pedia: 'O senhor dá licença que eu dê um tiro?'. O oficial acedia, os serventes carregavam a peça, o homem fazia a pontaria e um tiro partia".[92] Com o tempo, diz Lima Barreto, a revolta passou a ser uma festa.

O major Quaresma não tem o que fazer. Passa o tempo lendo e estudando obras sobre artilharia. E para compreender bem como funcionam os canhões, estuda também mecânica, cálculo, geometria, álgebra, aritmética. Uma noite recebe uma visita inesperada: o próprio presidente. Floriano Peixoto está inspecionando os postos de defesa. Quaresma aproveita para lhe falar do seu plano de salvação do Brasil. Resposta aborrecida de Floriano: "Você, Quaresma, é um visionário".[93]

A revolta acaba. Navios de guerra entram na baía de Guanabara, os oficiais rebelados abandonam a luta. Muitos marinheiros são aprisionados e mandados para a ilha das Enxadas, aos cuidados de Quaresma. O que lhe causa enorme desgosto. Numa carta à irmã fala de seu melancólico desânimo: "O melhor é não agir, Adelaide, e desde que o meu dever me livre destes encargos, irei viver na quietude, na quietude a mais absoluta possível... Todo este meu sacrifício tem sido inútil. Tudo que nele pus de pensamento não foi atingido... Ninguém compreende o que quero; passo por doido, tolo, maníaco...". Mania que contrasta com "a atonia de nossa população, essa espécie de desânimo doentio, de indiferença nirvanesca". Outros países oprimidos, como a Irlanda e a Polônia, revoltam-se — há neles lugar para o sonho, mas, "no nosso... Oh!... Dorme-se...".[94]

Um emissário do governo é enviado à prisão para escolher, ao acaso, prisioneiros que serão executados. Revoltado, Policarpo escreve uma carta ao presidente, protestando contra essa injustiça. Resultado: é preso. Sua falta é considerada grave; será punida com a pena capital. Na cadeia, reflete sobre sua vida: "Iria morrer, quem sabe se naquela noite mesmo. E que tinha ele feito de sua vida? Nada. Levara toda ela atrás da miragem de estudar a Pátria, por amá-la e querê-la muito, no intuito de contribuir para a sua felicidade e prosperidade. Gastara a sua mocidade nisso, a sua virilidade também; e agora que estava na velhice, como ela o recompensava, como ela o premiava, como ela o condecorava? Matando-o... O tupi encontrou a incredulidade geral, o riso, a mofa, o escárnio; e levou-o à loucura. Uma decepção. E a agricultura? Nada. Outra decepção. E quando o seu patriotismo se fizera combatente, o que achara? Decepções... A Pátria que quisera ter era um mito... E, pensando bem, o que vinha a ser Pátria? Não teria levado toda sua vida norteado por uma ilusão?... Como é que não viu nitidamente a realidade?".[95]

Policarpo tem então um rasgo de lucidez. Dá-se conta de que o seu problema não é com aquilo que chama de Pátria. O problema que tem é consigo próprio: o seu isolamento, a miragem em que vivera. Morreria sem deixar traços de sua passagem pela Terra, sem um filho, sem um amor. "O importante é que ele tivesse sido feliz. Foi? Não."[96]

Policarpo, como vimos, evolui através de ciclos. Ciclos de entusiasmo até extravagante se alternam com outros, de tristeza, de desânimo, de depressão — de melancolia. Policarpo faz projetos mirabolantes, julga-se capaz de salvar o país; ou, ao contrário, sente-se descrente de tudo. Instável como é, não consegue levar nada até o fim, derrotado tanto pelas circunstâncias quanto pelo seu lado doentio. É uma figura paradigmática — o Quixote brasileiro. Mário de Andrade definiu seu Macunaíma como o herói sem nenhum caráter. Caráter não falta a Policarpo Quaresma; mas também não lhe falta loucura. Por isso ele é mais um anti-herói do que um herói. E Lima Barreto se inscreve numa "linha melancólica" que faz uma análise crítica, contundente, de uma modernidade que emerge distorcida: "linha vencida, e de vencidos, que a seleção 'eufórica' posterior descarta e exclui da cena principal. Liquidando-a como excrescência antimoderna".[97]

Há evidentes afinidades entre Simão Bacamarte e Policarpo Quaresma. Os dois têm formação intelectual. Os dois são funcionários públicos, como os escritores que os criaram. Intelectualidade e melancolia, já vimos, estão freqüentemente associados; e o funcionário público, como figura melancólica, aparece na obra de numerosos escritores (e não só no Brasil: basta pensar em Gogol, por exemplo). Os dois revelam descrença, em relação ao Brasil, ao mundo. Bacamarte não parece ter outro interesse senão o de internar e classificar doentes, principalmente os maníacos. Casa, mas não por amor, e sim para ter alguém que lhe dê descendência, o que, aliás, não acontece. Já Policarpo não recebe ninguém, vive num isolamento monacal. Também não tem filhos.

Os dois reagem à depressão com comportamento maníaco: Simão Bacamarte busca obstinadamente a "saúde da alma" para Itaguaí, Policarpo Quaresma persegue várias "causas". Quer mudar o idioma do país e sua agricultura; quer dar vazão ao patriotismo, defendendo o governo. Os resultados são sempre desastrosos, e incluem até uma internação em hospício. Floriano Peixoto, por quem se apresta a lutar, debocha dele. Ao fim e ao cabo, derrota-o a melancólica situação brasileira, contrapartida de sua própria melancolia.

## A TRISTEZA DO JECA

Em 1914, Monteiro Lobato, então fazendeiro de Taubaté, São Paulo, escreveu, para o jornal *O Estado de S. Paulo*, dois artigos, *Urupês* e *Velha Praga*, queixando-se dos caboclos do interior, segundo ele inadaptáveis à civilização. O texto de maior impacto falava do Jeca Tatu, a versão lobatiana do caboclo: apático e preguiçoso, "piolho da terra", versão humana dos urupês, parasitas das árvores que acabam por matá-las. A controvérsia foi grande, sobretudo entre aqueles que, romanticamente, idealizavam o caboclo, à semelhança do que acontecera com o índio à época do romantismo e os que, ao contrário, viam no interiorano um tipo degenerado. De qualquer modo, a figura de Jeca Tatu ficou famosa; apareceria até no cinema, em vários filmes de Mazzaropi.

Mas, e este é um caso raro em literatura, Lobato veio a se arrepender do personagem que criara, como reconheceu em carta ao jornalista Matias Arrudão, publicada em *O Estado de S. Paulo* em 11 de julho de 1948 — pouco depois da morte do escritor.[98] Já não fala o jovem fazendeiro irritado com os empregados, mas sim o Lobato escritor nacionalista, ex-prisioneiro do regime de Vargas (e empresário mal-sucedido). A mudança foi desencadeada pela leitura do relatório *Saneamento do Brasil*, dos sanitaristas Artur Neiva e Belisário Pena, atrás do qual havia uma polêmica que não tinha a ver apenas com saúde pública, mas sim com uma visão do Brasil.

O relatório tem uma história. Após deixar a Direção Nacional de Saúde Pública, Oswaldo Cruz e vários de seus colaboradores empreenderam uma série de viagens por regiões distantes

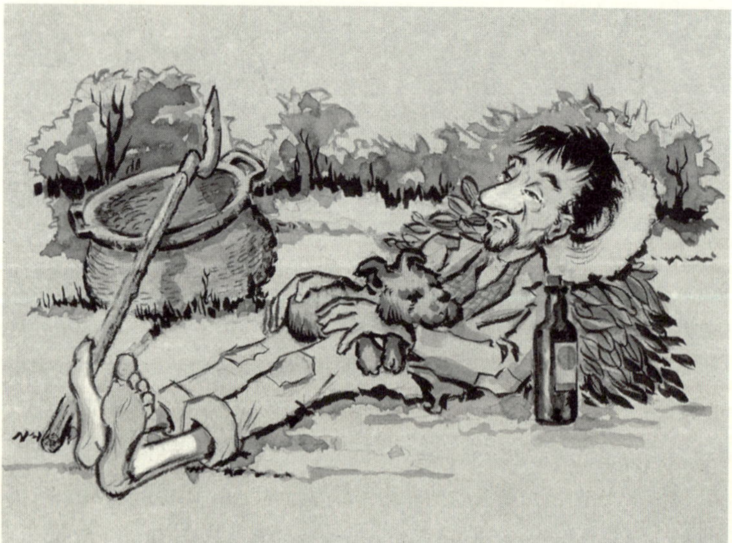

do país — encarregando-se, também, da supervisão sanitária na construção da estrada de ferro Madeira—Mamoré, "Mad Maria", conhecida como "Ferrovia da Morte", pelo enorme número de vítimas da malária entre os trabalhadores. O exemplo de Oswaldo foi seguido por Neiva e Belisário, que então elaboraram (1916) seu relatório, descrevendo a espantosa miséria e a deprimente condição sanitária no interior do Brasil — o Nordeste, sobretudo. A fórmula para resolver o problema era saneamento básico: água potável, esgoto sanitário, destino adequado do lixo. Tinha início então a "era do saneamento".[99]

A polêmica mencionada resultava de duas visões diferentes da saúde pública. De um lado, estavam os que apontavam as condições sociais como a principal causa de doença, o que era, até certo ponto, uma posição contestadora, revolucionária mesmo. Era também uma postura nacionalista — e viria a ser reforçada quando da discussão sobre o acordo entre o governo brasileiro e a Fundação Rockefeller, dos Estados Unidos, pelo qual o Brasil adotaria o modelo sanitário norte-americano. De outro lado estavam aqueles para quem, dentro da concepção pasteuriana, o problema da doença resultava basicamente do micróbio, que tinha de ser combatido com desinfecção, vacinas e medidas semelhantes, dirigidas basicamente ao paciente, ou, no máximo, ao ambiente em que ele vivia, mas não à sociedade como um todo.

O saneamento básico transformou-se numa causa, numa bandeira de luta. Para defendê-la surgiu a Liga Pró-Saneamento. Era a época das Ligas — o termo implica uma união cimentada por patriotismo não raro exacerbado. A Liga Pró-Saneamento juntava-se à Liga Nacionalista, à Liga de Defesa Nacional (uma iniciativa de Olavo Bilac para defender o serviço militar obrigatório), a já mencionada Liga Brasileira de Higiene Mental.

A esta causa converteu-se Lobato. O problema do Jeca Tatu, constatava-o agora, não era preguiça, era doença, sobretudo a verminose. Como dizia na quarta edição de *Urupês* (1918), dirigindo-se ao imaginário Jeca: "Eu ignorava que eras assim, meu caro Tatu, por motivo de doenças tremendas. Está provado que tens no sangue e nas tripas um jardim zoológico da pior espécie. É essa bicharia cruel que te faz papudo, feio, molenga, inerte. Tens culpa disso? Claro que não".

Escreveu vários textos que, sob a forma de livro, foram publicados pela Liga Pró-Saneamento.[100] Um deles diz que "milhões de criaturas, no meio de uma natureza tão forte e rica, songomongam rotos, esquálidos, famintos, doridos, incapazes de trabalho eficiente, servindo apenas de pedestal aos gozadores da vida que literatejam e politicalham nas cidades bradando para o interior".

Àquela altura Jeca Tatu estava famoso. Rui Barbosa recorreu a ele para protestar contra o poder público. O escritor então mudou o perfil (e o destino) do personagem. O que ocorreu de forma insólita. Lobato era amigo de Cândido Fontoura, farmacêutico que criara um tônico inicialmente destinado à sua enfermiça esposa, mas que depois se tornara muito popular. Tratava-se de uma fórmula complexa — mas isso não era um problema, era um atrativo: a modernidade nasceu sob o signo da polifarmácia (muito popular no século XVI era a teriaga, mistura de dezenas, e às vezes centenas, de componentes). E o remédio tinha um mágico pregão: "Ferro para o sangue, fósforo para os músculos e nervos". Alguma coisa pode ser mais simbólica de força e resistência do que o ferro? E alguma coisa pode ser mais vital do que o sangue? (A vida humana está no sangue, diz a Bíblia.) Fósforo, além de lembrar luminosidade, tinha sido recentemente encontrado no sistema nervoso — e considerado essencial para o seu funcionamento. Remédios para a fraqueza dos nervos eram bem-vindos, nos tempos da neurastenia. Ah, sim: havia álcool, na proporção de 9,5% — colocado por razões de formulação, mas que não deixava de alegrar a pessoa. Tônicos com álcool — caso do Vinho Reconstituinte Silva Araújo — eram, até recentemente, muito procurados (mas em 2001 foram proibidos pelo Ministério da Saúde). O Biotônico Fontoura — o nome foi dado por Lobato — era visto pelo público exatamente como isso, um tônico vital, um grande antídoto para a tristeza brasileira. E funcionava, sim, para os Jecas Tatus. Muitos deles eram portadores de ancilostomíase, uma verminose que pode provocar grave anemia, tratável pelo ferro do Biotônico.

Lobato entusiasmou-se com o Biotônico. Era um homem de espírito prático (e até admirava os americanos por essa razão). Doença? Remédio, então. Ao remédio, deu uma grande colaboração (literário-farmacêutica, na expressão de Marisa Lajolo) com o *Almanaque do Jeca Tatu*, em que explicava de maneira simples como se contraía a doença: junto com as fezes da pessoa parasitada, os ovos do ancilóstomo são depositados no solo (touceiras de bananeiras eram lugares preferenciais para evacuar). No solo, os ovos dão origem às larvas que penetram nas solas dos pés: a imensa maioria da população no campo andava descalça. Na história, ilustrada com muito humor por Belmonte (que trabalhava regularmente com Lobato), Jeca Tatu e sua magra, pálida e triste família recuperam a saúde graças ao Biotônico Fontoura. O caboclo se transforma em fazendeiro rico, mas não esquece de usar "botinas ringideiras" (ringideiras, porque rangiam, eram novas, não botinas de sola furada). Uma ilustração mostra até as galinhas da fazenda com suas botinas (ringideiras). Verminose e remédios à parte, Jeca Tatu estava incorporado à galeria dos personagens paradigmáticos do Brasil.

## O TRISTE FIM DE MACUNAÍMA

Como foi dito, *Retrato do Brasil* teve um equivalente ficcional em *Macunaíma*. Num prefácio que acabou ficando fora do livro, Mário de Andrade afirma beneficiar-se das idéias de Paulo Prado sobre a condição brasileira, ainda inéditas àquela altura.[101]

Em Macunaíma vamos encontrar a cobiça e a luxúria que a Prado tanto irritavam. A elas, Mário de Andrade adiciona outro elemento: a preguiça. "Ai! que preguiça!..." é um bordão recorrente em *Macunaíma*: na verdade, é a única coisa que o herói sem nenhum caráter diz nos seus primeiros seis anos de vida. (Outras coisas que fazia então: decepava cabeças de saúva para se divertir, "dandava pra ganhar vintém", "punha a mão nas graças das cunhatãs"; deitado na rede, urinava na mãe, que dormia embaixo, e "adormecia sonhando palavras-feias, imoralidades estrambólicas". Respeitava, porém, os velhos e participava nas festas religiosas. Não era um completo safado.[102])

Em que tom é dita essa frase? Qual o significado dela? Não é fácil responder a essa pergunta. As palavras não ajudam muito. A interjeição "Ai" é uma queixa, um lamento dorido? Não sabemos. No Brasil, às vezes esse "ai" é alegre, faceto. E, para aumentar a confusão, Mário às vezes o substitui por um "Ah!" que pode ser surpresa, até satisfação. "Ai! que preguiça!..." é equivalente ao "Oh!... Dorme-se..." de Lima Barreto? É, essa preguiça, o resultado da incapacidade para a ação? Ou é o resultado de uma desamparada, triste, inação? Quem sabe é safadeza mesmo? A frase pode, em primeiro lugar, ser a admissão — envergonhada, cínica ou até mesmo orgulhosa — da vontade de não fazer ou da ausência da vontade de fazer. Envergonhada: afinal de contas, ganhar o pão com o suor do rosto é um preceito ético, mesmo que punitivo, para a cultura ocidental. Todos temos de trabalhar;

quem não trabalha não faz jus ao alimento. Mas pode haver aí também um componente de cinismo, correspondente à malandragem brasileira: papo pro ar que ninguém é de ferro. Malandragem até orgulhosa: trata-se do direito à preguiça, de que fala Paul Lafargue, aquela "Divina preguiça" que dá título a um artigo (1918) do próprio Mário de Andrade. Ou malandragem aristocrática: é o *otium* de nobre estirpe, justificado pelo desprezo ao trabalho manual.

Ou será uma coisa melancólica? Será Macunaíma uma versão exótica, tropicalista, da *Melancolia*? Não há, convenhamos, muita afinidade entre as duas figuras. Não podemos imaginar a figura de Dürer dizendo "Ai! Que preguiça!". A melancolia é silenciosa; silenciosa porque não tem ânimo para falar e silenciosa porque a dignidade do silêncio é seu último refúgio. E não podemos imaginar Macunaíma sentado com o queixo apoiado na mão. Mas pode, sim, haver um componente melancólico nesta preguiça. O "Ai! Que preguiça!..." está volta e meia associado a outra expressão comum no texto que é "brincar" (fazer sexo). Ci, a Mãe do Mato, chefe das Icamiabas, amante de Macunaíma, insiste: quer brincar. "Ai! que preguiça!...", diz Macunaíma. Ou então "Iam brincar e o herói esquecia no meio", o que deixava Ci contrariada: "A gente está brincando e vai você pára no meio!". Macunaíma: "Ai! Que preguiça...". Esta falta de disposição para o sexo pode ser interpretada como uma manifestação melancólica. É verdade que Macunaíma "adormecia feliz", mas sem cumprir suas obrigações.

Após a morte de Ci — que vira estrela —, Macunaíma perde o amuleto que ela lhe dera, o muiraquitã. E, ao saber que essa pedra está com Venceslau Pietro Pietra, o Gigante Piaimã, vem para São Paulo com os irmãos. Entra "nas terras do igarapé Tietê adonde o burbon vogava e a moeda tradicional não era mais cacau, em vez, chamava arame contos contecos mil-reis...". Macunaíma dá-se conta de que, para ganhar dinheiro, é preciso trabalhar. O Tietê pode ser um igarapé comparado aos rios caudalosos de outras partes do Brasil, mas a potência econômica de São Paulo é um fato. Resultado: "Macunaíma ficou muito contrariado. Ter de trabucar [trabalhar], ele, herói... Murmurou desolado: — Ai! que preguiça!...".

Resolve "abandonar a empresa, voltando pros pagos de que era imperador". O irmão, Maanape, dá um jeito: joga na bolsa e apura "perto de oitenta contos de réis".[103] O jogo na bolsa, que tem um componente lúdico e excitante (pode até ser comparado ao "brincar") garante o sustento de Macunaíma. E serve como um rito de passagem. Na falta de Ci, o herói brinca com três "cunhãs tão brancas, tão alvinhas" numa "rede estranha plantada no chão", ou seja, uma cama — e "a noite custou pra ele quatrocentos bagarotes". As cunhãs lhe ensinam a identificar um elevador, o que é uma buzina, o que é uma máquina. "Então resolveu brincar com a Máquina [...]. Mas as três cunhãs deram muitas risadas e falaram [...] que com a máquina ninguém brinca porque ela mata."[104]

Macunaíma recupera o muiraquitã e volta para o Mato-Virgem, onde passa seus dias dominado pela preguiça e tentando viver às custas do trabalho — caça e pesca — dos irmãos, que acabam morrendo. Sozinho e doente, de malária, ainda passa por mais um suplício: ao mergulhar numa lagoa é parcialmente devorado pela Uiara, perdendo uma perna, o beiço e o muiraquitã. "Macunaíma se arrastou até a tapera sem gente agora. Estava muito contrariado porque não compreendia o silêncio. Ficara defunto sem choro, no abandono completo. Os manos tinham-se ido embora [...] e nem siquer a gente encontrava cunhãs por ali. O silêncio principiava cochilando a beira-rio do Uraricoera. Que enfaro! E principalmente, ah!... que preguiça!..."[105] "Então Macunaíma não achou mais graça nesta terra [...] Decidiu: — Qual o quê!... Quando urubu está de caipora e o de baixo caga no de cima [mas o de cima, lembremos, pode urinar no de baixo], este mundo não tem jeito mais e vou pro céu. Ia pro céu viver com a marvada. Ia ser o brilho bonito mas inútil porém de mais uma constelação". O Pai Mutum transforma-o, mediante feitiçaria, em constelação: "A Ursa Maior é Macunaíma. É mesmo o herói capenga que, de tanto penar na terra sem saúde e com muita saúva, se aborreceu de tudo, foi-se embora e banza solitário no campo vasto do céu".[106]

Bem, agora sim, temos melancolia — ou, pelo menos, tristeza. Macunaíma, inválido, cansado de sofrer (pouca saúde, muita saúva), aborrece-se de tudo e cai fora. Não se refugia na biblioteca, como Montaigne; ele "banza solitário". Aí temos o banzo do negro que Macunaíma (também) é; aí temos a solidão. Que ele esteja no céu não é consolo, porque o céu é — apenas — vasto, e a vastidão nem sempre é alegria, pelo contrário.

Por que Ursa Maior? Segundo a lenda grega (narrada por Ovídio nas *Metamorfoses*), Zeus apaixona-se por Calisto, uma bela ninfa, uma das discípulas, virgens, de Diana, a deusa da caça, virgem ela também. O esperto Zeus então toma a forma de Diana e consegue conquistar Calisto. Constatando, enquanto se banham, que Calisto está grávida, Diana manda embora a pobre ninfa. Pior, Hera, a esposa de Zeus, descobre o *affaire* do marido com Calisto (que agora tem um filho, Arkas) e, furiosa, transforma a pobre numa ursa. Anos mais tarde, Arkas encontra a mãe, ainda sob forma de ursa e, sem saber que é a mãe, tenta matá-la. Zeus então transforma-as em duas constelações. O que, de novo, deixa Hera enfurecida. Ela pede às divindades do oceano que nunca deixem a ursa tocar a água. E de fato, a constelação da Ursa Maior nunca chega ao mar.

O que, para os gregos, era um castigo. O céu não tinha para eles a mesma importância simbólica que assumiria no cristianismo: seus deuses moravam no Olimpo. Mas o mar era, sim, importante, como depois viria a ser importante para os portugueses. O mar foi o caminho de sua afirmação como povo. Agora: impedida de descer, a Ursa Maior, a mais famosa das constelações do hemisfério norte, e visível durante o ano inteiro, assume o importante papel de guia para os navegantes: na *Odisséia*, Homero descreve Ulisses, ao leme de seu barco, mirando a Ursa Maior, sem que seus olhos se rendessem ao sono — sono que, no caso, significaria a perdição, a desgraça. A Ursa Maior era, portanto, a constelação-guia — mas acima do equador. Abaixo deste, o seu lugar é tomado pelo Cruzeiro do Sul, que também aparece na narrativa de Mário de Andrade com poderes mágicos.

Como Ursa Maior (parafraseando Roberto Schwarz, uma constelação fora do lugar), Macunaíma está longe do Brasil. Ele é um exilado. Um solitário. Talvez fosse a aspiração maior de um intelectual brasileiro à época — viver no hemisfério norte (em Paris, na rue de Rivoli, lendo a *Revue de Deux Mondes*?). Mas há um preço a pagar por tal exílio, e este preço é o do banzo solitário.

Em *De Jeca a Macunaíma*, Vasda Landers compara os dois personagens — e seus autores. Monteiro Lobato (1882-1948) e Mário de Andrade (1893-1945) têm muita coisa em comum. Ambos nasceram e viveram em São Paulo, numa época em que a cidade adquiria importância econômica, política e cultural no cenário brasileiro. Ambos foram muito atuantes. Lobato criou a *Revista do Brasil* e foi editor (teve uma editora com seu nome e ajudou a fundar a Companhia Editora Nacional), sem falar na sua atividade como fazendeiro (não muito bem-sucedido) e empresário visionário (idem): foi dos primeiros a defender a exploração do petróleo brasileiro. Mário, seguindo uma tendência mais habitual na intelectualidade do país, ocupou vários cargos no serviço público. Mas os dois também divergiam em muitos aspectos. Mário foi um dos impulsionadores da Semana de Arte Moderna, que Lobato combateu, embora tenha sido, ele próprio, um precursor talvez *malgré-lui* do modernismo.

Jeca Tatu, que surgiu primeiro, e Macunaíma têm também muito em comum. Traduzem uma visão desanimada, pessimista, antiufanista e até irritada, do brasileiro interiorano, rural. Os dois são passivos, inermes — morreriam de fome se a generosa natureza não os ajudasse. Os dois, sobretudo, não agem — e agir é, na modernidade, a palavra-chave. "O equivalente do 'não paga a pena' do Jeca está no 'Ai! Que preguiça' de Macunaíma, uma filosofia que, nos dois casos, se reduz à apatia."[107]

O componente da doença aparece nos dois casos. Mário: "Pouca saúde e muita saúva, os males do Brasil são" (o escritor alude à frase de Saint-Hilaire, "Ou o Brasil acaba com a saúva ou a saúva acaba com o Brasil" e parafraseia Gregório de Matos num poema em que, listando as baixezas do Brasil de então, termina cada estrofe com a frase: "Milagres do Brasil são"). E o brasileiro Macunaíma é muito pouco sadio. Primeiro, ele tem constipação, sarampo, sapinho, bocaina, laringite. Depois contrai doenças mais sérias, escarlatina, lepra, paludismo (malária), estas duas últimas sérios problemas de saúde pública. Ah, sim, e ele também tem piolhos e carrapatos. Na versão arrependida do Jeca, Lobato o faz portador de ancilostomíase, igualmente freqüente.

O resultado, nos dois personagens, é a tristeza. Não é a depressão tratável pelo Prozac, não é a melancolia do intelectual. É tristeza mesmo, uma tristeza resignada, que se expressa no suspiro, no choro (melhor, no chorinho). Jeca vence essa tristeza com botinas ringideiras, com o Biotônico Fontoura — e, claro, com o trabalho que o enriquece. Macunaíma não tem tanta sorte. Vai para o céu — ou seja, morre —, mas mesmo lá transformado em constelação, "banza solitário".

Comparados ao doutor Bacamarte e a Policarpo Quaresma, Jeca Tatu e Macunaíma são figuras mais caricaturais e, portanto, mais cerebrais. Lobato (na versão inicial do Jeca) e Mário não parecem demonstrar muita compaixão por seus personagens. Esta compaixão apareceria em outra obra: *A hora da estrela*, de Clarice Lispector.

## A HORA DE MACABÉA

Diferentemente dos autores acima, Clarice não era brasileira. Nascida em Tchetchelnik, na Ucrânia, em 1920, veio para o Brasil ainda criança — num navio de emigrantes, naturalmente: mais um navio nesta história em que eles não faltam. A rigor, ela não pertence ao período que antes mencionamos; chegou exatamente no término dele, mas isso, como veremos, é significativo.

Clarice era judia, o que fornecia um elemento adicional à sua condição de estrangeira. Uma condição difícil mas, até certo ponto, privilegiada. O estranho, aquele que vem de fora, percebe, na estrutura social, coisas que os nativos não vêem: fissuras, rachas, "os poros da sociedade" de que falava Marx (onde, ainda segundo Marx, os judeus se introduziam). Essa visão pode ser usada de diferentes maneiras — para desenvolver novos ramos da economia, para especular, ou, no caso do artista, para criar. Em termos de literatura há um problema: escrever num idioma que não é o do berço. Mas isso pode ser um criativo desafio: Joseph Conrad, polonês, escrevia em um notável inglês. Desde os primeiros textos Clarice mostrou soberbo domínio da palavra. Seus contos, crônicas e romances fascinavam uma imensa legião de leitores. Na sua literatura não encontramos personagens judaicos, como aconteceu com seu contemporâneo, Samuel Rawet, também nascido na Europa (na Polônia de Conrad) e que também morou no Rio. O primeiro livro de Rawet, que pode ser considerado um marco na literatura brasileira de inspiração judaica, foi *Contos do emigrante.* Depois disso, contudo, Samuel foi mostrando crescente aversão ao judaísmo, que acabou assumindo a forma de um virulento anti-semitismo, expressão, no caso, de auto-ódio judaico. Em Clarice o judaísmo está presente não nas linhas, mas nas entrelinhas — por exemplo, no melancólico, e tipicamente judaico, humor de seus textos.

Publicado no mesmo ano em que a autora faleceu (1977), *A hora da estrela* representa uma muito tardia mudança de rumo na obra de Clarice. O narrador, Rodrigo S. M. (iniciais que permitem especulação. Substantivo Masculino? Sua Majestade?), anuncia-nos que vai contar uma "história exterior e explícita". Novidade numa autora sempre conhecida como intimista e implícita, e que aliás pagou um preço por isso: a crítica engajada torcia o nariz para sua obra, considerando-a "alienada", termo que à época equivalia a uma condenação. No prefácio à edição original, Eduardo Portella pergunta se devemos falar de uma nova Clarice Lispector, comprometida "nordestinamente" com o projeto brasileiro; pergunta inteiramente justificada, inclusive porque era o período da ditadura militar e tal comprometimento poderia significar um posicionamento político da escritora. Mas, como sempre ocorre com Clarice, a resposta, diz Portella, não poderia ficar contida "nos limites de um *não* incisivo ou de um *sim* categórico".[108]

Certamente a escritora se identificava com Macabéa. Surpreendente, isto? Talvez, mas não excepcional. Noel Nutels, que também era judeu e emigrante (veio da mesma região), dedicou a vida a cuidar dos índios, em cujo sofrimento via o equivalente das perseguições sofridas pelos judeus na Europa Oriental. Aliás, a identificação de Clarice pode estar presente já no nome da personagem. Como sugere o significativo título do livro de Ana Maria Machado sobre a forma como Guimarães Rosa denominava seus personagens, há um "recado do nome". Macabéa lembra os irmãos Macabeus, que, liderando uma luta de guerrilhas, derrotaram as tropas do rei selêucida Antíoco IV, que, dominando o território da antiga Palestina no século II a.C., havia proibido a prática da religião judaica. Quando da restauração do Templo de Jerusalém, antes profanado pelos ocupantes, uma lâmpada que continha um resíduo de óleo ficou acesa durante oito dias, o que foi considerado um milagre, celebrado em Chanukah, a Festa das Luzes. Macabéa não é uma guerrilheira, mas é uma heroína — uma heroína da resistência.[109]

Quem é a Macabéa de Clarice? Uma alagoana, uma nordestina semelhante às muitas que Clarice conhecera no Recife e que continuou conhecendo no Rio. Ela faz parte daquela multidão de criaturas "facilmente substituíveis e que tanto existiriam como não existiriam".[110] Órfã — os pais haviam morrido de "febres ruins", de acordo com a regra do trópico que já conhecemos —, raquítica, ela viera, como tantas, para o Rio de Janeiro. Feia, assexuada, sua distração é ouvir a Rádio Relógio (hora certa e "pingos de cultura"). Macabéa encontra seu ídolo em Olímpico de Jesus, também nordestino, e que pensa grande: quer ser deputado federal pela Paraíba. De novo, é significativo o nome: Olímpico alude à morada dos deuses gregos — e os hebreus da época de Antíoco abominavam a cultura helênica.[111] Mas Olímpico, ao contrário de Macabéa, que, segundo Clarice, é "medieval", está sintonizado com a modernidade. Ele é metalúrgico — e a metalurgia, pela importância que teve na industrialização do país (em especial, na introdução do automóvel), conferia aos trabalhadores um status especial: eram uma espécie de aristrocracia obreira, o que justifica as pretensões de Olímpico. A ocupação de Macabéa não é tão humilde assim: ela é datilógrafa, ainda que ganhando menos que o salário mínimo. Clarice poderia ter arranjado para ela outra ocupação (arrumadeira, ou algo assim), mas podemos suspeitar que aí existe, de novo, um elemento de identificação:

afinal, Clarice também datilografava. Literatura não é a mesma coisa que rotina burocrática, mas também precisa do prosaico ato de datilografar.

Olímpico rejeita Macabéa, "cabelo na sopa", trocando-a pela colega dela, Glória, que, gorda (e portanto supostamente próspera, supostamente sadia), é um "estardalhaço de viver", com seus cabelos oxigenados. Macabéa consulta uma vidente que prevê para ela um maravilhoso destino. Animada por essas palavras ("Desde Moisés se sabe que a palavra é divina"), Macabéa sai — para ser atropelada por um Mercedes-Benz, o luxuoso carro que tem como símbolo a estrela de três pontas. Como os outros personagens mencionados (à exceção de Jeca Tatu, salvo pelo idealismo de Lobato), ela morrerá. Na breve agonia, ela não passa "de um vago sentimento nos paralelepípedos sujos". Que sentimento é este? Tristeza?

Não, diz Clarice — tristemente. Macabéa não era uma pessoa triste — porque nem triste ela conseguia ser. Tristeza "era coisa para rico, era para quem podia, para quem não tinha o que fazer. Tristeza era luxo".[112] Tristeza é, pois, o equivalente da melancolia. Macabéa é "crônica". "Vazia, vazia", ela não consegue sequer sofrer. Não se trata de fome, não se trata de doença. Trata-se de uma forma extrema de alienação. Macabéa não vai, como Macunaíma, transformar-se em constelação — quem é ela para isso? A hora da estrela é para ela "a hora de nossa morte, amém".

Nas últimas páginas, Clarice fala da morte — que encontraria em breve ("Meu Deus, só agora me lembrei que a gente morre. Mas — mas eu também?!"). Uma angústia que nega, invocando um cotidiano modestamente gratificante: "Não esquecer que por enquanto é tempo de morangos". E termina, como o final de *Ulysses* de Joyce ("*... and yes I said yes I will yes*") com a palavra "Sim".

Uma afirmação da vida, da esperança? Uma demonstração maior de compaixão — pelos brasileiros, pelos seres humanos?

Quem pode responder? Clarice já não está entre nós para fazê-lo. Morreu, e ao fazê-lo acrescentou um motivo a mais à longa lista dos lutos brasileiros. Apesar desses lutos, apesar das perdas, apesar da melancolia, da tristeza, da depressão, ou seja lá que nome tenha a coisa, o país sobrevive — graças às Macabéas. E isto é, no mínimo, motivo de consolo.[113]

## TIPO, ASSIM, UMA CONCLUSÃO

Thomas Sydenham, o "Hipócrates inglês" do século XVII, falava, seguindo Bacon, de uma história natural das doenças, um ciclo que segue uma evolução típica. Mas, além dessa história natural, as doenças, e outras situações que afetam os seres humanos, também têm uma história social, que pode ser recuperada através da arte, da literatura, das manifestações culturais em geral. A peste teve uma história, sim. A sífilis e, mais recentemente, a aids, também.

Melancolia como doença, ou como estado de espírito, não é coisa nova: o rei bíblico Saul pode ter sido um melancólico. Mas melancolia como conceito, como idéia, tem uma história. Dessa história, pinçamos três momentos. O primeiro ocorre à época da Grécia clássica, um período de extraordinário avanço no pensamento e na arte — avanço para o qual a melancolia serve como uma espécie de freio. A medicina hipocrática explicará então que a melancolia resulta de um desequilíbrio dos humores que regulam o temperamento humano: um problema que pode ser entendido, diagnosticado e, possivelmente, tratado. Um segundo momento ocorre no início da era moderna, no período que coincide aproximadamente com o Renascimento. Uma época caracterizada pelo paradoxo: progresso científico, intelectual e artístico de um lado, crendice, guerras e doenças de outro. A Peste Negra chega aos países europeus para ali ficar por muito tempo. É uma época em que a preocupação com a morte torna-se um quase obsessivo tema na arte. Afinal, a morte é a extinção do indivíduo e o individualismo é componente importante do *kit* da modernidade. É uma época de luxo, de vaidade (simbolizada no espelho), de gula; mas é também a época em que as pessoas se dão conta, mais agudamente, da passagem do tempo. Relógios mecânicos agora assinalam as horas, há um novo calendário. E há também uma nova geografia, real ou imaginária, traduzida em mapas e em descrições de regiões longínquas.

A melancolia, objeto do famoso livro de Robert Burton, *A anatomia da melancolia*, e de obras artísticas, como a gravura *Melancolia I* de Dürer, será debatida, analisada, estudada, inclusive como uma reação intelectual, superior, à euforia do período. Mas não nasce, ou não renasce, isoladamente. Ela tem uma contrapartida na mania. Mania aqui não entendida só como a doença, mas antes como um clima emocional com numerosas manifestações. É uma época de entusiasmo, de riqueza, de luxúria, de relaxamento dos costumes (o que terá como conseqüência a emergência da sífilis, tratada com a substância que é um símbolo daqueles tempos, o mercúrio). É o tempo de danças frenéticas, de caça às bruxas, das perseguições inquisitoriais. É a época do Carnaval, a época da especulação financeira, do surgimento da bolsa de valores, a época da tulipomania. É a época de visões apocalípticas, de monstros, mas também a época de busca da utopia, tanto imaginária como real: barcos sulcam os oceanos, em busca de novas terras, de novas riquezas. Riquezas que enchem o bolso, mas que podem também satisfazer a oralidade e neutralizar o humor melancólico: as especiarias, o açúcar, o chocolate. É a época que surge um país chamado Brasil, descoberto por navegadores vindos de um país onde a melancolia tinha uma versão própria, a saudade.

O terceiro momento da melancolia ocorre no Brasil, na virada do século XIX e começos do século XX. Um período de grandes avanços no mundo: extraordinário progresso da ciência, industrialização. Como no início da modernidade (e como, já antes, na Grécia clássica), novos horizontes se abrem — também à custa de um preço. A pobreza é grande, nas cidades que crescem as doenças se disseminam. No *Retrato do Brasil*, Paulo Prado, de acordo com os critérios (e os preconceitos) da época, identificará "três raças tristes", e a tristeza resulta dos mesmos excessos que caracterizaram o Renascimento europeu, a cobiça e a luxúria. A tristeza aparecerá em dois personagens de ficção, o Jeca Tatu, de Monteiro Lobato, e Macunaíma, de Mário de Andrade.

Havia motivo para tristeza. Não um motivo racial ou constitucional, como pretendia Prado, mas um motivo social, histórico: o genocídio indígena, a escravatura negra, as pestilências, a pobreza. Era uma situação que caracterizava, e caracteriza ainda, toda a América Latina.

Mas o Brasil reagirá a essa tristeza. Em primeiro lugar, com as manifestações da cultura popular, o Carnaval, o futebol, o humor. Mas a reação ao desespero assumirá formas mais extremadas nos movimentos milenaristas — Canudos, os muckers, o Contestado — e na Revolta da Vacina. No que o país não é exceção. O mesmo já havia acontecido na Europa na transição para a modernidade. Intelectuais como Euclides da Cunha tentaram compreender o que se passava; cientistas como Oswaldo Cruz optaram por resolver o problema mediante intervenções parciais, dirigidas. Machado de Assis e Lima Barreto, que viveram no cenário preferencial das transformações brasileiras, mostraram, em dois personagens, o doutor Bacamarte e Policarpo Quaresma, a alternância entre melancolia e mania.

Uma alternância que só se tem exacerbado, chegando ao nível do paroxismo. O mundo globalizado, pós-moderno, é bipolar, e avalia de forma diferente seus pólos: depressão não é muito bem aceita por sociedades que preferem a extroversão à introversão, a ação à inação, o raciocínio rápido e objetivo à lenta e difusa meditação. Saturno é um planeta lento demais para os tempos do Prozac. Uma lição que os "tristes trópicos", na expressão de Lévi-Strauss, estão aprendendo à custa de seu sofrimento. Marginalizadas populações confiam num futuro melhor, como a rejeitada Macabéa confiou nas previsões da vidente; e, como Macabéa, são atropeladas por um luxuoso automóvel. Se a melancolia foi o "sol negro" nos céus da modernidade, resta saber quando chegará a hora da estrela.

# Notas

1. Prado, 1929, p. 9.

2. Prado, op. cit., p. 183.

3. Saliba, 2002, pp. 67-80.

4. Freyre, 2000, pp. 374-5.

5. Carrara, 1996, pp. 52-5.

6. Cunha, 2000, pp. 141-2.

7. Cunha, op. cit., p. 149.

8. Cunha, op. cit., p. 133.

9. Paulo Prado faz menção a isso quando lembra a heterose, o fenômeno pelo qual o cruzamento resulta em aperfeiçoamento de qualidades biológicas. A heterose, diz ele, vai perdendo seu poder à medida que progride a mestiçagem — esquecendo que está falando de um fenômeno humano, em que a cultura, e não apenas a biologia, tem um papel fundamental.

10. Logo depois da tomada de Canudos, o presidente Prudente de Morais (1894-8) sofreu um atentado, no qual morreu o ministro da Guerra, marechal Carlos Machado Bittencourt. O autor do atentado, o soldado Marcelino Bispo de Melo, foi preso e, dois meses depois, suicidou-se na cadeia. Nina Rodrigues analisou o crime, prcurando demonstrar que o caso se enquadrava na teoria da degenerescência: Marcelino Bispo era um *degenerado violento*, subcategoria *regicida* ou *magnicida*. Não é de admirar que, diante desses antecedentes, tenha surgido, em 1903, o primeiro Manicômio Judiciário no Brasil. Na "prevenção" da degenerescência desempenharia papel destacado a eugenia, a idéia do "aper-

feiçoamento racial", introduzida no Brasil pela Liga Brasileira de Higiene Mental (LBHM), fundada em 1923 pelo psiquiatra Gustavo Riedel. Em 1931 o psiquiatra Renato Kehl criou a Comissão Central Brasileira de Eugenia, destinada a promover a "regeneração do homem". Os psiquiatras da LBHM não escondiam sua admiração pela Alemanha nazista; os *Archivos* da Liga dariam grande ênfase à lei alemã de 1934 determinando a esterilização compulsória dos portadores de "taras", um termo tão usado quanto degenerescência.

11. Prado, op. cit., p. 10.

12. Prado, op. cit., p. 25.

13. Prado, op. cit., p. 13.

14. Buarque de Holanda, op. cit., p. 13.

15. Senna, 1995, p. 125.

16. Prado, op. cit., p. 23.

17. Prado, op. cit., pp. 116-9.

18. Freyre, op. cit., p. 512.

19. Prado, op. cit., p. 128.

20. Franchetti, 2001, pp. 97-101.

21. Mello e Souza, 1987, p. 17.

22. Vieira, 1991, pp. 47-8.

23. Freud, 1989, p. 252.

24. Prado, op. cit., pp. 22-3.

25. Prado, op. cit., p. 33.

26. Prado, op. cit., pp. 139-40.

27. Prado, op. cit., p. 128.

28. Raminelli, 1996, p. 164.

29. Raminelli, op. cit., p. 46.

30. Montaigne, op. cit., vol. I, p. 261. Sobre o preconceito anti-indígena, ver, também Rouanet (2000, p. 16).

31. Vieira, 1994, p. 44.

32. Levcovitz, 1998, pp. 158-9.

33. Queiroz, 1977, pp. 164-86.

34. Maxwell, 2002, p. 7.

35. Kok, 2001, pp. 128-9.

36. Schaden, 1989, p. 50.

37. Levcovitz, op. cit., p. 228.

38. Brown, 1990, pp. 385-406.

39. Prado, op. cit., p. 190.

40. Freyre, op. cit., p. 512.

41. Freyre, op. cit., p. 125.

42. Freyre, 2001, p. 198.

43. Ianni, 2002, pp. 5-10.

44. Prado, op. cit., p. 125.

45. Leite, 1992, p. 191.

46. Como na história dos dois ratinhos que caíram em vasilhas de leite. Um deles, que não sabia nadar, admitiu que tinha chegado a seu fim: despediu-se do mundo cruel e se afogou. O outro também não sabia nadar, mas sabia espernear, e foi o que fez, durante uma noite inteira. De manhã, exausto, viu-se sobre o queijo em que suas patinhas tinham transformado o leite. Queijo este que ele, esfomeado, devorou. O direito de espernear, o "jus esperneandi", salvou muita gente de um destino inglório.

47. No pomposo e discursivo *Canaã*, de Graça Aranha, publicado em 1901, fica bem clara a ambivalência dos recém-chegados diante do novo país, através dos pomposos diálogos entre Milkau e Lentz, ambos originários da Alemanha. Milkau é o ingênuo otimista; Lentz é amargo, autoritário e indiscutivelmente racista. Milkau vê, no Brasil, o homem domando a natureza; aqui ele quer encontrar a Canaã de seus sonhos, uma terra de paz e harmonia. Lentz pensa diferente: o Brasil não irá para a frente sem a "substituição de uma raça híbrida, como a dos mulatos, por europeus" (Aranha, s.d., p. 25).

48. Bartra, 1992, pp. 29-38.

49. Berdecio & Appelbaum, 1972, p. xviii.

50. Aceves, 1998, pp. 27-35.

51. Bartra, op. cit., p. 138.

52. A propósito, Euclides da Cunha fala sobre o culto aos mortos no sertão brasileiro: "Nos lugares remotos, longe dos povoados, inumam-nos à beira das estradas, para que não fiquem de todo em abandono, para que os rodeiem sempre as preces dos viandantes, para que nos ângulos da cruz deponham estes, sempre, uma flor, um ramo... A terra é o exílio insuportável, o morto um bem-aventurado sempre". E acrescenta: "O falecimento de uma criança é dia de festa. Ressoam as violas na cabana dos pobres pais, jubilosos entre as lágrimas [...], enquanto a uma banda, entre duas velas de carnaúba, o anjinho exposto espelha, no último sorriso paralisado, a felicidade suprema de covolta para os céus" (Cunha, op. cit., pp. 126-7).

53. Martínez Estrada, 1996, p. 166.

54. Bunge, 1911, p. 4.

55. Paulo Prado, porém, diz que há no Brasil duas exceções para a "grisalha melancolia" resultante do "véu de tristeza": uma é o carioca, produto de cidade grande e sempre em contato com estrangeiros, e outra é justamente o gaúcho fronteiriço, que no entanto não escapa de um "folclore cavalheiresco nuançado de saudade que o acompanha nas correrias revolucionárias" (Prado, op. cit., p. 126). Aqui temos de novo um estereótipo, mas diferente. Porque cer-

tamente o autor ignora o "gaúcho a pé" de que fala, no Rio Grande do Sul, o escritor Cyro Martins. Antes vivendo das "vaquerías", gado em estado selvagem, esse gaúcho viu tolhido seu movimento pelo arame farpado que passou a delimitar as grandes propriedades rurais e que o transformou no empobrecido peão de estância. Já o caudilho do pampa nada tem de parecido com o clássico ditador latino-americano, exuberante, extravagante. Como o fazendeiro da região, ele vive de maneira quase ascética. Os aposentos de Getúlio Vargas no Palácio do Catete eram de uma simplicidade monástica. Estes aposentos se constituíram em cenário para aquela grande tragédia brasileira que foi o suicídio do presidente em 24 de agosto de 1954. Nascido em 1883 em São Borja, Rio Grande do Sul, Getúlio Vargas foi ascendendo na carreira política — deputado estadual em 1909, deputado federal em 1922 — e chegou ao poder pela Revolução de 1930, que tirou do governo as habituais oligarquias e introduziu novas lideranças — inclusive as gaúchas, que até então se sentiam à margem dos centros nacionais de decisão. A cena famosa — os cavalarianos de Vargas amarrando os cavalos no obelisco da avenida Rio Branco — representava uma desforra simbólica contra aquela sensação de marginalização. Uma vez governante, contudo, Getúlio implementou um projeto de modernização conservadora: era uma ditadura, mas uma ditadura nacionalista que procurava a autonomia do país em áreas estratégicas, como o petróleo e a siderurgia. Ao mesmo tempo, uma série de leis sociais ajudavam a cooptar lideranças sindicais em ascensão e a acalmar os movimentos reivindicatórios da classe trabalhadora então em formação. Isto apesar da desconfiança das elites, às quais Getúlio poderia repetir a resposta de Bismarck aos *junkers* prussianos que o censuravam por criar um sistema de seguridade social: "Estou salvando os senhores dos senhores mesmos". Deposto em 1945, Getúlio é eleito em 1951 por esmagadora maioria. Seu governo é abalado por denúncias de corrupção (o "mar de lama"), e suicida-se em 24 de agosto de 1954, deixando uma carta-testamento. Nela podemos distinguir dois componentes: as denúncias políticas contra seus perseguidores — "*Mais uma vez, as forças e os interesses contra o povo coordenaram-se e novamente se desencadeiam sobre mim...*" — e uma desamparada, fatalista mensagem que antecipa o fim: "*Sigo o destino que me é imposto* [...]. *Nada mais vos posso dar, a não ser meu sangue. Se as aves de rapina querem o sangue de alguém, querem continuar sugando o povo brasileiro, eu ofereço em holocausto a minha vida. Escolho este meio de estar sempre convosco.* [...]. *Eu vos dei a minha vida. Agora vos ofereço a minha morte. Nada receio. Serenamente dou o primeiro passo no caminho da eternidade e saio da vida para entrar na História*".

56. Queiroz, op. cit., p. 332.

57. Moog, 1985, pp. 233-4.

58. Elias & Dunning, 1985, pp. 257-70.

59. Buarque de Holanda, 1982, p. 108.

60. Freyre, op. cit., p. 514.

61. Queiroz, 1992, p. 11.

62. DaMatta, 1986, pp. 67-78.

63. Vieira, op. cit., pp. 53-5.

64. Vieira, op. cit., p. 110.

65. Vieira, op. cit., p. 117.

66. Vincent-Buffault, 1988, p. 17.

67. Ginzburg, 1997, p. 39.

68. Poracé: dança religiosa dos índios; jongo ou caxambu: dança africana; chiba, ou xiba: dança rural cantada, provavelmente de origem portuguesa, mas modificada pela influência negra.

69. Leite, op. cit., p. 141.

70. A melancolia ultrapassará, claro, o romantismo. Manuel Bandeira quer ir para Pasárgada porque "aqui eu não sou feliz". "Tristeza não tem fim/ felicidade, sim", assegura Vinicius de Moraes.

71. Epilepsia e gagueira são duas condições associadas, desde a Antiguidade clássica, à melancolia.

72. Machado de Assis, 1946, p. 15.

73. Machado de Assis, op. cit., pp. 32-4.

74. O folhetim era um gênero muito cultivado à época; os capítulos em seqüência eram acompanhados pelo público como as novelas de tevê. Não só no Brasil, claro. Dickens, por exemplo, era um grande cultor do folhetim. Os fascículos que escrevia eram enviados para os Estados Unidos de navio — e multidões iam ao porto para obter uma cópia. Era a literatura no início do processo de globalização.

75. Gledson, 1998, p. 35.

76. Machado de Assis, 1976, p. 19.

77. Machado de Assis, op. cit., p. 34.

78. Machado de Assis, op. cit., p. 54.

79. Machado de Assis, op. cit., p. 15.

80. Barbosa, 1963, p. 16. Todas as informações que seguem a respeito de Lima Barreto foram extraídas dessa clássica biografia.

81. Lima Barreto, 1998, p. 14.

82. Lima Barreto, op. cit., p. 20.

83. Lima Barreto, op. cit., pp. 70-1. Com a proposta da volta ao tupi-guarani, o autor tentava satirizar os "proprietários da língua", cultores da grafia correta e da gramática. O que reflete, talvez, um ressentimento pessoal do autor. Lima Barreto era muitas vezes criticado, não sem motivo, pelo desleixo com que escrevia (faltava-lhe uma Carolina Novais para fazer as correções). Este des-

leixo provavelmente traduz uma ambivalência do autor para com seu próprio trabalho.

84. Lima Barreto, op. cit., p. 89.

85. Cocumbi, ou cucumbi: antiga festa de negros.

86. Lima Barreto, op. cit., p. 155.

87. Lima Barreto, op. cit., p. 160.

88. Lima Barreto, op. cit., p. 163.

89. O inseto era, então, o grande problema da agricultura brasileira. E, pela rapidez com que devorava as plantas, tornou-se um símbolo. Ainda nos anos 1950 dizia a *Marcha da saúva*, de Arlindo Marques Jr. e Roberto Roberti (gravada por Alvarenga e Ranchinho): "Ou o Brasil acaba com a saúva/ ou a saúva acaba com o Brasil./ Tem saúva na lavoura/ tem saúva no quintal/ mas onde tem mais saúva/ é no Distrito Federal./ Essa é a pior saúva, seu Cabral/ que não trabalha/ e mete a mão no capital". Na verdade, trata-se de um problema ecológico (Lutzemberger, 1988, p. 1); a formiga cortadeira ataca, por exemplo, pastos muito degradados, com solo compactado, esgotado; se o solo tem a quantidade necessária de húmus e a plantação é feita de maneira racional, as formigas não proliferam. À época a visão era outra: tratava-se de eliminar um inimigo diabólico da agricultura — e por qualquer meio. O último projeto a que Oswaldo Cruz se dedicou, a convite do presidente do estado do Rio de Janeiro, foi exatamente uma campanha contra a saúva. Um desafio que ele aceitou; buscou informações sobre o assunto, falando com técnicos e lavradores, dedicou-se a estudar um formigueiro de saúvas colocado numa caixa de vidro. E aí pensou em "infectar" formigas com certos germes, de modo que elas criassem uma "epidemia" nos formigueiros. Ou seja: uma espécie de guerra bacteriológica contra a saúva. Sem resultados, obviamente. "Muita saúva e pouca saúde os males do Brasil são", lembrará Macunaíma. Oswaldo Cruz, que lutou contra ambos os males, concordaria inteiramente.

90. Lima Barreto, op. cit., p. 183.

91. Lima Barreto, op. cit., p. 210.

92. Lima Barreto, op. cit., p. 233.

93. Lima Barreto, op. cit., p. 243.

94. Lima Barreto, op. cit., pp. 271-3.

95. Lima Barreto, op. cit., p. 288.

96. Lima Barreto, op. cit., p. 288.

97. Vecchi, 1998, p. 123.

98. Jadyr Pavão Jr., *Jornal da Tarde*, 31 de outubro de 1998.

99. Hochman, 1998, p. 40.

100. E, surpreendentemente, pela Sociedade de Eugenia de São Paulo. Surpreendentemente porque, para os eugenistas, a solução para os problemas dos

Jecas Tatus estava no aperfeiçoamento da raça (às vezes pela esterilização) e não no combate às endemias.

101. Berriel, 1990, pp. 12-3.

102. Andrade, 1974, p. 10.

103. Andrade, op. cit., pp. 49-50.

104. Andrade, op. cit., p. 51.

105. Andrade, op. cit., p. 207.

106. Andrade, op. cit., p. 217.

107. Landers, 1988, p. 49.

108. Portella, 1977, p. 9.

109. É curioso o fato de Macabéa e Macunaíma começarem com as mesmas três letras (e também há certa homofonia entre Maca — o apelido pelo qual às vezes é chamada — e Jeca).

110. Lispector, 1977, p. 18. No conto *Uma galinha* diz Clarice: "A galinha é um ser. É verdade que não se poderia contar com ela para nada. Nem ela própria contava consigo, como o galo crê em sua crista. Sua única vantagem é que havia tantas galinhas que, morrendo uma, surgiria no mesmo instante outra tão igual como se fosse a mesma".

111. Este Olímpico ainda é reforçado pela presença de Jesus.

112. Lispector, op. cit., p. 74.

113. Palavras não convencem? Números, então. Dois terços (66%) dos entrevistados em uma pesquisa disseram que o Brasil é um bom lugar para se viver, contra 26% que acham o país "regular" e 7% que o rotulam como ruim ou péssimo. Dos entrevistados, 84% disseram ter "mais orgulho do que vergonha" em ser brasileiros, enquanto 13% se envergonhavam da nacionalidade (Pesquisa Datafolha. *Folha de S.Paulo*, 25 de dezembro de 2002). Ufanismo? Talvez. Mas o certo é que a melancolia não parece aqui ter prosperado — apesar da pobreza, apesar do atraso, apesar da corrupção. Saturno e o trópico pelo jeito não se dão bem. Felizmente.

# Bibliografia


ACEVES, Gutierres. "Imagenes de la inocencia eterna", *Artes de Mexico*, nº 15, pp. 27-49, 1998.

ALVAREZ, A. *The Savage God — A Study of Suicide.* Harmondsworth, Penguin Books, 1971.

APPELBAUM, Robert. "Anti-geography", *Early Modern Literary Studies,* ed. especial, 1-17, 1998.

ARANHA, Graça. *Canaã.* Rio de Janeiro, Ediouro, s. d.

ARIÈS, Philippe. *Western Attitudes Toward Death.* Trad. Patricia M. Ranum. Baltimore/ Londres, Johns Hopkins University Press, 1974.

ARISTÓTELES. *O Homem de gênio e a melancolia.* Introdução e notas: Jackie Pigeaud. Trad. Alexei Bueno. Rio de Janeiro, Nova Aguilar, 1998.

BABB, Lawrence. *Sanity in Bedlam — A Study in Robert Burton's Anatomy of Melancholy.* Michigan, Michigan State University Press, 1959.

BAKHTIN, Mikhail. *La cultura popular en la Edad Media y en el Renacimiento.* Trad. Julio Forcate e César Conroy. Madri, Alianza Editorial, 1999.

BARBOSA, Francisco de Assis. *A vida de Lima Barreto.* Rio de Janeiro, Civilização Brasileira, 1963.

BARRETO, Luís Felipe. *Descobrimentos e Renascimento.* Lisboa, Imprensa Nacional, 1983.

BARTRA, Roger. *The Cage of Melancholy: Identity and Metamorphosis in the Mexican Character.* New Brunswick, Rurgers University Press, 1992.

_____ "Arabs, Jews and the Enigma of Spanish Imperial Melancholy", *Discourse*, 22.3, Outono 2000, pp. 64-72, 2000.

_____ *Cultura y melancolía: las enfermades del alma en la España del Siglo de Oro.* Madri, Anagrama, 2001.

BAUMANN, Thereza de B. "Da iconografia, da loucura, da história", *Revista de História Regional*, vol. 2, nº 1, pp.1-20, 1997

BAUMER, Franklin L. *O pensamento europeu moderno.* Trad. Maria Manuela Alberty. Lisboa, Edições 70, 1990.

BECK, Aaron T. "A Cognitivist Analysis of Depression". In: RADEN, Jennifer (ed.). *The Nature of Melancholy.* Nova York, Oxford University Press, 2000.

BEECHER, Donald A. & CIAVOLELLA, Massimo. "Introduction". In: FERRAND, Jacques. *A Treatise on Lovesickness.* Syracuse/ Nova York, Syracuse University Press, 1990.

BENJAMIN, Walter. *The Origin of German Tragic Drama.* Trad. John Osborne. Londres, NLB, 1979.

BERDECIO, Roberto & APPLEBAUM, Stanley. *Posada's Popular Mexican Prints.* Nova York, Dover, 1972.

BERMAN, Morris. *The Reenchantment of the World.* Nova York, Bantam, 1984.

BERRIEL, Carlos Eduardo O. *Tietê, Tejo, Sena: a obra de Paulo Prado.* Campinas, São Paulo, Papirus, 2000.

BLOCH, Ernst. *La Philosophie de la Rénaissance.* Trad. Pierre Kamnitzer. Paris, Payot, 1974.

BORGNA, Eugenio. *Malinconia.* Milão, Feltrinelli, 2001.

BORWN, P. "The Name Game", *Journal of Mind and Behavior*, 11:385-406, 1990.

BOSI, Alfredo; GARBUGLIO, José Carlos; CURVELLO, Mario & FACIOLI, Valentim. *Machado de Assis.* São Paulo, Ática, 1982.

BUCHAN, James. *Desejo congelado: uma investigação sobre o significado do dinheiro.* Trad. Luiz G. B. Chaves e Regina Bhering. Rio de Janeiro, Record, 2000.

BUNGE, Carlos O. *Nuestra América.* Buenos Aires, Arnoldo Mon y Hermano, Eds., 1911.

BURKE, Peter. *Montaigne.* Trad. Vidal Peña. Madrid, Alianza Editorial, 1981.

_____ *Cultura popular na Idade Moderna.* Trad. Denise Bottmann. São Paulo, Companhia das Letras, 1989.

BURKHARDT, Jakob. *The Civilization of Renaissance Italy.* Trad. S. G. C. Middlemore. Londres, Penguin, 1990.

BURTON, Robert. *The Anatomy of Melancholy.* Nova York, The New York Review of Books, 2001.

BUTLER, E. M. *The Myth of the Magus.* Cambridge, Cambridge University Press, 1948.

CAMPBELL, Colin. *A ética romântica e o espírito do consumismo moderno*. Trad. Mauro Gama. Rio de Janeiro, Rocco, 2001.

CAMPOS, Augusto de. "Poesia em chamas", *Folha de S.Paulo, Mais!*, 11 de agosto de 2002.

CANTOR, Norman F. *In The Wake of The Plague*. Nova York, Perennial, 2002.

CARRARA, Sérgio. *Tributo a Vênus: A luta contra a sífilis no Brasil, da passagem do século aos anos 40*. Rio de Janeiro, Fiocruz, 1996.

CERQUIGLINI-TOULET, Jacqueline. *The Color of Melancholy: The Uses of Books in the Fourteenth Century*. Trad. Lydia G. Cochrane. Baltimore/ Londres, The Johns Hopkins University Press, 1997.

CHANCELLOR, Edward. *Salve-se quem puder: uma história da especulação financeira*. Trad. Laura Teixeira Motta. São Paulo, Companhia das Letras, 2001.

CHARLE, Christophe & VERGER, Jacques. *História das universidades*. São Paulo, Unesp, 1995.

CHAUI, Marilena. "Profecias e tempos do fim". In: NOVAES, Adauto (org.). *A descoberta do homem e do mundo*. São Paulo, MinC-Funarte/ Companhia das Letras, 1998.

CHORON, Jacques. *Death and Western Thought*. Nova York, Collier Books, 1963.

CIACHI, Marco. *Leonardo: The Anatomy*. Firenze, Giunti, 2001.

CIPOLLA, Carlo M. *Clocks and Culture, 1300-1700*. Nova York, W. W. Norton & Company, 1978.

COSTA, Dalila P. da. "Saudade, unidade perdida, unidade reencontrada". In: BOTELHO, Afonso & TEIXEIRA, Antonio Braz. *Filosofia da saudade*. Lisboa, Imprensa Nacional, 1986.

CROSBY, Alfred W. *The Measure of Reality: Quantification and Western Society, 1250-1600*. Cambridge, Cambridge University Press, 1997.

CUNHA, Euclides da. *Os sertões*. Ed. crítica de Walnice Nogueira Galvão. 2ª ed. São Paulo, Ática, 2000.

DE DIÉGUEZ, Manuel. *Rabelais*. Paris, Seuil, 1991.

DEL PRIORE, Mary. *Esquecidos por Deus: monstros no mundo europeu e ibero-americano (séculos XVI-XVIII)*. São Paulo, Companhia das Letras, 2000.

DIEGUES, Antonio Carlos. *Ilhas e mares: simbolismo e imaginário*. São Paulo, Hucitec, 1998.

DOM DUARTE. "Do nojo, pesar, desprazer, avorrecimento e suidade". In: BOTELHO, Afonso & TEIXEIRA, Antônio Braz. *Filosofia da saudade*. Lisboa, Imprensa Nacional, 1986.

EISENDRATH, Stuart J. & LICHTMACHER, Jonathan E. "Psychiatric Disorders". In: TIERNEY JR., Lawrence; MCPHEE, Stephen J.; PAPADAKIS, Maxine A. (eds.). *Current Medical Diagnosis & Treatment*. Nova York, Lange Medical Books, 2001.

ELIAS, Norbert. *Power & Civility*. Nova York, Pantheon Books, 1982.

_____ & DUNNING, Eric. *A busca da excitação*. Trad. Maria Manuela Almeida e Silva. Lisboa, Difel, 1985.

_____ *A sociedade dos indivíduos*. Trad. Verda Ribeiro. Revisão e notas de Renato Janine Ribeiro. Rio de Janeiro, Jorge Zahar Editores, 1994.

ENGEL, William E. *Maping Mortality: The Persistence of Memory and Melancholy in Early Modern England*. Amherst, University of Massachusetts Press, 1995.

ENTERLINE, Linn. *The Tears of Narcissus: Melancholia and Masculinity in Early Modern Writing*. Stanford, Stanford University Press, 1995.

FARB, Peter &ARMELAGOS, George. *Consuming Passions: The Anthropology of Eating*. Nova York, Simon & Schuster, 1983.

FERREIRA, João. "A saudade, nova dimensão psíquica do homem". In: BOTELHO, Afonso & TEIXEIRA, Antonio Braz. *Filosofia da Saudade*. Lisboa, Imprensa Nacional, 1986.

FLANDRIN, Jean-Louis. *Tempero, cozinha e dietética nos séculos XIV, XV e XVI*. In: FLANDRIN, Jean-Louis & MONTANARI, Massimo. *Historia da alimentação*. 2ª ed. Trad. MACHADO, Luciano Vieira e TEIXEIRA, Guilherme João de Freitas. São Paulo, Estação Liberdade, 1998.

FOUCAULT, Michel. *Histoire de la folie à l'âge classique*. Paris, Plon, 1961.

FRANCHETTI, Paulo. *Nostalgia, exílio e melancolia*. São Paulo, Edusp, 2001.

FRANCO, Ariovaldo. *De caçador a gourmet: uma história da gastronomia*. São Paulo, Senac, 2001.

FRANCO JÚNIOR, Hilário. *As utopias medievais*. São Paulo, Brasiliense, 1992.

FREUD, Sigmund. *Duelo y melancolía*. Trad. José L. Etcheverry. Buenos Aires, Amorrortu Editores. 1989.

FREYRE, Gilberto. *Nordeste*. Rio de Janeiro, José Olympio Editora, 1985.

_____ *Casa-grande & senzala*. Rio de Janeiro, Record, 2000.

_____ *Interpretação do Brasil*. Trad. Olivia Montenegro. Org. de Omar R.Thomaz. São Paulo, Companhia das Letras, 2001.

FULLER, Peter. *The Psychology of Gambling*. Nova York, Harper & Row.

GALBRAITH, John K. *Uma breve história da euforia financeira*. Trad. Carlos A. Malferrari. São Paulo, Pioneira, 1992.

GARIN, Eugenio. "The Philosopher and the Magus". Trad. Lydia G. Cochrane. In: GARIN, E. *Ed.: Renaissance Characters*. Chicago/ London, University of Chicago Press, 1991.

GILMAN, Sander. *Freud, raça e sexos*. Trad. Julio C. Guimarães. Rio de Janeiro, Imago, 1994.

GINZBURG, Jaime. *Olhos turvos, mente errante — elementos melancólicos em "Lira dos vinte anos", de Álvares de Azevedo*. Porto Alegre, tese de doutorado apresentada na UFRGS, 1997.

GLEDSON, John. "Introdução". In: ASSIS, Machado de. *Contos: uma antologia.* São Paulo, Companhia das Letras, 1998.

GOLDSTON, Robert. *The Great Depression: The United States in the Thirties.* Nova York, Fawcett, 1998.

GOTTFRIED, Robert S. *The Black Death: Natural and Human Disaster in Medieval Europe.* Nova York, The Free Press, 1983.

GREENBERG, P. E.; STIGLIN, L. E.; FINKELSTEIN, S. N. & BERNDT, E. A. *The Economic Burden of Depression in 1990.* J. Clin. Psychiatry, 54:405-418, 1993.

GREENBLATT, Stephen. *Possessões maravilhosas.* Trad. Gilson C. C. de Souza. São Paulo, Edusp, 1996.

GREENSON, Ralph R. "On gambling". In: HALLIDAY, Jon & HASSOUN, Jacques. *The Psychology of Gambling.* Nova York, Harper & Row, 1975.

GROSS, John. *Shylock: A Legend & its Legacy.* Nova York, Simon & Schuster, 1992.

HASSOUN, Jacques. *La Cruauté mélancolique.* Paris, Champs/Flammarion, 1997.

HEERS, Jacques. *Festas de loucos e carnavais.* Trad. Carlos Porto. Lisboa, Publicações Dom Quixote, 1987.

HEFFERNAN, Carol F. *The Melancholy Muse: Chaucer, Shakespeare and Early Medicine.* Pittsburgh, Duquesne University Press, 1995.

HELLER, Agnes. *O homem do Renascimento.* Trad. Conceição Jardim & Eduardo Nogueira. Lisboa, Editorial Presença, 1982.

HERMANN, Jacqueline. *No reino do desejado: a construção do sebastianismo em Portugal.* São Paulo, Companhia das Letras, 1998.

HOCHMAN, Gilberto. *A Era do Saneamento.* São Paulo, Hucitec/Anpocs, 1998.

HOCKE, Gustav R. *Maneirismo: o mundo como labirinto.* Trad. Clemente Raphael Mahl. São Paulo, Perspectiva/ Edusp, 1974.

HUET, Marie-Hélène. *Monstruous Imagination.* Cambridge, Mass./ Londres, Harvard University Press, 1993.

HUIZINGA, Johan. *The Waning of the Middle Ages.* Londres, Arnold, 1952.

HURLEY, C. Harold. *The Sources and Traditions of Milton's "L'allegro" and "Il Penseroso".* Lewiston/ Nova York, The Edwin Mellen Press, 1999.

IANNI, Octavio. "Tipos e mitos do pensamento brasileiro", *Revista Brasileira de Ciências Sociais,* 49: 5-10, 2001.

JACKSON, Holbrook. "Introduction". In: BURTON, Robert, op. cit., 2001.

JACKSON, Stanley W. "Acedia the Sin and its Relationship to Sorrow and Melancholia in Medieval Times", *Bull. Hist. Med.,* 55: 172-85, 1981.

_____ *Historia de la melancolía y de la depresion.* Trad. Consuelo V. de Parga. Madri, Turner, 1986.

JAMISON, Kay R. *Touched with Fire: Manic-Depressive Illness and the Artistic Temperament.* Nova York, Free Press, 1994.

JAY, Peter. *A riqueza do homem: uma história econômica.* Trad. Maria Teresa Machado. Rio de Janeiro, Record, 2002.

KAPPLER, Claude. *Monstruos, demonios y maravillas a fines de la Edad Media.* Trad. Julio Rodriguez Puértolas. Madri, Akal/ Universitaria, 1986.

KINDLEBERGER, Charles P. *Manias, Panics and Crashes.* Londres, Macmillan, 1996.

KLEINMAN, Arthur & GOOD, Byron. "Introduction". In: KLEINMAN, Arthur & GOOD, Byron (eds.). *Culture and Depression.* Berkeley, University of California Press, 1985.

KLIBANSKY, Raymond; PANOFSKY, Erwin & SAXL, Fritz. *Saturn and Melancholy.* Nova York, Basic Books, 1964.

KRAMER, Peter. *Listening to Prozac.* Nova York, Viking, 1993.

KRISTEVA, Julia. *Sol negro: depressão e melancolia.* 2ª ed. Trad. Carlota Gomes. Rio de Janeiro, Rocco, 1989.

LAMBOTTE, Marie-Claude. *Esthétique de la mélancolie.* Paris, Aubier, 1999.

LEITE, Dante Moreira. *O caráter nacional brasileiro: história de uma ideologia.* 5ª ed. São Paulo, Ática, 1992.

LEMPS, Alain Huetz de. "As bebidas coloniais e a rápida expansão do açúcar". In: FLANDRIN, Jean-Louis & MONTANARI, Massimo. *História da alimentação.* 2ª ed. Trad. Luciano Vieira Machado e Guilherme João de Freitas Teixeira. São Paulo, Estação Liberdade, 1998.

LEPENIES, Wolf. *Ascensão e declínio dos intelectuais na Europa.* Trad. João Gama. Lisboa, Edições 70, 1992.

_____ *Melancholy and Society.* Cambridge, Mass., Harvard University Press, 1992.

LEVACK, Brian P. *A caça às bruxas na Europa moderna.* Trad. Ivo Korytowski. Rio de Janeiro, Campus, 1988.

LEVCOVITZ, Sergio. *Kandire: o paraíso terreal.* Belo Horizonte, Te Corá Editora, 1998.

LIMA, Silvio. "Reflexões sobre a consciência saudosa". In: BOTELHO, Afonso & TEIXEIRA, Antonio Braz. *Filosofia da saudade.* Lisboa, Imprensa Nacional, 1986.

LIMA BARRETO, Afonso Henriques de. *Triste fim de Policarpo Quaresma.* Porto Alegre, L&PM, 1999.

LISPECTOR, Clarice. *A hora da estrela.* Rio de Janeiro, Livraria José Olympio Editora, 1977.

LOURENÇO, Eduardo. *Portugal como destino/ Mitologia da saudade.* Lisboa, Gradiva, 1999.

LÜCK, Helmut E.; MILLER, Rudolph; EARLY, Charles E. (eds.). *A Pictorial History of Psychology.* Chicago, Quintessence Books.

LUTZEMBERGER, José. *Ou o Brasil acaba com a saúva, ou...?* São Paulo, Abril (publ. especial), 1988.

LYONS, Bridget G. (eds.). *Voices of Melancholy.* Nova York, W. W. Norton, 1971.

MACDONALD, Michael. *Mystical Bedlam: Madness, Anxiety and Healing in Seventeenth Century.* Cambridge (Inglaterra), Cambridge University Press, 1991.

MACHADO, Ana Maria. *O recado do nome. Leitura de Guimarães Rosa à luz do nome de seus personagens.* Rio de Janeiro, Imago, 1976.

MACHADO DE ASSIS, Joaquim Maria. *O alienista.* São Paulo, Ática, 1976.

MACKAY, Charles. *Extraordinary Popular Delusions and the Madness of Crowds.* Nova York, Farrar, Straus and Giroux, 1932.

MAGASICH-AIROLA, Jorge & DE BEER, Jean-Marc. *America Magica: quand l'Europe de la Rénaissance croyat conquérir de Paradis.* Paris, Editions Autrement, 1994.

MARTÍNEZ ESTRADA, Ezequiel. *Radiografía de la pampa.* 2ª ed. Madri, ALLCA XX, 1996.

MARX, Karl & ENGELS, Friedrich. "The Comunist Manifesto". In: *Marx and Engels: Basic Writings on Politics and Philosophy.* Lewis S. Feuer, Ed. Londres, Collins, 1976.

MAXWELL, Kenneth. "Morte e sobrevivência". *Folha de S.Paulo, Mais!,* 11 de agosto de 2002, pp. 6-9.

MELCHIOR-BONNET, Sabine. *The Mirror: a History.* Trad. Katharine H. Jewett. Nova York/ Londres, Routledge, 2002.

MELLO E SOUZA, Laura. *O diabo e a terra de Santa Cruz.* São Paulo, Companhia das Letras, 1987.

MIDELFORT, H. C. Erik. *Mad Princes of Renaissance Germany.* Charlottesville & London, University Press of Virginia, 1994.

MINOIS, Georges. *Historia de los Infernos.* Trad. Godofredo Gonzalez. Barcelona, Paidós, 1994.

_____ *História do suicídio.* Trad. Serafim Ferreira. Lisboa, Teorema, 1995.

MINTZ, Sidney W. *Sweetness and Power.* Nova York, Penguin Books, 1985.

MONTAIGNE, Michel de. *Ensaios.* Trad. e notas de Sérgio Milliet (3 vols.). Porto Alegre, Globo, 1962.

MORE, Thomas. *A utopia.* Trad. Pietro Nassetti. São Paulo, Martin Claret, 2002.

MORENO, Ricardo A. & MORENO, Doris H. "Transtornos do humor". In: LOUZÃO NETO, Mario R.; MOTTA, Thelma da; WANG, Yuang-Pang & ELKIS, Helio. *Psiquiatria básica.* Porto Alegre, Artes Médicas, 1995.

MORRIS, Colin. *The Discovery of the Individual.* Toronto, University of Toronto Press, 1987.

MUCHEMBLED, Robert. *Uma história do diabo: séculos XII-XX.* Trad. Maria Helena Kühner. Rio de Janeiro, Bom Texto, 2001.

OLIVEIRA, Bernardo Jefferson de. *Francis Bacon e a fundamentação da ciência como tecnologia.* Belo Horizonte, Editora da UFMG, 2002.

ORTEGA Y GASSET, José. *Meditações do Quixote*. Trad. Gilberto de Mello Kujawski. São Paulo, Livro Ibero-Americano, 1967

ORTIZ, Renato. *Cultura e modernidade*. São Paulo, Brasiliense, 1991.

PANOFSKI, E. *The Life and Art of Albrecht Dürer*. Princeton, Princeton University Press, 1995.

PASCOAES, Teixeira de. "Saudade". In: BOTELHO, Afonso & TEIXEIRA, Antonio Braz. *Filosofia da saudade*. Lisboa, Imprensa Nacional, 1986.

PERNIOLA, Mario. *Pensando o ritual: sexualidade, morte, mundo*. Trad. Maria do Rosario Toschi. São Paulo, Studio Nobel, 2000.

PEWZNER, Evelyne. *L'uomo e la sua colpa*. Trad. Alberto Panaro. Bergamo, Moretti & Vitalli, 2000.

PORTELLA, Eduardo. "O grito do silêncio". In: LISPECTOR, Clarice. *A hora da estrela*. Rio de Janeiro, Livraria José Olympio Editora, 1977.

POSTEL, Jacques & QUÉTEL, Claude. *Historia de la psiquiatria*. Trad. Francisco G. Aramburo. México, Fondo de Cultura Económica, 1993.

PRADO, Paulo. *Retrato do Brasil: ensaio sobre a tristeza brasileira*. 3ª ed. São Paulo, Duprat-Mayença, 1929.

PRÉAUD, Maxime. *Mélancolies*. Paris, Herscher, 1982.

QUEIROZ, Maria Isaura P. de. *O messianismo no Brasil e no mundo*. São Paulo, Alfa-Ômega, 1977.

QUÉTEL, Claude. *History of Syphilis*. Trad. Judith Braddock e Brian Pike. Baltimore, The Johns Hopkins University Press, 1990.

RAMINELLI, Ronald. *Imagens da colonização: a representação do índio, de Caminha a Vieira*. Rio de Janeiro, Jorge Zahar Editor/Edusp/Fapesp, 1996.

RETAMAR, Roberto F. *Caliban e outros ensaios*. Trad. Maria Elena M. Iriart e Emir Sader. Pref. de Darcy Ribeiro. São Paulo, Busca Vida, 1988.

RITCHIE, Carson I. A. *Comida y civilazión*. Trad. J. C. Gómez Borrero. Madri, Alianza Editorial, 1986.

ROCCATAGLIATA, Giuseppe. *A History of Ancient Psychiatry*. Nova York, Greenwood Press, 1986.

_____ "Classical Psychopathology". In: BRINGMANN, W. G.; LÜCKE, H. E.; MILLER, R. & EARTY, C. E. (eds.). *A Pictorial History of Psychology*. Chicago, Quintessence, 1997.

ROMERO, José Luis. *Estudio de la mentalidad burguesa*. Buenos Aires, Alianza, 1987.

ROSEBURY, Theodor. *Microbes and Morals*. Nova York, Ballantine Books, 1976.

ROSSI, Paolo. *Naufrágios sem espectador: a idèia de progresso*. Trad. Álvaro Lorencini. São Paulo, Unesp, 2000.

ROTH, Cecil. *Pequena história do povo judeu*. São Paulo, Fundação Fritz Pinkuss, 1979.

ROSEN, George. "Enthusiasm". *Bull. Hist. Med.*, 42: 393-421, 1968.

ROTMAN, Brian. *Signifying Nothing: The Semiotics of Zero.* Stanford, CA, Stanford University Press, 1993.

ROUANET, Sérgio Paulo. "O exorcismo do bom e do mau selvagem". *Folha de S.Paulo, Mais!*, 15 de outubro de 2000, pp. 16-7.

SALIBA, Elias Thomé. *Raízes do riso: A representação humorística na história brasileira, da Belle Époque aos primeiros dias do rádio.* São Paulo, Companhia das Letras, 2002.

SCHAMA, Simon. *O desconforto da riqueza: a cultura holandesa na Época de Ouro.* Trad. Hildegard Feist. São Paulo, Companhia das Letras, 1992.

SCHIVELBUSCH, Wolfgang. *Tastes of Paradise: A Social History of Spices, Stimulants and Intoxicants.* Nova York, Vintage Books, 1993.

SCHLEINER, Winfried. *Melancholy, Genius and Utopia in Renaissance.* Wiesbaden, Harrasowitz, 1991.

SCREECH, M. A. *Montaigne & Melancholy.* Nova York, Rowman & Littlefiel Publishers, 2000.

SENNA, José Julio. *Os parceiros do rei.* Rio de Janeiro, Topbooks, 1995.

SHUMAKER, Wayne. *The Occult Sciences in the Renaissance.* Los Angeles, University of California Press.

SIEGLE, G. J.; STEINHAUER, S. R.; THASE, M. E.; STENGER, V. A. & CARTER, C. S. "Can't Shake that Feeling: FMRI Assesment of Sustained Amygdala Activity in Response to Emotional Information in Depressed Individuals". *Biological Psychiatry*, 51:693-707, 2002.

SKINNER, Quentin. *Hobbes e a teoria clássica do riso.* Trad. Alessandro Zir. São Leopoldo, Editora Unisinos, 2002.

SKULTANS, Vieda. *English Madness: Ideas on Insanity, 1580-1890.* Londres, Routledge & Kegan Paul, 1979.

SUBIRATS, Eduardo. *A penúltima visão do paraíso.* São Paulo, Studio Nobel, 2001.

SZACHI, Jerzy. *As utopias.* Rio de Janeiro, Paz e Terra, 1972.

TAVARES, Paulino M. & PEREIRA, Ana Mafalda. *Descoberta e invenção do Brasil: o amargo e o doce.* Sintra, Portugal, Colares Editora, 2000.

THOMAS, Keith. *Religião e o declínio da magia.* Trad. Denise Bottman e Tomás Rosa Bueno. São Paulo, Companhia das Letras, 1991.

TIGER, Lionel. *Optimism: The Biology of Hope.* Nova York, Simon & Schuster, 1979.

VASCONCELOS, Carolina Michaëlis de. *A saudade portuguesa.* Aveiro, Estante Editora, 1990.

VECCHI, Roberto. "Seja moderno, seja brutal: a loucura como profecia da História em Lima Barreto". In: HARDMAN, Francisco Foot (org.). *Morte & progres-*

*so: cultura brasileira como apagamento de rastros.* São Paulo, Editora da Unesp, 1998.

VIEIRA, Antonio. *Sermões.* Lisboa, Editores Reunidos, 1994.

VIEIRA, Nelson. *Brasil e Portugal: a imagem recíproca.* Lisboa, Instituto de Cultura e Língua Portuguesa, 1991.

VINCENT-BUFFAULT, Anne. *História das lágrimas.* Trad. Luiz Marques e Martha Gambini. Rio de Janeiro, Paz e Terra, 1988.

WATTS, Sheldon. *Epidemics and History.* New Haven e Londres, Yale University Press, 1999.

WEINRICH, Harald. *Lete: arte e crítica do esquecimento.* Trad. Lya Luft. Rio de Janeiro, Civilização Brasileira, 2002.

WEYER, Johann. "Melancholia, Witches and Deceiving Demons". In: RADEN, Jennifer (ed.). *The Nature of Melancholy.* Oxford, Oxford University Press, 2000.

WHITROW, G. J. *Time in History.* Oxford, Oxford University Press, 1989.

WILSON, David A. *A história do futuro.* Rio de Janeiro, Ediouro, 2002.

YATES, Frances A. *Giordano Bruno and the Hermetic Tradition.* Londres, Routledge & Kegan Paul, 1964.

_____ *The Art of Memory.* Chicago, University of Chicago Press, 1974.

_____ *La filosofia oculta en la epoca isabelina.* Trad. Roberto Gómez Cariza. Mexico, Fondo de Cultura Económica, 1992.

# Créditos das ilustrações

*Todos os esforços foram feitos para determinar a origem das imagens usadas neste livro. Nem sempre isso foi possível. Teremos prazer em creditar as fontes caso se manifestem.*

página 81: Fotos de Flávio Barros. Arquivo Histórico do Museu da República.
página 207: Acervo da Fundação Casa de Rui Barbosa.
página 228: Ilustração de Belmonte — Coleção Vladimir Sacchetta/Companhia da Memória.

# Índice remissivo

1ª EDIÇÃO [2003] 3 reimpressões

ESTA OBRA FOI COMPOSTA EM MINION PELA ESTÚDIO O.L.M. E IMPRESSA PELA GEOGRÁFICA EM OFSETE SOBRE PAPEL PÓLEN SOFT DA COMPANHIA SUZANO PARA A EDITORA SCHWARCZ EM OUTUBRO DE 2003